Ginevra Liptan

Das Fibromyalgie HANDBUCH

Für meinen Vater

Ginevra Liptan

Das Fibromyalgie HANDBUCH

Der bahnbrechende ganzheitliche Behandlungsplan zur Lösung des Schmerzproblems

Unimedica

IMPRESSUM

Ginevra Liptan
Das Fibromyalgie-Handbuch
Der bahnbrechende ganzheitliche Behandlungsplan zur Lösung des Schmerzproblems
1. deutsche Auflage 2020
2. deutsche Auflage 2021
3. deutsche Auflage 2023
4. deutsche Auflage 2026
ISBN 978-3-96257-170-2

Titel der Originalausgabe:
The FibroManual
A Complete Fibromyalgia Treatment Guide for You and Your Doctor

Book design by Diane Hobbing
Drawings by Bonnie Hofkin; flowcharts by Visible Logic, Inc.

Übersetzung aus dem Englischen: Sabine Rickert
Layout: Diane Hobbing
Satz: Narayana Verlag GmbH
Abbildungen: Bonnie Hofkin
Diagramme: Visible Logic, Inc.
Cover: Miriam Awe
Coverabbildung: © shutterstock, aga7ta

Herausgeber:
Unimedica im Narayana Verlag GmbH, Blumenplatz 2, D-79400 Kandern
Tel.: +49 7626 974 970–0, E-Mail: info@unimedica.de, www.unimedica.de

INHALTSVERZEICHNIS

EINLEITUNG

Das F-Wort

Wenn ich jemandem, der nicht von Fibromyalgie betroffen ist, diese Krankheit beschreiben will, bitte ich denjenigen, sich die Muskelschmerzen vorzustellen, die man am Tag nach einer Grippeimpfung verspürt. Diese Schmerzqualität überträgt man auf den ganzen Körper und addiert sie mit tiefer Müdigkeit und geistiger Benebelung. Vielleicht werde ich diesem Menschen auch die beste bildliche Darstellung dieses Schmerzes zeigen, die ich je gesehen habe: *Die gebrochene Säule* – ein Selbstporträt der mexikanischen Künstlerin und Fibromyalgie-Betroffenen Frida Kahlo, in dem sie zeigt, wie ihr Körper von Nägeln durchbohrt wird. (Martínez-Lavín 2000)

Die zehn Millionen Amerikaner, die aktuell mit diesen lähmenden Symptomen zu kämpfen haben, erfahren von ihren Ärzten und Ärztinnen in der Regel nur wenig Hilfestellung. Die Forschung zu diesem Beschwerdebild ist im Vergleich zu anderen Krankheiten verwaist, festgefahren durch Kontroversen und Debatten darüber, ob es sich überhaupt um eine „echte" Krankheit handelt. Diese Auseinandersetzung dauert nun schon ein gutes Jahrhundert an. Die Tatsache, dass sie in erster Linie Frauen betrifft, hat viel dazu beigetragen, dass die Fibromyalgie als Krankheit zweiter Klasse oder als „Papierkorb-Diagnose" gilt. Das Stigma, mit dem die Fibromyalgie behaftet ist – sowohl im eigenen Erleben als auch die Behandlung betreffend – ist der Grund, warum ich sie halb im Scherz und halb im Ernst als das „F-Wort" der Medizin bezeichne.

Obwohl es zur Fibromyalgie mittlerweile über 6000 Studien gibt, die die damit verbundenen Prozesse im Körper intensiv erfassen und wirksame Behandlungsstrategien aufgezeigt haben, gibt es immer noch Ärzte und Ärztinnen, denen es an Wissen und Verständnis fehlt, um ihren Patienten wirklich helfen zu können (Hadker 2011; Perrot 2012).

Das führt zu verzweifelten Versuchen seitens der Betroffenen, selbst herauszufinden, was mit ihnen passiert. Es ist genau das, was ich im zweiten Jahr meines Medizinstudiums erlebte, als meine Fibromyalgie zum ersten Mal in Erscheinung trat. Mit diesem Buch möchte ich Ihnen all die Informationen an die Hand geben, die für mich damals hilfreich gewesen wären, einschließlich wissenschaftlich fundierter Fakten, die auch den behandelnden Arzt überzeugen, und praktischen Anleitungen und Informationen, die Sie selbst umsetzen können.

EINE ÄRZTIN MIT EINER UNSICHTBAREN KRANKHEIT

Im Alter von 26 Jahren wandelte ich mich plötzlich von einer gesunden (wenn auch überarbeiteten und schlecht ausgeruhten) Medizinstudentin zu einem kaum funktionsfähigen, erschöpften Menschen mit Dauerschmerz. Ich schob es auf den Stress und das anstrengende Studium und versuchte, mich besser zu ernähren und mehr zu schlafen. Aber es ging mir immer schlechter. Ich vereinbarte Termine mit den besten Spezialisten, die Boston zu bieten hatte, aber keiner konnte mir sagen, was los war. Ich konsultierte Alternativmediziner, einschließlich Akupunkteuren und Ärzten für Naturheilkunde. Auch ein renommierter Arzt für ganzheitliche Medizin gehörte dazu, aber Antworten fand ich keine.

Letztendlich war es ein Chiropraktiker, der die richtige Diagnose stellte. Anfangs war ich erleichtert, denn endlich gab es einen Namen für das, was ich durchmachte, aber nach und nach wurden die Beschwerden immer schlimmer. Ich kam vom Regen in die Traufe. Eines Tages verkündete mein Oberarzt während einer Visite, dass es so etwas wie Fibromyalgie nicht gäbe. Mir wurde damals klar, dass nicht nur viele Ärzte, sondern auch meine engsten Freunde alle, die von dieser Krankheit betroffen waren, zu Hypochondern erklärten. Also behielt ich meine Diagnose für mich und improvisierte mit Dr. Suchmaschine und einer Reihe von Selbsthilferatgebern.

Die Medizin hatte mich im Stich gelassen. Ich musste nun die Dinge für mich allein herausfinden, eine Situation, die Fibromyalgie-Patienten nur allzu bekannt vorkommen dürfte. Aber das Glück war auf meiner Seite, denn im Studium hatte ich gelernt, Studienprotokolle zu interpretieren. Außerdem hatte ich Zugang zu aktuellen Forschungsergebnissen und innovativen Behandlungsmethoden. Ich ernannte mich selbst zum Versuchskaninchen und fand so schließlich einige sehr effektive Therapien, die ich in meiner Praxis für viele Tausend Patienten mit Erfolg einsetzen konnte. Mir wurde klar, dass zu einem erfolgreichen Behandlungskonzept immer ein integrativer Ansatz gehört, der die westliche Schulmedizin mit alternativen Behandlungen vereint.

Während meines Medizinstudiums wurden ausschließlich schulmedizinische Fächer gelehrt, aber im Anschluss konnte ich am Institute for Functional Medicine auch integrative Therapien studieren. Beruflich bin ich der Fibromyalgie als Hausärztin, Schmerzspezialistin und an der rheumatologischen Klinik der Oregon Health and Science University begegnet. Es sind aber die Erfahrungen, die ich als persönlich Betroffene gesammelt habe, die mich in die einzigartige Situation versetzen, diese Krankheit als Ärztin quasi von innen heraus studieren zu können.

FIBROMYALGIE IST EINE ECHTE KRANKHEIT UND KANN BEHANDELT WERDEN

Im Jahr 2002 gab es eine bahnbrechende Studie, in der aufgezeigt wurde, dass die Schmerzverarbeitung im Gehirn bei Fibromyalgie anders als normalerweise üblich funktioniert (Gracely). Diese Forschung lieferte schließlich die objektiven Daten und damit den Beweis, dass Fibromyalgie wirklich existiert. Die Ergebnisse rechtfertigten nun auch die Entwicklung neuer Medikamente. Nach einem Jahrzehnt intensiver Forschungsarbeit kamen drei von der FDA (Die U. S. Food and Drug Administration ist die Lebensmittelüberwachungs- und Arzneimittelbehörde der Vereinigten Staaten; Anm. d. V.) zugelassene Medikamente auf den Markt, die die Schmerzsignale im Gehirn dämpfen, aber nicht die häufig auftretende und lähmende Müdigkeit behandeln können. Auch den sogenannten „Fibrofog“, also die Unfähigkeit, klar zu denken, konnten diese Medikamente nicht beeinflussen.

Tatsächlich sind die Probleme mit der Schmerzverarbeitung nur die Spitze des Eisbergs. Eine viel größere Rolle spielt hier die übersteigerte, hyperaktive Stressreaktion (oder Gefahrenreaktion). Der Organismus befindet sich dauerhaft in einem Ausnahmezustand, der eine Kettenreaktion von Erschöpfung, Fibrofog und Muskelschmerzen auslöst. Der einzige Weg, all diese Symptome nachhaltig zu lindern, besteht darin, die negativen Auswirkungen dieser hyperaktiven Stressreaktion auf den Körper systematisch aufzuarbeiten. Mein Behandlungsansatz besteht aus vier einfachen Schritten:

Erstens **Ruhe:** Die hyperaktive Stressreaktion setzt Ihren Körper dauerhaft unter Beschuss. Geben Sie Ihrem Organismus eine Auszeit, indem Sie Entspannungstechniken lernen und für erholsamen Schlaf sorgen.

Sobald Sie mithilfe der **Ruhe** ein solides Fundament geschaffen haben, folgt die **Reparatur**. Das geschieht über die Ernährungs- und Strukturebene. Durch die anhaltende Stressreaktion ist der Körper nicht mehr in der Lage, Nährstoffe aufzunehmen und zu verwerten. Deshalb muss die Verdauung gestärkt werden. Die Muskeln können mit sanfter Bewegung und Myofaszialer Triggerpunkttherapie gelockert werden. Dabei handelt es sich um eine spezielle Form der manuellen Therapie, die speziell für schmerzhaftes Bindegewebe entwickelt wurde.

Im nächsten Schritt folgt die **Regeneration**, um die Energieproduktion, den Hormonhaushalt und entzündliche Vorgänge wieder ins Gleichgewicht zu bringen, die durch eine chronische Stressreaktion meist sehr gestört sind.

Ganz zum Schluss geht es darum, Symptome – wie zum Beispiel Erschöpfung, Schmerzen oder Fibrofog – die in den ersten drei Schritten nicht ausreichend behoben werden konnten, zu **reduzieren**. Dafür werden die restlichen Symptome gezielt mit spezifischen Medikamenten und Therapien behandelt.

HELFEN SIE IHREM ARZT, SIE SO GUT WIE MÖGLICH ZU THERAPIEREN

An dieser Stelle fragen Sie sich vielleicht, warum Ihr Arzt von all den effektiven Behandlungsmöglichkeiten nichts weiß. Sicherlich trägt das Stigma des F-Wortes zu dieser Wissenslücke bei. Bei der Fibromyalgie handelt es sich aber auch um eine relativ seltene Krankheit, die medizinisch nicht zu 100 Prozent einer einzigen Disziplin zugeordnet werden kann, sondern aufgrund des diffusen Symptombildes wahlweise in die Rheumatologie, Neurologie und die Schlaf- und Schmerzmedizin fällt. Ein Großteil der medizinischen Versorgung fällt auf die überlasteten Hausarztpraxen zurück, in denen schlicht und einfach die Zeit fehlt, im Meer der Fachpublikationen nach neuen Behandlungsmethoden zu suchen. Rechnet man die Zeitspanne hinzu, die von der Veröffentlichung aktueller Forschungsergebnisse bis zur Umsetzung im Praxisalltag vergeht, so wird deutlich, warum die meisten medizinischen Dienstleister wenig ermöglichen können.

Der klassische Forschung-zur-Praxis-Rückstand wird durch die Tatsache weiter verschärft, dass der Fibromyalgie in den großen medizinischen Fachzeitschriften nur wenig Platz eingeräumt wird. Seit 1987 wurde im New England Journal of Medicine, der weltweit meist gelesenen medizinischen Publikation, nur eine einzige Studie über Fibromyalgie veröffentlicht. Das führt dazu, dass effektive Behandlungsmethoden nicht zum Zuge kommen, weil sie ungewöhnliche Anwendungen beinhalten, wie z. B. das Medikament für Demenzerkrankungen, das auch bei Fibromyalgie-Patienten die Schmerzen und das verschwommene Denken dramatisch reduzieren kann. Andere wiederum werden ignoriert, weil sie aus dem Bereich der alternativen Medizin kommen. Ärzte lesen einfach keine Zeitschriften über Massagetherapien, in denen über die aktuelle Studienlage dieser Therapie berichtet wird. Ein Beispiel hierfür ist eine große europäische Studie, die belegen konnte, dass die Myofasziale Triggerpunkttherapie die Schmerzen bei Fibromyalgie nachhaltig lindert.

Da der durchschnittliche Hausarzt nicht die Zeit hat, aktiv nach neuen Behandlungswegen zu suchen, ist es anderen überlassen, ihn auf diese Behandlungsmöglichkeiten aufmerksam zu machen. Hier spielen Sie als Patient eine wichtige Rolle. Als praktizierende Ärztin weiß ich aus eigener Erfahrung, wie es Ihnen gelingen kann, die Aufmerksamkeit Ihres Arztes zu gewinnen. Im Anhang des Buches finden Sie einen Leitfaden zu den aktuellen Studien, den Sie Ihrem Arzt zur Verfügung stellen können.

Einige meiner Empfehlungen kann man als „klinische Perlen“ bezeichnen, die in keinem Lehrbuch zu finden, sondern aus meiner langjährigen Erfahrung heraus entstanden sind. Andere wiederum sind wie wertvolle, verborgene Juwelen – gute Behandlungsergebnisse oder effektive Medikamente, die im Meer der allgemeinen Informationen leicht untergehen und es nie in das ärztliche Bewusstsein schaffen. Wenn Sie Ihren Hausarzt auf diese Informationen aufmerksam machen, helfen Sie ihm, Ihnen die bestmögliche Behandlung zur Verfügung zu stellen.

KANN FIBROMYALGIE GEHEILT WERDEN?

Bislang gibt es keine Heilung, was aber auf viele chronische Erkrankungen wie Diabetes oder Bluthochdruck zutrifft. Was wir haben sind wirksame Therapien, die einen Patienten so gut einstellen, dass er oder sie ein nahezu beschwerdefreies Leben führen kann. Auch für die Fibromyalgie gibt es effektive und hochwirksame Behandlungsmöglichkeiten.

Wenn man mich persönlich fragt, ob ich meine Fibromyalgie „geheilt" habe, antworte ich immer mit „Ja". Denn ich habe einen Weg gefunden, mit dem ich mich gesund fühlen kann und der mir ein normales Leben ermöglicht. Im Grunde genommen habe ich diese Krankheit immer noch und es gibt kein Wundermittel, das alle Symptome wegzaubern könnte. An der Fibromyalgie muss man arbeiten und ich habe gelernt, dass Konsequenz in meiner Selbst-Fürsorge unerlässlich ist. Aber in meinem Buch habe ich Strategien zusammengestellt, die Sie unterstützen werden, sich selbst zu helfen – und natürlich auch Ihrem Arzt –, um Ihre Symptome deutlich und nachhaltig zu reduzieren.

KAPITEL 1

WIE ICH LERNTE, DIE FIBROMYALGIE ZU VERSTEHEN

Gegen Ende des ersten Jahres meines Medizinstudiums war ich im Fitnessstudio und machte Liegestützen, als ich plötzlich spürte, wie ein Muskel an der Vorderseite meines Halses riss. Die Schmerzen waren heftig. Es war nicht die erste Muskelverletzung in meinem Leben und ich ging davon aus, dass sie schnell wieder heilen würde. Leider musste ich einige Wochen später feststellen, dass es dieses Mal nicht so sein würde. Mein Hals und Nacken brannten dauerhaft vor Schmerz und ich hatte das Gefühl, meinen Kopf nicht mehr halten zu können. Erleichterung verspürte ich nur, wenn ich ein Wärmekissen um meinen Hals wickelte. Eine Chiropraktikerin diagnostizierte eine leichte Fehlstellung meiner Wirbelsäule und behandelte mich manuell. Die manuelle Therapie tat mir gut und von da an hatte ich regelmäßige Termine bei ihr. Ich wusste nicht, was ich sonst hätte tun können.

In jenem Sommer war ich ständig müde und hatte große Schmerzen. Ich hatte einen Teilzeitjob als Babysitterin und selbst wenn ich nur wenige Stunden arbeitete, musste ich mich anschließend tagelang ausruhen. Morgens wachte ich mit Nacken- und Rückenschmerzen auf, die auch tagsüber nicht verschwanden. Ich fühlte mich oft steif, schwach und schwindelig. Es fühlte sich an, als wäre alle Energie aus meinem Körper und meinem Kopf gesogen worden. Ich ging zu meiner Hausärztin, die mir etwas zur Muskelentspannung gab, was aber nicht wirklich half. Der Schmerz zog sich bis in den oberen Rücken, ein Muskelschmerz zwischen den Schulterblättern, der einfach nicht mehr abklingen wollte. Meine Wirbelsäule schmerzte und meine Haut auch. Es tat einfach alles weh. Ich schlief schlecht, wälzte mich im Bett hin und her und wachte jeden Morgen so müde und erschöpft auf, als hätte ich gar nicht erst geschlafen. Ich war so schwach, dass ich noch nicht einmal meinen Arm heben konnte, um mir unter der Dusche die Haare zu waschen.

Eines Tages begannen meine Hüften so sehr zu schmerzen, dass ich nichts anderes tun konnte, als im Bett zu liegen und zu weinen. Ich war mir sicher, dass mit mir wirklich etwas nicht stimmte, also ging ich wieder zu meiner Ärztin. Sie nahm Blut ab und schickte mich zu einem Rheumatologen. Der Rheumatologe machte Röntgenaufnahmen meines Halses und meiner Hüfte und versicherte mir, dass sie ganz normal seien. Ich fragte ihn, warum ich denn dann ständig Schmerzen hätte und er antwortete mir, dass er das nicht wisse. „Eine Arthritis haben Sie jedenfalls nicht", sagte er zu mir. Also ging ich wieder zu meiner Hausärztin und stellte fest, dass auch meine Laborwerte alle in Ordnung waren. Meine Ärzte wussten nicht, was mir fehlte, und konnten mir nicht helfen.

DIE DIAGNOSE

Das zweite Jahr meines Medizinstudiums begann ich als einziges Wrack. Doch dann hatte ich ein wenig Glück, weil meine Chiropraktikerin ihre Praxis verkaufte. Unter Tränen erzählte ich dem neuen Chiropraktiker meine ganze Geschichte und er vermutete, dass ich vielleicht eine Fibromyalgie haben könnte. Es war das erste Mal, dass jemand diesen Begriff mir gegenüber verwendete. Er überprüfte meine sensiblen „Druckstellen" (Tenderpoints) und stellte bei mindestens zwölf davon eine erhöhte Empfindlichkeit fest. Das bestätigte seine Diagnose. Er empfahl mir, das Buch *Fibromyalgia and Chronic Myofascial Pain Syndrome: A Survival Manual* von Devin Starlanyl und Mary Ellen Copeland zu lesen, welches er als die „Bibel der Fibromyalgie" bezeichnete. Ich verbrachte Wochen damit, es wieder und immer wieder zu lesen und mich selbst davon zu überzeugen, dass ich definitiv nicht an dieser Krankheit leiden könne. Aber schließlich musste ich doch der Tatsache ins Auge sehen, dass dieses Buch meinen Zustand perfekt beschrieb. „Chronisch" war so ein schreckliches Wort. Und die Fibromyalgie war in der Ärzteschaft – und unter meinen Kommilitonen – mit einem so großen Stigma behaftet, dass ich einfach nicht glauben konnte, dass ich davon betroffen sein könnte.

Ich begann in meinen medizinischen Lehrbüchern, im Internet und im Buchhandel zu recherchieren und wurde schnell entmutigt. Die westliche Schulmedizin hatte außer Antidepressiva und Krankengymnastik nicht viel zu bieten. Die Antidepressiva nahm ich bereits und Krankengymnastik machte meine Symptome schlimmer. Also wagte ich mich in die verwirrende Welt der alternativen Medizin. Im Internet wühlte mich durch zahlreiche Theorien und Behandlungsansätze, viele davon standen in direktem Widerspruch zu dem, was ich im Medizinstudium gelernt hatte. Ich fühlte mich überwältigt von den vielen unterschiedlichen Ideen über die Ursachen und Behandlungsmöglichkeiten der Fibromyalgie. Handelte es sich um eine Pilzerkrankung? War eine Schilddrüsenunterfunktion verantwortlich? Oder müsste ich mich und meinen Körper einfach nur entgiften? Vielleicht eine Fastenkur mit Rohkost-Säften machen? Eventuell könnte ich auch Guaifenesin einnehmen, um die Calciumphosphat-Ablagerungen in meinen Muskeln zu verringern? Fehlte mir womöglich irgendein Vitamin, das ich dann in großen Mengen und hoch dosiert einnehmen müsste? Und wie sah es aus mit einer makrobiotischen Ernährung? Rohkost? Basischen Lebensmitteln?

Mein Frust wurde noch dadurch verstärkt, dass ich so erschöpft war und überhaupt nicht die Energie hatte, über größere Veränderungen in meiner Ernährung oder meiner Lebensweise nachzudenken. Akupunktur half nicht und Massage machte meine Muskeln schmerzhafter und mich selbst noch müder. Das vierte Semester meines Medizinstudiums kann man getrost als Fernstudiengang beschreiben. Selten fühlte ich mich fit genug, um Vorlesungen zu besuchen, und ich kam nur über die Runden, weil Freunde mich mit Notizen der Vorlesungen versorgten, ich zu Hause lernte und ab und zu an den Pflichtveranstaltungen teilnahm. Schließlich gab ich mich geschlagen und akzeptierte, dass ich eine Fibromyalgie hatte. Ich fühlte mich hilflos und hatte die Hoffnung aufgegeben. Ich versuchte mich mit dem Gedanken zu trösten, dass es sich ja wenigstens nicht um eine tödliche Krankheit handelte – es war ja kein Krebs –, aber es fühlte sich trotzdem wie ein Todesurteil an. Es wurde mir klar, dass ich ein drittes Jahr an der medizinischen Fakultät mit den hohen Anforderungen und einer 80-Stunden-Woche nicht überstehen würde.

DER STEINIGE WEG ZUR HILFE

Während meiner einjährigen Auszeit verschlang ich jedes Buch über Fibromyalgie, das mir in die Finger kam und probierte alle möglichen Behandlungen aus. Ich wusste, dass Bewegung helfen sollte, und machte immer wieder Anläufe, neue Übungen auszuprobieren. Jedes Mal musste ich wegen einer Verletzung aufhören. Ich befolgte gewissenhaft das Guaifenesin-Protokoll, wie von R. Paul St. Amand und Claudi Craig Marek in ihrem Buch *Fibromyalgie: Die revolutionäre Behandlungsmethode, durch die man vollständig von Beschwerden frei werden kann* beschrieben. Als sich keinerlei Erfolge einstellten, war ich am Boden zerstört. Ich habe Tausende von Dollar für nutzlose Nahrungsergänzungsmittel ausgegeben. Ich experimentierte bei einem naturheilkundlichen Therapeuten mit intravenösen Anwendungen und ließ mich von einem der renommiertesten ganzheitlichen Ärzte Bostons behandeln. Ich machte eine Darmsanierung und entgiftete mit Fastenkuren. Ich versuchte es mit allen Arten von Massage, die ich finden konnte, aber jede einzelne davon schien meine Schmerzen nur zu verschlimmern. Ich führte Tagebuch, ging zu einem Psychotherapeuten und versuchte es mit Meditation. Nichts davon half und nach sechs Monaten hatte ich jegliche Hoffnung aufgegeben und war bereit, mein Medizinstudium abzubrechen.

Zu diesem Zeitpunkt las ich Claire Musickants *My Journey to Wellness*. Musickant beschreibt darin den dramatischen Rückgang ihrer Symptome, nachdem sie auf Nahrungsmittelunverträglichkeiten getestet worden war und auf die entsprechenden Lebensmittel verzichtete. Ich wusste instinktiv, dass ich das auch tun musste, es fühlte sich einfach richtig an. Ich verspürte einen seltenen Hoffnungsschimmer und war sehr aufgeregt, als ich im Labor anrief, um herauszufinden, ob es in meiner Nähe jemanden gab, der ganzheitlich behandelte und mir helfen könne. Ich fand eine Therapeutin, die mich aber warnte, dass der Test sehr teuer sei. Ich zögerte und fragte sie, ob sie Patienten habe, denen der Test geholfen hätte. Sie sagte: „Ja, natürlich. Mir persönlich hat es auch geholfen. Ich hatte Fibromyalgie und jetzt geht es mir zu 90 % besser." Sie *hatte* Fibromyalgie – Vergangenheitsform! Das waren vielleicht die schönsten Worte, die ich je in meinem Leben gehört habe. Sie war die erste Person, mit der ich sprach, die auch nur ansatzweise davon ausging, dass Fibromyalgie heilbar sei.

Ich ließ den Bluttest machen, stellte meine Ernährung um und mied Chemikalien. Nach zwei Wochen stellte ich fest, dass die Muskelschmerzen, an die ich mich fast schon gewöhnt hatte, nicht mehr da waren. Meine Muskeln taten nur noch weh, wenn man direkt auf sie drauf drückte. Ich hatte nicht mehr das Gefühl, permanent an Grippe erkrankt zu sein. Ich hatte genug Energie, zu gehen, zu kochen und Sport zu treiben. Ich war begeistert. Nur mein Schlaf war nicht gut. Ich schlief sehr unruhig und wachte morgens weiterhin erschöpft auf. Auch mein Nacken und mein Arm waren nicht sehr belastbar und wurden schlimmer, wenn ich mich zu viel bewegte oder sie zu stark beanspruchte.

Ein Masseur empfahl mir eine Faszien-Therapie nach John F. Barnes (Myofasziale Triggerpunkttherapie), bei der die Faszien, also das Bindegewebe, in das die Muskeln eingehüllt sind, sanft und langsam gedehnt werden. So können Verklebungen gelöst werden (siehe auch Kapitel 12). Schon nach wenigen Sitzungen waren die Schmerzen in meinem Nacken und meinem Arm dramatisch zurückgegangen. Die Faszien-Therapie ermöglichte es mir, mein Medizinstudium wieder aufzunehmen, obwohl ich immer noch sehr müde war. Die Dinge spitzten sich zu, als ich vier Wochen lang Nachtschichten im Krankenhaus übernehmen musste. Ich konnte tagsüber nicht schlafen und entwickelte eine ernsthafte Schlafstörung. Wieder einmal schleppte ich mich zu meiner Hausärztin, die mir Schlaftabletten verschrieb.

Das war für mich der Wendepunkt. Plötzlich war alles anders. Ich schlief tiefer und fühlte mich morgens ausgeruhter. Dank der Kombination von erholsamem, medikamentengestütztem Schlaf, dem Verzicht auf entzündungsfördernde Nahrungsmittel und myofaszialer Therapie schaffte ich es durch das belastende und anspruchsvolle Medizinstudium und meine Zeit als Assistenzärztin. Sie bildet bis heute den Kern meines Behandlungsansatzes. Im Laufe der Jahre habe ich meine Technik verfeinert und neue Wege gefunden, besser und tiefer zu schlafen, meine Faszien zu entlasten und meinen Körper vor dem Sport so aufzuwärmen, dass selbst der Sport hilfreich ist und mir keine Schmerzen bereitet.

Im Laufe meines Medizinstudiums und meiner Tätigkeit als Ärztin lernte ich, die Studien und Artikel über Fibromyalgie besser zu beurteilen. Ich begann zu verstehen, warum bestimmte Behandlungen mir so sehr geholfen hatten und andere wiederum überhaupt nicht. Aufgrund meiner eigenen positiven Erfahrungen mit der Myofaszialen Triggerpunkttherapie war ich überzeugt, dass die typischen Schmerzen der Fibromyalgie in den Faszien verankert sind. Seitdem fokussiere ich meine Forschung auf diesen Bereich. An der Oregon Health and Science University führte ich eine Studie durch, die belegen konnte, dass die Myofasziale Triggerpunkttherapie zur Linderung der Schmerzen bei Fibromyalgie hilfreicher ist als die klassische Massage (Liptan 2013). Außerdem habe ich Artikel über Bewegung und Selbstmanagementstrategien veröffentlicht (Jones 2012; Liptan 2010; Jones 2009). Im Jahr 2011 gründete ich in Lake Oswego, Oregon, USA, die erste Privatpraxis, die ausschließlich der Behandlung der Fibromyalgie gewidmet ist – das Frida Center for Fibromyalgia.

Nach meiner Diagnose hegte ich viele Jahre lang eine tiefe Verbitterung gegenüber all den Ärzten, die mir nicht helfen konnten. Für mich war es so frustrierend, immer wieder meinen eigenen Weg finden und Geld für sinnlose Behandlungen verschwenden zu müssen. Ich hatte niemanden, der mich an die Hand genommen hätte. Meine Verbitterung verblasste im Laufe meiner medizinischen Ausbildung jedoch zunehmend, als ich erkannte, dass die Ärzte in diesem Land in einem unhaltbaren System arbeiten müssen. Unsere derzeitigen medizinischen Rahmenbedingungen sind nicht auf die Behandlung chronischer und komplexer Krankheiten wie Fibromyalgie ausgerichtet. Und obwohl die meisten Ärzte wirklich versuchen, ihren Fibromyalgie-Patienten zu helfen, fehlt es ihnen einfach an Erfahrung und Handlungsoptionen.

Damals erzählte ich niemandem von meiner Diagnose, nicht einmal meine engsten Freunde wussten davon. Erst während meiner Abschlusspräsentation vor Kollegen und Dozenten sprach ich offen von meiner Erkrankung. Es fühlte sich an wie ein Coming Out, als würde ich ein großes Geheimnis lüften. Ich wollte meinen ärztlichen Kollegen zeigen, dass es sich um eine richtige Krankheit handelt, die jeden treffen kann. Seitdem verbringe ich einen Großteil meiner Zeit damit, Ärzte und Dienstleister im Gesundheitsbereich über diese Krankheit aufzuklären. Ich will mich nicht mehr schämen müssen. Mein superempfindliches Nervensystem lässt mich auch die leisesten Veränderungen im emotionalen Ausdruck meiner Mitmenschen und meiner Umgebung wahrnehmen. Es hat mir dabei geholfen, eine bessere Ärztin zu sein. Und meine intimen Erfahrungen mit Schmerz und Leid haben einen besseren Menschen aus mir gemacht.

KAPITEL 2

WAS FIBROMYALGIE IST - UND WAS NICHT

Fibromyalgie ist sehr häufig und betrifft in den Vereinigten Staaten mindestens drei Prozent der Bevölkerung (Lawrence 1998; White 1999). Meist trifft es gesunde junge Frauen in ihren Zwanzigern oder Dreißigern. Unterschiede in den verschiedenen sozioökonomischen Gesellschaftsgruppen gibt es keine: Zu meinen Patienten gehören Angestellte der Fast-Food-Industrie, Rechtsanwälte, Hausmeister, Beamte im öffentlichen Dienst, Tierpfleger und Lehrer. Obwohl überwiegend Frauen unter dieser Krankheit leiden, wurden in den USA in den letzten Jahren auch immer mehr Männer, allen voran Kriegsveteranen, diagnostiziert.

Die meisten Patienten gehen anfangs zum Arzt, weil sie ständig Schmerzen haben oder chronisch erschöpft sind. Aber auch Reizdarm, Reizblase, niedriger Blutdruck, Schwindel beim Stehen, Gleichgewichtsstörungen, häufige Kopfschmerzen, Geräuschempfindlichkeit und Taubheitsgefühl oder Kribbeln in Händen oder Füßen gehören zum Symptombild. All diese Symptome können, auf die eine oder andere Weise, mit einer Störung der normalen Stressreaktion zusammenhängen.

Wenn man bedenkt, dass Fibromyalgie keine seltene Krankheit ist und schon viel dazu geforscht wurde, dürfte man meinen, dass die Diagnosestellung keine Schwierigkeiten bereiten sollte. Leider ist das nicht der Fall, denn es gibt weder bildgebende Verfahren noch Blutuntersuchungen, die die Diagnose zuverlässig bestätigen könnten. Erschwerend kommt hinzu, dass ähnliche Symptome auch von anderen Erkrankungen verursacht werden, wie z. B. Anämie, Schilddrüsenunterfunktion und chronisches Erschöpfungssyndrom. Wenn Sie wegen Muskelschmerzen oder anhaltender Müdigkeit zu Ihrem Arzt oder Ihrer Ärztin gehen, werden zuerst einmal die üblichen Tests durchgeführt, um Schilddrüsenfunktion, Entzündungswerte und Anzahl der roten Blutkörperchen zu überprüfen und andere Ursachen auszuschließen.

Bei Fibromyalgie liegen alle standardmäßig erhobenen Laborbefunde im *normalen* Bereich und die Diagnose erfolgt im Grunde genommen über ein Ausschlussverfahren, nachdem alle anderen möglichen Gründe für die Schmerzen und die Müdigkeit ausgegrenzt wurden.

FIBROMYALGIE IST EINE KLINISCHE DIAGNOSE

Das Fehlen von auffälligen Laborbefunden im Zusammenhang mit Fibromyalgie und die Tatsache, dass die Betroffenen nicht „krank aussehen", haben dazu beigetragen, dass die Krankheit kontrovers diskutiert wird. Rein technisch gesehen gilt die Fibromyalgie nicht als Krankheit, sondern als Syndrom: eine Ansammlung von Anzeichen, Symptomen und medizinischen Beschwerden, die zwar in der Regel gemeinsam auftreten, für die es aber keine spezifische, identifizierbare Ursache gibt. Eine Krankheit hingegen hat immer eine oder mehrere Ursachen und erkennbare Symptome. Sie werden später noch sehen, dass ich durchaus der Meinung bin, dass es für die Fibromyalgie eine klar erkennbare Ursache gibt. Deswegen werde ich in diesem Buch auch konsequent über Fibromyalgie als Krankheit schreiben.

Um die Diagnosestellung für Fibromyalgie zu vereinfachen, erstellte 1990 eine Gruppe von Rheumatologen eine Reihe von Diagnosekriterien für Ärzte und Wissenschaftler in der Forschung (Wolfe 1990). Patienten mit Fibromyalgie haben „ausgedehnte Schmerzen in mehreren Regionen des Bindegewebes" (Mease 2011). Mithilfe des Trial-and-Error-Prinzips fanden die Forscher heraus, dass die Patienten an 18 bestimmten Punkten der Muskulatur besonders empfindlich auf Druck reagierten: symmetrisch in beiden Körperhälften im Bereich des mittleren Kniegelenkes, an den Ellbogen, in der Gesäßregion, am Großen Rollhügel des Oberschenkels, an der Grenze der zweiten Rippe und an acht weiteren Punkten im Bereich des Nackens und der Schultern. Um die Diagnose stellen zu können, müssen in der Krankengeschichte diffuse Muskelschmerzen und Druckschmerz an mindestens 11 der 18 Druckpunkte (sogenannte Tender Points) vorhanden sein.

Im Laufe der Jahre hat sich die Erkenntnis durchgesetzt, dass die typischen Muskelschmerzen der Fibromyalgie fast immer von Müdigkeit, Schlafstörungen und kognitiven Funktionsstörungen („Fibrofog") begleitet werden. Deshalb wurde 2010 von einem anderen Rheumatologen-Team ein weiteres diagnostisches Hilfsmittel entwickelt (Wilfe 2011), welches die Untersuchung der Druckpunkte überflüssig macht.

Stattdessen „genügt" es, wenn ein Patient ausgedehnte Schmerzen in bestimmten Körperregionen hat, begleitet von mittelstarker bis schwerer Erschöpfung, nicht erholsamem Schlaf und kognitiver Dysfunktion. Diese neuen Kriterien werden kontinuierlich überarbeitet und sind von dem American College of Rheumatologie zum Zeitpunkt der Veröffentlichung dieses Buches noch nicht offiziell anerkannt worden. Aber viele Spezialisten haben dieses Diagnoseverfahren bereits in ihr Untersuchungsprotokoll integriert und nutzen es zusätzlich zur körperlichen Untersuchung der Druckpunkte. Vielleicht werden wir in naher Zukunft überhaupt nicht mehr auf diese Untersuchungen angewiesen sein. Es gibt mehrere Forschungsgruppen, die an einem diagnostischen Bluttest arbeiten. 2014 entdeckten Forscher an der Virginia Commonwealth University im Blut von Fibromyalgie-Patienten ein spezifisches Muster entzündungsfördernder Substanzen (Sturgill 2014). Wiederum andere Wissenschaftler fanden heraus, dass bei Patienten mit dieser Krankheit bestimmte Typen der weißen Blutkörperchen nicht auf die übliche Weise auf chemische Stimulation reagieren. Die Ergebnisse waren in der Tat so auffällig, dass für Betroffene daraus ein Testverfahren mit dem Namen FM/a entwickelt wurde, das von den Entwicklern als „erstes objektives Testverfahren" für Fibromyalgie (Behm 2012) bezeichnet wird. Weitere Studien müssen durchgeführt werden, bevor dieser Test in der Breite angewendet werden kann, aber zumindest sind die Weichen in Bezug auf einen Bluttest für Fibromyalgie gestellt.

FIBROMYALGIE IST NICHT EXKLUSIV

Eine Fibromyalgie schließt andere Erkrankungen nicht aus und etwa zehn bis zwanzig Prozent der Patienten mit rheumatischen Erkrankungen wie Lupus oder rheumatoider Arthritis haben auch eine Fibromyalgie (Middleton 1994; Haliloglu 2014). Lupus und rheumatoide Arthritis sind beide Autoimmunerkrankungen, bei denen das Immunsystem den eigenen Körper angreift. Bei der rheumatoiden Arthritis führt dies zu schweren Gelenkentzündungen, insbesondere an den Händen und Füßen. Beim Lupus äußert sich dies als Hautausschlag im Gesicht in Kombination mit diffusen Gelenkschmerzen, kann aber auch Blutgerinnsel und Nierenbeschwerden verursachen. Viele Fibromyalgie-Patienten fragen sich, ob sie nicht vielleicht auch eine Autoimmunerkrankung haben und Blutuntersuchungen auf autoimmune Vorgänge im Körper sollten routinemäßig durchgeführt werden. Denken Sie bitte daran, dass es durchaus möglich ist, sowohl eine Fibromyalgie als auch einen Lupus oder eine rheumatoide Arthritis gleichzeitig zu haben. Eine Fibromyalgie kann auch als Folge von anderen Krankheiten auftreten, wie zum Beispiel der Lyme-Borreliose oder des chronischen Erschöpfungssyndroms (Dinerman 1992). Tatsächlich schätze ich, dass etwa 15 Prozent meiner Fibromyalgie-Patienten auch an einem chronischen Erschöpfungssyndrom leiden. Diese sich überschneidenden Krankheitsbilder können es Ihrem Arzt schwer machen, eine genaue Diagnose zu stellen, vor allem auch, weil viele von der westlichen Schulmedizin geprägten Mediziner nicht sehr viel über das chronische Erschöpfungssyndrom oder die Lyme-Borreliose wissen. Zum besseren Verständnis werde ich später noch genauer auf die Unterschiede zwischen Fibromyalgie, chronischer Borreliose und chronischem Erschöpfungssyndrom eingehen. Wenn Sie glauben, von einer oder mehrerer dieser Krankheiten betroffen zu sein, empfehle ich Ihnen, einen ganzheitlich arbeitenden Arzt oder Therapeuten aufzusuchen, der auf die Behandlung dieser Beschwerdebilder spezialisiert ist.

FIBROMYALGIE VS. CHRONISCHES ERSCHÖPFUNGSSYNDROM

Die Ähnlichkeiten zwischen chronischem Erschöpfungssyndrom (CFS) und der Fibromyalgie (FM) sorgen bei Ärzten und Patienten gleichermaßen für Verwirrung. Bei beiden handelt es sich um Krankheitsbilder, die noch nicht gut verstanden werden, durch Müdigkeit gekennzeichnet sind und vor allem Frauen betreffen. Erschwerend kommt hinzu, dass die beiden Begriffe als „austauschbar“ gelten, oft in einen Topf geworfen und unter dem Begriff „FM/CFS“ zusammengefasst werden, gerade so, als würde es sich hier um ein und dieselbe Krankheit handeln. Viele meiner Patienten sind überzeugt, dass sie unter einem chronischen Erschöpfungssyndrom leiden, weil sie sich ständig so müde fühlen, aber das ist ein weitverbreiteter Irrtum. Für das chronische Erschöpfungssyndrom gibt es sehr spezifische Kriterien, denn es hat ein ganz bestimmtes Symptombild mit klar definierten Auslösern (das chronische Erschöpfungssyndrom ist beispielsweise auf ein gestörtes Immunsystem zurückzuführen) und spricht gut auf verschiedene Behandlungsstrategien an. Die meisten CFS-Patienten berichten, dass ihre Symptome meist plötzlich und nach einer grippeähnlichen Erkrankung auftreten. Das deutet darauf hin, dass das Syndrom möglicherweise durch eine Infektion ausgelöst wird. In den letzten dreißig Jahren ist

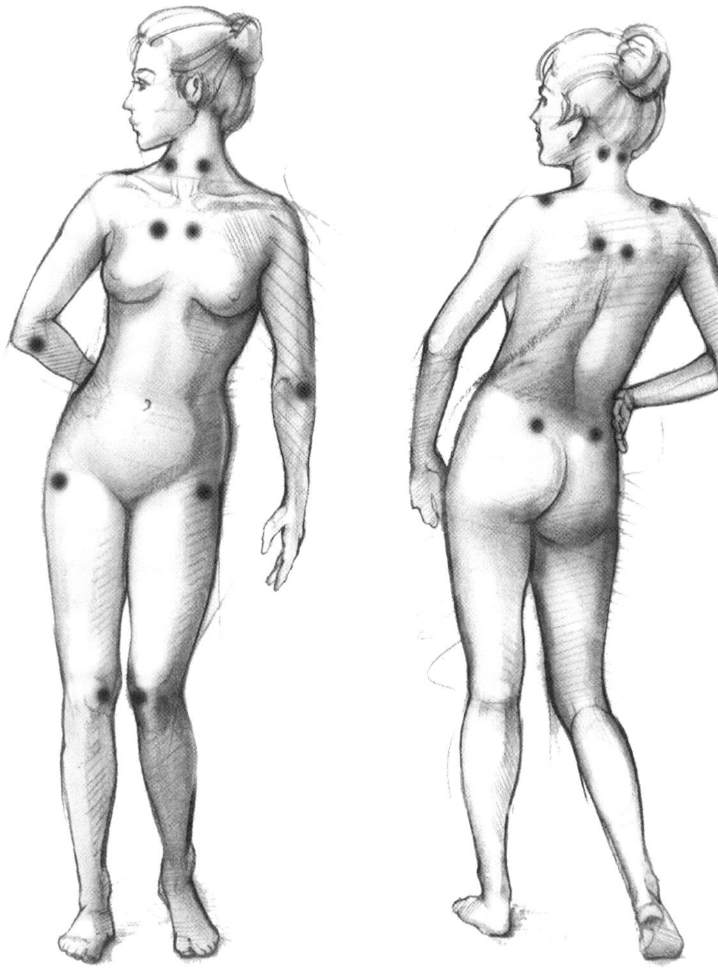

Die 18 Druckpunkte (Tender Points), die zur Diagnose der Fibromyalgie herangezogen werden.

die Wissenschaft immer mehr zu dem Schluss gekommen, dass eine Virusinfektion als Ursache für diese Erkrankung infrage kommt. Im Blut und in den Immunzellen der betroffenen Patienten finden sich aufschlussreiche Veränderungen, die diese These stützen. Bislang konnte jedoch kein spezifisches Virus identifiziert werden und man geht mittlerweile davon aus, dass verschiedene Viren für diese bestimmte Form der überschießenden Immunreaktion verantwortlich sein könnten.

FIBROMYALGIE VS. CHRONISCHE LYME-BORRELIOSE

Der Begriff chronische Lyme-Borreliose bezieht sich auf die lange währende und hartnäckige Symptomatik, die auf eine Infektion mit dem spiralförmigen Bakterium Borrelia burgdorferi zurückzuführen ist, dem Erreger der akuten Borreliose. Die akute Lyme-Borreliose wird durch Zecken auf den Menschen übertragen und verursacht Fieber, Kopfschmerzen und einen charakteristischen Hautausschlag, die Wanderröte, die ein wenig an eine Zielscheibe erinnert. Wenn sie früh genug entdeckt und mit Antibiotika behandelt wird, stehen die Chancen auf Heilung gut. Bleibt sie jedoch unbehandelt (oder wenn die infizierte Person nicht weiß, dass sie Borrelien hat), kann sie sich im ganzen Körper ausbreiten und dort sehr lange wirken. In den USA erkranken jedes Jahr etwa 300 000 Menschen an akuter Lyme-Borreliose, mit einem Schwerpunkt in New England und im Upper Midwest (CDC 2013).

Zehn bis fünfzehn Prozent der Menschen, die wegen einer Borreliose behandelt werden, entwickeln anhaltende oder wiederkehrende Symptome von Müdigkeit, wandernden Gelenk- und Muskelschmerzen, Kopfschmerzen und neurologischen Erscheinungen wie Verwirrung, Kribbeln, Taubheitsgefühl und brennende oder stechende Schmerzempfindungen. Man bezeichnet diese Symptomatik auch als Post Treatment Lyme Disease Syndrome (PTLDS). Die Bluttests dieser Patienten sind oft negativ für Borreliose, sodass die meisten Ärzte keine Antibiose mehr verordnen, sondern nur noch symptomatisch behandeln. Viele Alternativmediziner und Borreliose-Spezialisten vertreten jedoch die Ansicht, dass das Bakterium auch bei negativem Laborergebnis noch aktiv sein kann und behandeln ihre Patienten dementsprechend langfristig mit Antibiotika. Was nun die beste Behandlungsstrategie für Lyme-Borreliose ist, bleibt weiterhin hoch umstritten und ist in der Medizin ein sehr kontrovers diskutiertes Thema.

Der springende Punkt bei dieser Debatte ist, dass die verfügbaren Bluttests für Borreliose nicht sehr genau sind. In der Regel wird eine Infektion nachgewiesen, indem man eine Blutprobe oder eine andere Körperflüssigkeit auf Bakterien untersucht. Aber da sich das Borreliose-Bakterium im Labor nur sehr schwer züchten lässt, suchen wir nach Antikörpern. Dafür gibt es ein zweistufiges Verfahren: Eine Blutprobe wird auf Antikörper gegen das Bakterium untersucht und wenn diese positiv ausfällt, wird die Probe weiter analysiert und man schaut, wie viele Antikörper und welche Formen davon vorhanden sind. Die Diagnose Lyme-Borreliose wird erst dann gestellt, wenn die Ergebnisse auf beiden Ebenen positiv sind.

Die Internationale Gesellschaft für Borreliose und assoziierte Krankheiten (International Lyme and Associated Diseases Society) geht davon aus, dass diese Antikörpertests in etwa 40 Prozent der Fälle falsche Ergebnisse liefern. Anstatt sich ausschließlich auf die Laborergebnisse zu verlassen, empfiehlt die Gesellschaft, die klinische Beurteilung des Arztes in jedem Fall mit einzubeziehen. Wenn Sie vermuten, an chronischer Lyme-Borreliose erkrankt zu sein, empfehle ich Ihnen dringend, einen Arzt aufzusuchen, der weiß, wie man eine Borreliose behandelt. In meiner Region sind das überwiegend Ärzte und Therapeuten, die ein ganzheitliches Konzept praktizieren. Es wird aber von Region zu Region unterschiedlich sein, nicht zuletzt, weil sich immer mehr Ärzte in der Diagnostik und Behandlung von Lyme-Borreliose weiterbilden.

Mit einem Symptombild, das dem der Fibromyalgie so sehr ähnelt, ist es verständlich, dass eine chronische Borreliose nicht selten fehldiagnostiziert wird, vor allem, wenn sich der Patient nicht an einen Zeckenbiss erinnern kann. Und natürlich kann die Lyme-Borreliose die Entstehung einer Fibromyalgie begünstigen, sodass man beide Krankheiten gleichzeitig haben kann. In dem Bericht einer Klinik wurde festgehalten, dass von 287 Patienten mit chronischer Lyme-Borreliose 22 (also acht Prozent) ebenfalls an Fibromyalgie erkrankt waren (Dinerman 1992). Wenn Sie eine chronische Borreliose haben, werden Sie – wie bei CFS auch – von meinem 4-Punkte-Behandlungsprotokoll profitieren. Sehr wahrscheinlich werden Sie aber auch zusätzliche, auf die Krankheit abgestimmte Therapien benötigen.

Wenn Sie glauben, an Fibromyalgie erkrankt zu sein, wenden Sie sich bitte an Ihren Arzt, damit die Diagnose bestätigt und andere Krankheitsbilder wie Anämie oder Schilddrüsenunterfunktion ausgeschlossen werden können. Außerdem muss geschaut werden, ob Sie zusätzlich an einem chronischen Erschöpfungssyndrom, einem Lupus oder einer rheumatoiden Arthritis leiden. Eine ausführliche Diagnose wird ein Rheumatologe oder ein Spezialist für Infektionskrankheiten stellen können.

Zusätzliche Ressourcen

- Labor Augsburg MVZ (www.labor-augsburg-mvz.de/de/service/fachinformationen/lyme-borreliose) ist ein Labor, das sich auf diagnostische Testverfahren für Lyme-Borreliose und andere, von Zecken übertragene Krankheiten spezialisiert hat.
- Robert-Koch-Institut zu Diagnostik, Behandlung und Forschung der Lyme-Borreliose: www.rki.de/DE/Content/InfAZ/B/Borreliose/Borreliose.html

Gute Bücher über Lyme-Borreliose

Why Can't I Get Better? Solving the Mystery of Lyme and Chronic Disease von Dr. Richard Horowitz.
Cure Unknown: Inside the Lyme Epidemic von Pamela Weintraub, überarbeitete Ausgabe.

KAPITEL 3

KETTENREAKTION FIBROMYALGIE

Jeder, der in den Medien schon einmal einen Werbespot für ein Fibromyalgie-Medikament gesehen hat, weiß, dass die Krankheit von einer „Überaktivität der schmerzempfindlichen Nerven" verursacht wird. Natürlich ist es richtig, dass wir, wenn Gehirn und Rückenmark die Lautstärke ihrer Schmerzsignale so hoch aufdrehen wie es bei der Fibromyalgie der Fall ist, im Ergebnis eine Schmerzüberempfindlichkeit sehen. Auf diese Überempfindlichkeit zielen die drei von der FDA zugelassenen Medikamente ab. Aber dabei handelt es sich lediglich um die Spitze des Eisbergs. Das Entscheidende bei der Fibromyalgie ist, dass das Nervensystem quasi in einer permanenten Stressreaktion gefangen ist (Martínez-Lavín 2012, 1998). In der Tat sind alle Symptome der Fibromyalgie, inklusive der Schmerzempfindlichkeit, das Ergebnis einer komplexen Kettenreaktion, ausgelöst durch eine hyperaktive Stressreaktion.

Bei dieser Stressreaktion handelt es sich um einen automatischen Hirnreflex, der weitläufig als „Kampf-oder-Flucht"-Instinkt bezeichnet wird. Dieser Mechanismus hat nichts mit dem allgemeinen Begriff „Stress" zu tun. Vielmehr bezieht er sich auf die automatische Reaktion des Körpers auf eine Gefahrensituation. Dabei wird ein primäres Hirnareal aktiviert, dessen einziger Fokus dem Überleben dient. Wenn eine potenzielle Bedrohung erkannt wird – etwa ein lautes Klopfen an der Haustür oder eine fremde Gestalt, die sich zu schnell auf Sie zubewegt – bereitet das Gehirn den Körper auf diese Gefahr vor, indem es die Ausschüttung von Adrenalin anregt, die Muskeln in Anspannung versetzt, den ganzen Organismus in Alarmstellung bringt und auf die entsprechende Reaktion einstellt. So reagiert ein gesunder Körper auf eine Gefahrenlage, was in akuten Situationen wunderbar funktioniert und im Idealfall nur dann aktiviert wird, wenn es wirklich eine Bedrohung gibt. Bei der Fibromyalgie ist der Körper aber in einer Stressreaktion-Dauerschleife gefangen, wie ein Feuermelder, der schrillt, obwohl weit und breit kein Feuer zu erkennen ist.

DAS AUTONOME NERVENSYSTEM - EIN „AUTOPILOT"

Das Nervensystem setzt sich aus Gehirn, Rückenmark und Nerven zusammen. Ein Netzwerk von Nerven – auch autonomes Nervensystem genannt – steuert die grundlegenden Körperfunktionen wie Blutdruck, Herzschlag, Atmung, Verdauung und Flüssigkeitshaushalt. Das autonome Nervensystem ist der Autopilot, der alle Funktionen steuert, die der Körper zum Überleben braucht. Es wird von Arealen im Gehirn gesteuert, die zu unserem „animalischen" oder ursprünglichen Gehirn gehören und nicht unter unserer Kontrolle stehen. Es handelt sich um diejenigen Bereiche im Gehirn, die uns auch nach einer massiven Kopfverletzung am Leben halten und dafür sorgen, dass wir selbst in einem vegetativen Zustand atmen können.

Von der Schaltzentrale im Gehirn zweigen zwei Nervenbündel ab, die sich jeweils über den gesamten Körper erstrecken, die aber entgegengesetzte Funktionen haben. Das eine Nervenbündel bildet das sympathische Nervensystem, das den Körper auf Aktivität vorbereitet, indem es die Muskeln anspannt, die Pupillen erweitert und das Herz bei einer drohenden Gefahr schneller schlagen lässt. Das zweite Nervenbündel bildet das parasympathische Nervensystem, das den Körper in einen Zustand der Ruhe versetzt, die Muskeln entspannt, den Herzschlag herunterfährt und die Blutgefäße erweitert.

Der Hirnstamm ist dafür verantwortlich, diese gegensätzlichen Reaktionen im Gleichgewicht zu halten und den ganzen Organismus mittels Autopiloten reibungslos funktionieren zu lassen. Wenn Sie ein Auto fahren, regulieren Sie dessen Geschwindigkeit, indem Sie abwechselnd Gaspedal und Bremse betätigen. Wenn der Hirnstamm nun den sympathischen Zweig des Nervensystems aktiviert, drückt er sozusagen auf das Gaspedal. Wird der parasympathische Zweig aktiviert, tritt er buchstäblich auf die Bremse.

Die gegensätzlichen Wirkungen der beiden Zweige des autonomen Nervensystems

Sympathisches („Kampf-oder-Flucht") Nervensystem	**Parasympathisches („Verdauung-und-Ruhe") Nervensystem**
• Stellt alle Organsysteme im Körper auf eine Stressreaktion ein • Steigert die Aufmerksamkeit / extreme Wachsamkeit • Spannt die Muskeln an • Erweitert die Pupillen • Beschleunigt und verstärkt den Herzschlag • Verringert die Blutzufuhr zu den Verdauungsorganen • Reduziert die Produktion von Verdauungssäften • Verlangsamt die Tätigkeit des Magen-Darm-Trakts • Verengt die Blutgefäße • Regt den Energiestoffwechsel an, damit mehr Kraft und Energie zur Verfügung steht	• Stellt alle Organsysteme im Körper auf Entspannung ein • Beruhigt die Hirnaktivität / reduziert die Wachsamkeit • Entspannt die Muskeln • Verengt die Pupillen • Reduziert und verlangsamt den Herzschlag • Verstärkt die Blutzufuhr zu den Verdauungsorganen • Regt die Produktion von Verdauungssäften an • Verstärkt die Tätigkeit des Magen-Darm-Trakts • Erweitert die Blutgefäße • Stellt den Energiestoffwechsel auf Sparmodus ein

Man kann den „Verdauungs-und-Ruhe"-Modus des autonomen Nervensystems als „Werkseinstellung" bezeichnen, die bei Bedarf in den „Kampf-oder-Flucht"-Modus geschaltet wird. Hier ein Beispiel: Wenn der Hirnstamm beim Aufstehen in die senkrechte Position nicht kurzzeitig das sympathische Nervensystem aktivieren würde, um die

Blutgefäße in den Beinen zu verengen, würde das zu einem starken Abfall des Blutdrucks führen. Die wichtigste und komplexeste Aufgabe des autonomen Nervensystems besteht jedoch in der Regulierung der Stressreaktion des Körpers.

DIE STRESSREAKTION VERSTEHEN

Der Hypothalamus liegt tief im Inneren des Gehirns und ist die Kommunikationszentrale der Stressreaktion. Wenn er eine Gefahr wahrnimmt, schickt er eine Botschaft an die Nebennieren und regt sie zur Ausschüttung der Stresshormone Cortisol und Adrenalin an, um die dem Körper zur Verfügung stehenden Ressourcen zu mobilisieren und die Bedrohung entweder abzuwehren oder davor zu fliehen. Als Nächstes sendet er ein Alarmsignal an den Hirnstamm, um kräftig auf das Gaspedal zu treten. Dadurch werden im ganzen Körper die Nerven des Sympathikus aktiviert, wodurch sich die Blutgefäße verengen und die Blutzufuhr zu nicht lebensnotwendigen Funktionen wie Verdauung und Urinieren eingeschränkt wird. Das sympathische Nervensystem spannt die Muskulatur an, um den Körper auf einen Kampf oder auf die Flucht vorzubereiten. Der Herzschlag wird schneller und stärker, die Haut schwitzt. Das Gehirn wird extrem wachsam, die Aufmerksamkeit ist erhöht. Zusammen werden Hypothalamus, Hirnstamm und Sympathikus-Nerven auch als sympathisches Nervensystem bezeichnet, das die sogenannte „Kampf-oder-Flucht"-Reaktion steuert.

Da die Fähigkeit, Gefahren aufzuspüren und adäquat auf sie zu reagieren, für unseren Organismus überlebenswichtig ist, ist fast jedes Organsystem an der Koordination der Stressreaktion beteiligt. Der Hirnstamm und die Nerven des sympathischen Nervensystems kommunizieren mit dem Immunsystem und dem Netzwerk der schmerzempfindlichen Nerven im ganzen Körper. Sobald die Bedrohung vorbei ist, fährt der Hirnstamm die „Kampf-oder-Flucht"-Reaktion wieder zurück, drückt auf die Bremse und aktiviert das parasympathische

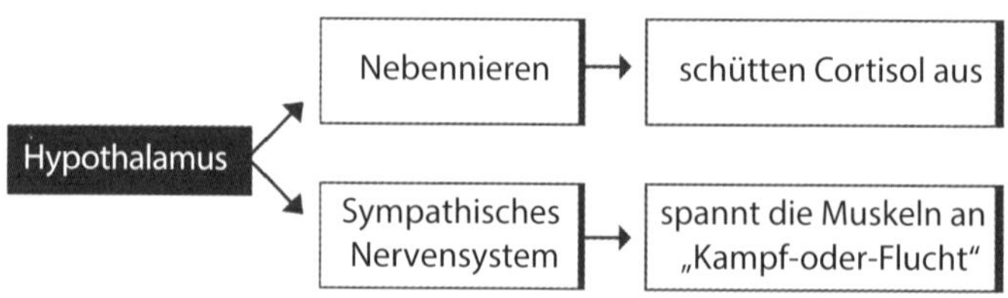

Die Stressreaktion.

Nervensystem, also den „Ruhe-und-Verdauungs“-Modus, damit die Organsysteme wieder ihre normalen Funktionen im Ruhezustand aufnehmen können. Die Blutzufuhr zu den Verdauungsorganen und den Harnwegen wird wieder erhöht, die Muskeln entspannen sich, das Herz schlägt langsamer und das Gehirn wird ruhiger.

DIE AUSLÖSER DER FEHLGESTEUERTEN STRESSREAKTION BEI FIBROMYALGIE

Wir wissen nicht genau, wie oder warum der Hypothalamus bei Fibromyalgie-Patienten ständig und dauerhaft Alarm schlägt und in dieser Stressreaktion feststeckt. Man vermutet, dass hier eine genetische Komponente greift, weil es bei Fibromyalgie ähnlich wie Diabetes und vielen anderen chronischen Krankheiten eine familiäre Häufung gibt (Arnold 2004). Man hat festgestellt, dass Fibromyalgie-Patienten oft Träger eines defekten Gens sind, das normalerweise die chemischen Botenstoffe des sympathischen Nervensystems abbaut (Martinez-Jauand 2013; Barbosa 2012; Cohen 2009; Desmeules 2014). Die Wahrscheinlichkeit ist auch höher, dass sie Gene haben, die die Rezeptoren der Nerven verändern, die an der „Kampf-oder-Flucht“-Reaktion beteiligt sind (Vargas-Alarcón 2009; Maekawa 2003; Xiao 2011).

Außerdem spielen bei der Fibromyalgie psychologische Risikofaktoren eine Rolle, einschließlich Kindheitstraumata oder Missbrauch (Greenfield 1992; White 1999). Mehr als die Hälfte der von Fibromyalgie betroffenen Frauen berichten über sexuellen Missbrauch in der Kindheit und 90 Prozent haben im Laufe ihres Lebens mindestens einen sexuellen oder körperlichen Übergriff erlebt (Walker 1997). Hier gibt es eine Überschneidung mit einer anderen Krankheit, die eng mit Trauma verbunden ist, der Posttraumatischen Belastungsstörung (PTBS). Fast die Hälfte der männlichen Patienten mit kriegsbedingter PTBS erfüllt auch die diagnostischen Kriterien für Fibromyalgie (Amital 2006).

Meine eigene Geschichte folgte einem ähnlichen Weg wie der vieler meiner Patienten. Nachdem ich in meiner Jugend einen sexuellen Übergriff erlitten hatte, waren bei mir aus klinischer Sicht die „besten“ Voraussetzungen für eine Fibromyalgie erfüllt.

Am weitesten akzeptiert ist die Theorie, dass bei genetisch oder psychologisch veranlagten Menschen eine traumatische Erfahrung im Erwachsenenalter die Stressreaktion dauerhaft aktivieren kann. Tatsächlich besteht „zwischen dem Auftreten einer Fibromyalgie und einem körperlichen Trauma in den sechs Monaten davor eine signifikante Verbindung“ (Al-Allaf 2002). Bei mir scheint dieser Auslöser eine Nackenverletzung gewesen zu sein, die ich mir beim Sport zugezogen hatte. Andere mögliche Auslöser können eine größere Infektion oder längere Krankheit sein oder auch eine dauerhafte Druckeinwirkung auf die Halswirbelsäule. Während die meisten Patienten ein auslösendes Ereignis, wie z. B. eine Verletzung, einen Autounfall oder ein emotionales Trauma benennen können, ist das nicht unbedingt bei allen der Fall (Hryciw 2010; Holman 2008; Dinerman 1992; Buskila 1997).

DIE AUSWIRKUNGEN DER CHRONISCHEN STRESSREAKTION AUF DEN KÖRPER

Die Stressreaktion dient eigentlich dazu, den Körper kurzfristig mit genügend Energie und Zeit auszustatten, damit wir uns gegen eine akute Situation wehren oder vor ihr fliehen können. Bleibt diese Stressreaktion jedoch chronisch aktiviert, bringt sie eine Kettenreaktion in Gang, die zu Erschöpfung, Muskelschmerzen und – dies ist am schädlichsten – zu einer konstanten Aktivierung des sympathischen, „Kampf-oder-Flucht“-Nervensystems führt. Eine kurzzeitige Aktivierung dieses Nervensystems führt zu erhöhter Wachsamkeit und macht unsere Muskeln handlungsbereit. Eine langfristige Aktivierung jedoch verursacht Schlafstörungen, weil das Gehirn sich in ständiger Alarmbereitschaft befindet. Außerdem kommt es zu Muskelverspannungen und Muskelschmerzen. Die Verdauung wird heruntergefahren, was die Verdauungsorgane langfristig beeinträchtigt und zu Verdauungsbeschwerden führt. Nicht zuletzt werden die Schmerzsignale kurzfristig zwar blockiert, langfristig wird die Schmerzempfindlichkeit aber *erhöht* (Donello 2011).

Bei Fibromyalgie ist die Stressreaktion so stark überaktiv, dass sie kaum noch auf eigentliche Gefahrenimpulse reagieren kann: Wenn das Gaspedal schon ganz durchgedrückt ist, bleibt kaum noch Handlungsspielraum, um die Geschwindigkeit weiter zu erhöhen. Zum Beispiel kann man häufig beobachten, dass die Patienten nicht mehr adäquat auf Infektionen reagieren können (Elenkov 2000). Selbst einfache Körperfunktionen wie das Aufstehen können gestört sein. Normalerweise regt eine Lageänderung vom Sitzen in die stehende Position das sympathische Nervensystem an, die Blutgefäße in den Beinen zu verengen, um einen Blutdruckabfall zu verhindern. Bei Fibromyalgie sind diese Nerven jedoch überlastet. Sie können keine entsprechenden Signale mehr an die Blutgefäße senden und der Blutdruck fällt ab, mit dem typischen Schwindelgefühl beim Aufstehen (Bou-Holaigah 1997).

Wenn wir einen Weg finden könnten, den Hypothalamus so einzustellen, dass er nicht ständig die Stressreaktion aktivieren würde, hätten wir das Heilmittel für Fibromyalgie gefunden. Das ist uns noch nicht gelungen, also müssen wir uns darauf fokussieren, die davon verursachten Beschwerden auf ein Minimum zu reduzieren. Im nächsten Kapitel möchte ich Ihnen die wirksamsten Methoden vorstellen, mit denen die einzelnen Schritte dieser Kettenreaktion aufgehalten und die Symptome reduziert werden können.

KAPITEL 4

DIE KETTENREAKTION UNTERBRECHEN

Die Kettenreaktion in der Fibromyalgie beginnt mit einer übersteigerten Aktivierung der Stressreaktion, die die Tiefschlafphase blockiert, die Ausschüttung des Wachstumshormons beeinträchtigt und zu Muskelverspannungen und -entzündungen führt. Die entzündlichen Prozesse spielen sich hauptsächlich im umliegenden Bindegewebe der Muskulatur – den sogenannten Faszien – ab, in denen sich viele schmerzempfindliche Nerven befinden. In Kombination mit den entzündlichen Vorgängen stimulieren die hyperaktiven „Kampf-oder-Flucht"-Nervensignale diese schmerzsensiblen Nerven und sorgen dafür, dass die Schmerzsignale immer lauter werden. Dieses ständige „Abfeuern" von Schmerzsignalen überlastet Rückenmark und Gehirn und ruft eine permanente Schmerzüberempfindlichkeit hervor. Wir haben noch keine Möglichkeit gefunden, diese chronische Hyperaktivität nachhaltig zu beheben, aber durch wiederholtes Zurückschalten des Körpers in den „Ruhe-und-Verdauungs"-Modus können wir deren negativen Auswirkungen einschränken. Als Nächstes müssen wir die Stressreaktion nachts außer Kraft setzen, damit Gehirn und Körper vom Tiefschlaf profitieren können. Diese zwei essenziellen Schritte bilden die Grundlage der Fibromyalgie-Behandlung und können zu einer deutlichen Verbesserung aller anderen Komplikationen führen. In diesem Kapitel möchte ich Ihnen einen Überblick über diese Schritte geben, damit Sie sehen können, wie sie alle ineinandergreifen. Anschließend werde ich auf die einzelnen Schritte im Detail eingehen.

Am Anfang der Therapie steht die Blockierung der hyperaktiven Stressreaktion, indem wir bewusst das Gegengewicht dazu stimulieren: die Entspannungsreaktion. Tiefe Atmung und sanfte Streckübungen sind zwei äußerst effektive Methoden, dies zu erreichen, aber es gibt eine ganze Reihe einfacher Mittel, um das wohltuende parasympathische Nervensystem („Verdauung-und-Ruhe") zu mobilisieren.

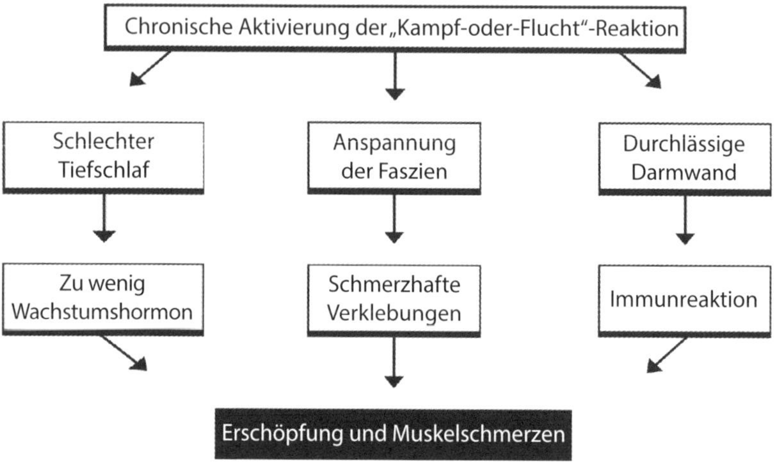

Die Kettenreaktion der Fibromyalgie.

IM SCHLAF IMMER EIN AUGE OFFEN HABEN

Ein Gehirn, das unablässig Gefahrensignale abfeuert, kann nicht wirklich zur Ruhe kommen. Der Schlaf – und insbesondere die Tiefschlafphase – ist eine Zeit, in der wir sehr verletzlich sind und für die bei einem eingeschalteten „Kampf-oder-Flucht"-Modus kein Platz ist. Fibromyalgie-Patienten haben in der Regel nur einen leichten und unruhigen Schlaf. Eine meiner Patientinnen beschrieb es sehr treffend als „im Schlaf immer ein Auge offen zu haben". Schlafstudien haben gezeigt, dass bei Fibromyalgie-Patienten die ganze Nacht über Gehirnwellen aktiv sind, die eigentlich nur während der Wachphase arbeiten. Die Tiefschlafphase wird beeinträchtigt und immer wieder unterbrochen, es kommt zu kurzzeitigen „Mini-Aufwachphasen" (Branco 1994; Kooh 2003). Dieser Tiefschlafentzug führt zu Müdigkeit und schlechter Hirnfunktion und löst Schmerzen aus (Lerma 2011; Moldosky 2008; Harding 1998). Dementsprechend muss die Verbesserung der Tiefschlafphase eine Schlüsselrolle bei der Linderung aller Symptome spielen.

DIE ROLLE DES WACHSTUMSHORMONS

Fehlender Tiefschlaf führt nicht nur zu Müdigkeit und Erschöpfung, sondern beeinträchtigt auch die Heilungsfähigkeit des Körpers. Dem Wachstumshormon fällt hier eine Schlüsselposition zu, denn dieses wird hauptsächlich während der Tiefschlafphase ausgeschüttet (Felig 1995). Das Wachstumshormon ist für die Gesundheit von Muskeln und Nerven unerlässlich, kommt aber bei Fibromyalgie-Patienten nur in unzureichenden Mengen vor, insbesondere nachts wird nicht genügend davon gebildet (Bagge 1998; Leal-Cerro 1999; Landis 2001; Jones 2007). Eine Substitution mit Wachstumshormon kann die Symptome und vor allem die Muskelschmerzen deutlich reduzieren, aber leider hat die FDA diese Behandlung aufgrund des erhöhten Krebsrisikos für Fibromyalgie nicht zugelassen (Cuatrecasasas 2007; Bennett 1998). Die gute Nachricht ist, dass wir die Ausschüttung des Wachstumshormons selbst beeinflussen können, indem wir gut und tief schlafen.

STÖRUNGEN IM HORMONHAUSHALT

Nicht nur die Ausschüttung des Wachstumshormons ist bei Fibromyalgie-Patienten gestört, sondern auch die Produktion des Stresshormons Cortisol (Mahdi 2011). Durch die hyperaktive Stressreaktion laufen die Nebennieren auf Hochtouren, was sich im Laufe der Zeit negativ auf sie auswirkt. Eine Fehlfunktion der Nebennieren verursacht Müdigkeit, niedrigen Blutdruck und vermehrten Durst. Mit einer spezifischen Behandlung zur Unterstützung der Nebennieren können diese Symptome gut reduziert werden. Auch die Schilddrüsenhormone sind von der dauerhaft erhöhten Stressreaktion betroffen (Riedel 1998). Fibromyalgie-Patienten mit einer Schilddrüsenunterfunktion benötigen eine zusätzliche Behandlungsstrategie, um die damit einhergehenden Beschwerden zu lösen.

MUSKELVERSPANNUNGEN

Als Teil der Stressreaktion sendet das Gehirn Signale zur Anspannung der Muskulatur und des umliegenden Bindegewebes, damit die nötige Kraft für eine sofortige Aktion verfügbar ist (Klingler 2014; Schleip 2005). Bei der Fibromyalgie lässt diese Anspannung nicht nach (Bazzichi 2099; Anders 2001). Messungen des Muskeldrucks haben gezeigt, dass die Muskulatur bei Fibromyalgie-Patienten im Vergleich zur gesunden Kontrollgruppe einen erhöhten Druck aufweist (Kokebie 2008). Wenn die Muskeln und ihr umliegendes Bindegewebe, die Faszien, chronisch angespannt sind, werden sie entzündet und schmerzhaft (Spaeth 2005; Rüster 2005). Manuelle Therapien, die diese Verspannungen und schmerzhaften Entzündungen reduzieren, sind für einen Behandlungserfolg entscheidend.

STÖRUNGEN IM ENERGIEHAUSHALT DER MUSKULATUR

Die anhaltende Aktivierung des sympathischen Nervensystems führt zu einer Erschöpfung der Muskulatur (Elenkov 2000; Gerdle 2013). Die in der „Kampf-oder-Flucht"-Reaktion involvierten Nerven geben das Signal aus, den vorhandenen Treibstoff sofort zu verbrauchen, damit der Körper möglichst effektiv fliehen kann. Aber wie bei einem Auto mit schlecht geregelter Treibstoffzufuhr stellt dies keinen nachhaltigen und sinnvollen Verbrauch der Ressourcen dar. Deshalb ist die Bewegungstoleranz bei Menschen mit Fibromyalgie herabgesetzt und ihre Muskeln ermüden schnell (Bachasson 2013; Park 1998; Shang 2012).

Bei Fibromyalgie-Patienten ist nicht nur die Treibstoffzufuhr der Muskulatur schlecht eingestellt, sondern durch die anhaltende Anspannung wird dieser auch schneller verbrannt. Stellen Sie sich ein Auto vor, das ständig mit durchgedrücktem Gaspedal im Leerlauf betrieben wird. Die Kombination aus *ständiger*, aber *ineffizienter* Nutzung der Muskelenergie führt dazu, dass Nährstoffe schneller „verheizt" werden, als sie ersetzt werden können. Schmerzhafte Stoffwechselprodukte wie Milchsäure sammeln sich im Gewebe an. Selbst in Ruhephasen zeigt die Muskulatur von Fibromyalgie-Patienten einen Milchsäuregehalt an, den man bei einem Sportler nach einem 5-km-Rennen erwarten würde (Gerdle 2010). Eine ununterbrochen angespannte Muskulatur ist gleichzusetzen mit ununterbrochener Bewegung. Kein Wunder also, dass wir permanent müde sind und unsere Muskeln ständig schmerzen! Dieses energetische Ungleichgewicht kann mit zusätzlichen Nährstoffen wieder ins Lot gebracht werden. Damit werden unsere Muskeln in die Lage versetzt, die vorhandene Energie wieder sinnvoll zu nutzen. Zusätzlich wird die Anspannung in der Muskulatur reduziert.

GENERALISIERTE ENTZÜNDUNGEN UND FIBROMYALGIE

Die durch die überschießende Stressreaktion ausgelöste Kettenreaktion sorgt auch im ganzen Organismus für Entzündungen. Diese generalisierte, niedriggradige Entzündung ist verantwortlich für das an Grippe erinnernde Schwächegefühl und verstärkt sowohl die Müdigkeit als auch die Muskelschmerzen. Der Schlafentzug (Tiefschlafphase) unterstützt die Bildung entzündungsfördernder Substanzen im Körper und macht ihn anfällig für Infektionen (Lentz 1999; Haack 2007). In einem Teufelskreis bringen diese Infektionen wiederum selbst entzündliche Substanzen hervor. Bei manchen Patienten führt die dauerhafte Stressreaktion zu einer undichten Darmwand, der sogenannten „Leaky Gut". Durch die durchlässige gewordene Darmschleimhaut gelangen unerwünschte Nahrungspartikel in den Blutkreislauf und rufen entzündliche Reaktionen hervor (Sensitivitäten). Um Entzündungen auf ein Minimum zu reduzieren, müssen wir nicht nur gut schlafen, sondern auch das Grundübel dieser Entzündungen beheben: verborgene Infektionen und Nahrungsmittelsensitivitäten.

DIE SCHMERZREAKTION UND IHRE LAUTSTÄRKE

Das sympathische Nervensystem produziert Substanzen, die ihrerseits die als Nozizeptoren bekannten Rezeptoren (schmerzempfindliche Nervenfasern) stimulieren, damit diese laute (Warn-) Signale senden können. Bei Fibromyalgie-Patienten werden diese Signale ohrenbetäubend (Sato 1991; Ghilardi 2012; Longo 2013; Serra 2013). Die Hyperaktivität der Nozizeptoren überfordert die Fähigkeit von Gehirn und Rückenmark und sie können die Signale nicht mehr verarbeiten. Das führt zu einer gesteigerten Schmerzempfindlichkeit, die auch als zentrale Sensibilisierung bezeichnet wird (weil eben das *zentrale* Nervensystem *empfindlicher* geworden ist). Studien haben gezeigt, dass die Rückenmarksflüssigkeit von Fibromyalgie-Patienten dreimal so viel Substanz P (ein Neurotransmitter, der bei der Schmerzübertragung eine wichtige Rolle spielt) aufweist wie die von gesunden Kontrollpersonen (Russell 1994; Petersel 2011). Um die Schmerzempfindlichkeit bei Fibromyalgie-Patienten zu reduzieren, müssen wir die hypersensiblen Neuronen im Rückenmark zur Ruhe bringen und das Gehirn dahingehend stärken, die „lärmenden Signale" besser zu filtern.

Neben Entspannungstechniken und Tipps für einen gesunden und tiefen Schlaf gibt Ihnen mein Behandlungsansatz vier wichtige

Werkzeuge an die Hand, mit denen Sie Muskelverspannungen lösen, die Muskelenergie verbessern und Entzündungen reduzieren können. Außerdem wird es Ihnen helfen, Ihren Hormonhaushalt wieder ins Gleichgewicht zu bringen. Allem voran werden Sie aber die Lautstärke Ihrer Schmerzsignale deutlich herunterregeln können!

KAPITEL 5

WIE SIE IHREN ARZT UNTERSTÜTZEN KÖNNEN

Es kann durchaus sein, dass Sie keinen Arzt finden werden, der sich mit Fibromyalgie auskennt. Aber mit diesem Buch in der Hand müssen Sie nur jemanden finden, der bereit ist, mit Ihnen zusammenzuarbeiten. Sollten Sie noch keinen Hausarzt haben, besteht der erste Schritt für Sie darin, einen zu finden. Sobald Sie Ihren Arzt kennengelernt haben, sollten Sie ihn fragen, ob sie einen gemeinsamen Therapieplan ausarbeiten können. Meist sind es Rheumatologen, die eine Fibromyalgie diagnostizieren, aber die Grundversorgung erfolgt in der Regel über den Hausarzt oder die Hausärztin. Bitte vergessen Sie nicht, dass ein Hausarzt jeden Tag mindestens zwanzig Patienten zu behandeln hat und für Sie vielleicht nur 15 Minuten am Stück bereitstellen kann. Sie werden nicht alle Themen während eines einzigen Termins besprechen können. Das müssen Sie wahrscheinlich schrittweise tun. Fragen Sie Ihren Arzt, ob Sie mehrere Termine vereinbaren können, um die verschiedenen Aspekte Ihrer Behandlung zu besprechen. Eventuell kann Ihr Arzt auch längere Termine einplanen. Manche Ärzte stellen für Patienten mit komplexen Erkrankungen auch größere Zeitfenster zur Verfügung.

FAQ: Was bedeutet „Dienstleister im Gesundheitswesen"?

Unter dem Begriff „Arzt" fasse ich alle Dienstleister zusammen, einschließlich Ärzte, Heilpraktiker mit Schwerpunkt Osteopathie, Physiotherapeuten und medizinische Fachangestellte.

Wie Sie sich am besten mit Ihrem Hausarzt verständigen – meine Vorschläge

„Ich lese gerade ein Selbsthilfebuch über Fibromyalgie. Es enthält auch wissenschaftliche Informationen für Ärzte. Würden Sie sich diese Informationen einmal anschauen?"
„Ich weiß, dass die Fibromyalgie ein breites Feld ist und dass man nicht alles in einem Arztbesuch besprechen kann. Ich hatte gehofft, dass ich für eine Weile monatlich zu Ihnen kommen kann, damit wir genug Zeit haben, die verschiedenen Aspekte meiner Behandlung zu besprechen."
„Wäre es möglich, meine Besuche bei Ihnen zeitlich länger zu gestalten?"

Mein Vorschlag ist, dass Sie sich den Leitfaden für Gesundheitspersonal (im Anhang) fotokopieren und beim nächsten Arztbesuch an Ihren Hausarzt weitergeben. So kann er Ihre Vorschläge prüfen und mit Ihnen zusammen an der Umsetzung arbeiten. Das Handout beschreibt in Kürze die Gründe für die unterschiedlichen Behandlungsansätze und Medikamente und enthält Informationen über wissenschaftliche Veröffentlichungen, die Ihr Arzt lesen kann. Ärzte verschreiben in der Regel evidenzbasierte Medikamente, deren Wirksamkeit durch entsprechende Studien belegt wurde. Ziel meines Leitfadens für Dienstleister im Gesundheitswesen ist es, Ihrem Arzt zu zeigen, dass hinter jedem meiner Behandlungsansätze eine wissenschaftlich fundierte Logik steht. Bitte beachten Sie, dass das Datenblatt für medizinisches Fachpersonal gedacht ist und in „Medizinersprache" geschrieben wurde. Die darin enthaltenen Informationen sind ausdrücklich für Ihren Arzt bestimmt.

Der Leitfaden für Gesundheitspersonal richtet sich an westlich geschulte Mediziner und beschreibt keine alternativen Behandlungsmethoden. Viele Dienstleister in der konventionellen Gesundheitsversorgung haben ein eher zwiespältiges Verhältnis zu unorthodoxen Therapieansätzen und ganz unterschiedliche Erfahrungen damit. Möglicherweise sind sie nicht bereit, bestimmte Medikamente zu verschreiben oder sich auf andere Behandlungsschemata einzulassen.

FAQ: Wo finde ich die Artikel, über die Sie in Ihrem Buch schreiben?

Wenn Sie daran interessiert sind, einen in diesem Buch erwähnten Artikel zu lesen oder ihn ausdrucken möchten, finden Sie zunächst die vollständige Auflistung aller Artikel im Literaturverzeichnis am Ende des Buches. Online können Sie sich dann auf www.pubmed.gov einloggen. Diese Datenbank wird von der United States National Library of Medicine bereitgestellt und dort können Sie fast die gesamte Bandbreite an veröffentlichten Forschungsartikeln einsehen. Am einfachsten ist es, die Datenbank mithilfe der PubMed PMID zu durchsuchen. Das ist die achtstellige Nummer, mit der man einen bestimmten Artikel identifizieren kann und die bei jeder Quellenangabe am Ende steht. Wenn Sie keinen Zugang zum Internet haben, können Sie sich von jeder medizinischen Fachbibliothek in Ihrer Nähe helfen lassen.

Es kann unter Umständen sogar riskant sein, sich gegen den medizinischen Mainstream zu stellen. Deshalb werde ich auch erörtern, welche Themen Sie am besten mit Ihrem ganzheitlich arbeitenden Therapeuten besprechen sollten. Am besten wenden Sie sich an einen Arzt für Naturheilkunde oder einen Heilpraktiker, die auf Ihrem Fachgebiet gut ausgebildet sind und deren Zulassung staatlich geregelt ist. Ärzte für Naturheilkunde können bei Bedarf auch konventionelle Medikamente verschreiben, auch wenn der Schwerpunkt Ihrer Behandlung auf natürlichen Behandlungsmethoden liegt.

Konventionelle Schulmediziner mit integrativem oder ganzheitlichem Ansatz sind eine gute Option, wenn Sie beide Perspektiven in Ihre gesundheitliche Versorgung mit einbinden möchten. Integrativ arbeitende Mediziner – dazu gehöre ich auch – kombinieren die konventionelle Schulmedizin (d. h. das, was an den medizinischen Hochschulen gelehrt wird) mit alternativen Heilmethoden (d. h. Krankheitskonzepte und Behandlungsmethoden, die dort nicht zum Lehrplan gehören). Der relativ neue Ansatz der funktionellen Medizin erweitert das integrative Konzept, indem er auch die Beziehungen zwischen genetischen Faktoren, Umwelteinflüssen und Lebensführung und deren Auswirkungen auf die Gesundheit berücksichtigt.

DER WISSENSCHAFTLICHE ANSATZ

Es ist wichtig, Geduld zu haben und Veränderungen wissenschaftlich zu begleiten. Das bedeutet, immer nur ein oder zwei Veränderungen auf einmal einzuführen, um besser beurteilen zu können, ob Ihnen eine neue Behandlungsmethode auch wirklich hilft. Außerdem sollten Sie Ihre Fortschritte nachvollziehen können. Die beste Möglichkeit, dies zu tun, bietet der kurze Fragebogen, den ich für meine Klinik entwickelt habe und der sich an dem Fragebogen orientiert (Fibromyalgia Impact Questionnaire), der auch in klinischen Studien eingesetzt wird. Der Fragebogen enthält sieben Fragen, in denen Sie Auskunft geben können, wie sehr sich die Fibromyalgie auf Ihre Arbeitsfähigkeit (einschließlich Hausarbeit) auswirkt, über den Grad der Schmerz- und Druckempfindlichkeit, die Erschöpfung, die Gedächtnisstörungen, eventuelle Depressionen und die Schlafqualität. Auf www.fibromanual.com können Sie sich eine Vorlage herunterladen und ausdrucken. Meine Empfehlung ist, dass Sie sich einmal in der Woche Zeit nehmen, diesen Fragebogen auszufüllen. Sie können ihn dann zu Ihren regelmäßigen Arztbesuchen mitnehmen. So kann Ihr Arzt dann gemeinsam mit Ihnen Ihre persönlichen Fortschritte überprüfen und die Effektivität der angewendeten Behandlungen beurteilen.

Eine andere Möglichkeit ist es, jeden Tag eine kurze Einschätzung Ihres Befindens zu machen. Dazu können Sie Schmerzpegel, Erschöpfungszustand und Denkfähigkeit auf einer Skala von 0 bis 10 bewerten und das Ergebnis in einem Kalender, einem Tagebuch oder auf Ihrem Smartphone festhalten. Es gibt auch Apps, die Ihnen dabei helfen können. Und vergessen Sie nicht: Ärzte lieben Daten! Es ist wie bei einem Diabetiker, der Tagebuch über seine Blutzuckerwerte führt und diese an seinen Arzt zur Auswertung weitergibt. In diesem Fall fällt es dem Arzt leichter, die Behandlung bei Bedarf anzupassen. Wenn Sie Ihrem Arzt klare und prägnante Daten liefern, kann er auch in Ihrem Fall gute Entscheidungen treffen. Außerdem profitieren auch Sie von dem Wissen, welche Behandlungsansätze Ihnen helfen und welche nicht. Das menschliche Gedächtnis ist anfällig für Lücken und meist erinnern wir uns nur an das, was im Moment aktuell ist. Das, was vorher passiert ist, bleibt meist etwas verschwommen. Wenn Sie unter Fibrofog leiden, ist es so gut wie unmöglich, sich daran zu erinnern, wie Sie sich gestern oder vor zwei Wochen gefühlt haben. Ihren Symptomen auf der Spur zu bleiben, wird Ihnen und Ihrem Arzt helfen, schnell und verlässlich einzuschätzen, was Ihnen am besten hilft.

WAS IST NOCH WICHTIG?

Das amerikanische Gesundheitswesen ist fragmentiert und dysfunktional. Besonders die Hausärzte bekommen diese Missstände zu spüren, denn sie müssen in der Regel mehr als 20 Patienten am Tag behandeln. In einer idealen Welt könnten alle Ärzte auf die für sie relevanten Daten ihrer Patienten zugreifen. Aber für die meisten Ärzte sieht die Realität anders aus: Die Kommunikation mit Fachärzten, Spezialisten und anderen Medizinberufen gestaltet sich als schwierig und diagnostische Befunde können nicht einfach so abgerufen werden. Im Idealfall würde jeder Röntgen-, MRT- oder Laborbefund automatisch an den Hausarzt geschickt, der diese Daten dann auswerten und die Versorgung des Patienten koordinieren könnte. Die meisten Arztpraxen sind jedoch so überlastet, dass diese kritische Kommunikation durch das Raster fällt. Es ist der klassische Fall der linken Hand, die nicht weiß, was die rechte tut.

Versuchen Sie, Ihrem Arzt die Arbeit zu erleichtern, indem Sie ihm so viele Ihrer medizinischen Daten zur Verfügung stellen wie nur möglich. So können Sie vermeiden, dass Laboruntersuchungen doppelt durchgeführt und Behandlungsmethoden ausprobiert werden, die in der Vergangenheit auch nicht funktioniert haben. Ich halte es für wichtig, dass Sie als Patient immer eine Kopie Ihrer Laborbefunde, diagnostischen Tests, Schlafuntersuchungen und Facharztberichte an Ihren Hausarzt schicken lassen. So können Sie sicher sein, dass er alle wichtigen Informationen vorliegen hat, wenn Sie wieder zu einem Gespräch in die Praxis kommen. So bleibt auch genug Zeit, um andere wichtige Dinge besprechen zu können. Ich lege allen meinen Patienten nahe, eine eigene „Krankenakte" anzulegen und die Unterlagen in einem Ordner abzuheften oder im Computer abzuspeichern. Die Unterlagen nehmen Sie dann zu jedem Termin mit, egal bei welchem Arzt oder Dienstleister. Zu guter Letzt möchte ich Ihnen ans Herz legen, alle Untersuchungen durchführen zu lassen, die Ihnen Ihr Hausarzt empfiehlt. Dazu gehören Mammografien, Darmspiegelungen und andere Vorsorgeuntersuchungen. Als ehemalige Hauärztin weiß ich, dass Ärzte danach beurteilt (und vergütet) werden, wie viele Vorsorgeprogramme ihre Patienten durchlaufen. Wenn Ihr Arzt wertvolle Zeit damit verbringen muss, Sie von der Richtigkeit dieser Untersuchungen zu überzeugen, wird er bei der eigentlichen Behandlung Ihrer Fibromyalgie Abstriche machen müssen.

Wie Sie Ihrem Arzt helfen können

- Sprechen Sie im Rahmen eines Besuchs in der Arztpraxis nicht mehr als ein oder zwei verschiedene Themen an.
- Fragen Sie lieber immer wieder einmal nach, ob Sie einen längeren Termin vereinbaren können
- Notieren Sie sich Fragen, die nicht so dringend sind, und sprechen Sie diese nur im persönlichen Gespräch mit Ihrem Arzt an. So vermeiden Sie unnötige Telefonate oder E-Mails.
- Versuchen Sie, regelmäßige Termine zu vereinbaren – alle vier Wochen oder alle zwei Monate vielleicht.
- Nehmen Sie zu jedem Termin Kopien von neuen Befunden, bildgebenden Verfahren oder Facharztberichten mit.
- Legen Sie ein Symptome-Tagebuch an.
- Verändern Sie Ihren Behandlungsplan nur schrittweise und führen Sie immer eine Veränderung nach der anderen ein.
- Lassen Sie alle Vorsorgeuntersuchungen/Tests durchführen, die Ihnen Ihr Arzt empfiehlt.

Zusätzliche Ressourcen

- Therapeuten für funktionelle und integrative Medizin in Deutschland sowie weiterführende Informationen finden Sie bei jameda: www.jameda.de/gesundheit/naturheilkunde/mit-integrativer-medizin-ganzheitlich-behandeln
- Viele meiner Patienten finden eine App zum Aufzeichnen ihrer Symptome besonders gut.
- Den Fragebogen für die wöchentliche Aufzeichnung Ihrer Symptome steht Ihnen (in englischer Sprache) auf www.fibromanual.com zur Verfügung.

KAPITEL 6

FIBROMYALGIE UND DIE VIER „R"S

Das Ziel einer jeden Fibromyalgie-Behandlung ist es, die negativen Auswirkungen der chronisch hyperaktiven Stressreaktion auf den Körper so gering wie möglich zu halten. Nur so wird es uns gelingen, Schmerzen, Müdigkeit und Denkstörungen zu verbessern. Wenn ich zusammen mit einem Patienten einen Behandlungsplan ausarbeite, lege ich vier kritische Schritte fest, die alle aufeinander aufbauen.

Der erste Schritt bildet die Grundlage für alle anderen: **Ruhe.** Die **Ruhe** gibt dem geplagten Körper die Möglichkeit, sich von dem ständigen Beschuss der überreizten Stressreaktion zu erholen. Mithilfe von Ruhe und Entspannung wird dem Körper eine sehr nötige Auszeit gewährt. Aber auch wenn wir uns noch so bemühen: Spätestens nach dem Einschlafen wird die erhöhte Wachsamkeit des Fibromyalgie-Gehirns wieder die Oberhand gewinnen und den Körper mit seinen unterbrochenen Tiefschlafphasen in die Knie zwingen. Eine spezifische Kombination von Medikamenten und Nahrungsergänzungsmitteln wird hier helfen können, diese Stressreaktion zu überwinden und einen normalen Tiefschlaf zu fördern. Müdigkeit und Schmerzen machen dann die größten Fortschritte, wenn ein gesunder Schlaf wiederhergestellt werden kann. Das ist auch der Schritt, bei dem Sie am engsten mit Ihrem Arzt zusammenarbeiten müssen, um die besten Ergebnisse zu erzielen. Nur wenn die Tiefschlafphase wieder hergestellt ist, können andere Behandlungsansätze wie Bewegung oder Körpertherapie wirklich greifen.

Sobald das Fundament der **Ruhe** gelegt ist, können wir zur **Reparatur** übergehen. Das geschieht strukturell und über die Ernährung. Die chronische Stressreaktion schwächt die Fähigkeit des Körpers, Nährstoffe zu verwerten und aufzunehmen, also müssen wir dafür sorgen, dass die Verdauung wieder optimal funktioniert. In Bezug auf die strukturelle **Reparatur** müssen wir uns auf die Muskeln und

Faszien konzentrieren und Verspannungen und Verklebungen lösen. Die Behandlung muss darauf abzielen, die verspannten und endzündeten Stellen wieder zu „entknoten“. Das geschieht mithilfe von sanften Körperübungen und manueller Therapie, die den **Reparaturvorgang** unterstützen und die Schmerzen in Muskeln und Faszien reduzieren.

Im nächsten Schritt ist die **Regeneration** gefragt, d.h. die Probleme im Energie- und Hormonhaushalt und die Entzündungen müssen wieder ins Gleichgewicht gebracht werden. Ein Körper, der ständig unter Stress steht, ist in der Energiegewinnung nicht effizient und die Kraftwerke unseres Körpers – die Mitochondrien – müssen gezielt mit Nahrungsergänzung unterstützt werden. Auch Nahrungsmittelunverträglichkeiten und chronische Infektionen müssen behandelt werden. Vielleicht sind die Nebennieren erschöpft und benötigen zusätzliche Unterstützung, um wieder ins Gleichgewicht zu kommen. Es gibt auch Patienten, deren Schilddrüsen- oder Sexualhormone nicht gut funktionieren und die auch in diesem Bereich therapiert werden müssen. Außerdem spielt die seelische Verfassung eine wichtige Rolle und das emotionale Gleichgewicht sollte in jedem Fall einen hohen Stellenwert einnehmen.

Allein die drei Punkte **Ruhe, Reparatur** und **Regeneration** werden zu großen Fortschritten in Ihrem Behandlungsplan führen. Im letzten Schritt versuchen wir alle noch übrig gebliebenen Symptome wie Schmerzen, Müdigkeit oder Fibrofog gezielt mit Medikamenten und anderen Therapien zu **reduzieren**.

Die vier „R“s der Fibromyalgie-Behandlung

Schritt 1: **Ruhe.** Die hyperaktive Stressreaktion zur Ruhe bringen und den Tiefschlaf verbessern.
Schritt 2: **Reparatur.** Für eine gesunde Verdauung sorgen und die Funktion der Muskeln und Faszien verbessern.
Schritt 3: **Regeneration.** Energieproduktion, Hormonhaushalt, seelische Verfassung wieder ins Gleichgewicht bringen und Infektionen beseitigen.
Schritt 4: **Reduzierung.** Alle restlichen Symptome wie Schmerzen, Müdigkeit oder Fibrofog gezielt behandeln

EINEN INDIVIDUELLEN BEHANDLUNGSPLAN ERSTELLEN

Weil jeder Mensch mit Fibromyalgie einzigartig ist, kann es keinen einheitlichen Behandlungsplan geben. Meiner Erfahrung nach benötigt jeder Patient die unter den Begriffen **Ruhe** und **Reparatur** aufgeführten Kerntherapien, insbesondere die Medikamente und Nahrungsergänzungsmittel, zur Verbesserung der Tiefschlafphase. Die Ruhe ist der grundlegende, entscheidende Schritt, weil sich ein Herunterfahren der Stressreaktion und die Verbesserung der Tiefschlafphase positiv auf alle anderen Symptome dieser Erkrankung auswirken. Auch die Wiederherstellung einer gesunden Verdauung und die physiotherapeutische Behandlung der Faszien sind von großer Bedeutung. Vielleicht kann so ein Großteil der Beschwerden schon deutlich gelindert werden und der Patient muss im Anschluss daran „nur" noch an wenigen individuellen Symptomen arbeiten, die von **Regeneration** und **Reduzierung** abgedeckt werden.

Ich habe für jeden Schritt mehrere Optionen aufgelistet, damit Sie die für Sie am besten geeigneten Therapiemöglichkeiten wählen können. Lassen Sie sich nicht von der Vielfalt der Angebote überfordern, sondern gehen Sie die verschiedenen Therapien in Ruhe durch. Denken Sie daran, dass Sie nicht alles tun müssen. Es passiert nicht selten, dass eine Behandlung sich von Anfang an positiv auf verschiedene Bereiche Ihrer Fibromyalgie-Symptomatik auswirkt und Sie so zwei Fliegen mit einer Klappe schlagen können. Hier einige Beispiele: Die Myofasziale Triggerpunkttherapie wirkt schmerzlindernd und reduziert gleichzeitig die Stressreaktion. Sobald man die Entzündungen im Körper heilt, verringern sich oft die Schmerzen und auch die Denkfähigkeit wird wiederhergestellt. Jeder dieser Schritte baut auf den anderen auf und je weiter Sie dem Pfad folgen, desto stärker werden Ihre Symptome verblassen.

Es gibt bestimmte Therapien, auf die die meisten Patienten gut ansprechen, und ich möchte diese besonders deutlich hervorheben. Es sind gute Ausgangspunkte, an denen man sich orientieren kann. Vergessen Sie bitte nicht, immer nur ein neues Medikament oder eine neue Therapie auszuprobieren, damit Sie die Wirkung auch wirklich gut einschätzen können. Führen Sie ein Tagebuch, damit Sie den Überblick über Ihre Fortschritte behalten. Pflegen Sie einen engen Kontakt zu Ihrem Hausarzt oder Ihrer Hausärztin und vereinbaren Sie regelmäßige Kontrolltermine. Ein monatlicher Turnus hat sich bewährt. Frischen Sie Ihr Gedächtnis auf und lesen Sie Kapitel 5 noch einmal durch, damit Sie

Ihre Zusammenarbeit mit Ihrem Hausarzt optimal gestalten können. So erhalten Sie die Gesundheitsversorgung, die Ihnen zusteht und die Sie auch brauchen.

Anhand der folgenden Fallbeispiele aus meiner Praxis werden Sie sehen, wie unterschiedliche Behandlungsansätze miteinander kombiniert werden können. Sie werden einige Gemeinsamkeiten erkennen, insbesondere, wenn es um die Wiederherstellung eines gesunden Schlafrhythmus geht. Den hier beschriebenen Patienten werden Sie später im Buch an verschiedenen Stellen wieder begegnen.

Julie ist dreißig Jahre alt und Doktorandin. Ihre Erschöpfung war so groß, dass sie ihr Studium abbrechen musste. Nachdem Julie eine Behandlung für Schlafapnoe begann, ließ die chronische Müdigkeit nach, mit dem verschreibungspflichtigen Medikament Pregabalin (Lyrica) konnte sie besser schlafen und hatte mehr Energie. Mit einer Myofaszialen Triggerpunkttherapie konnte sie außerdem ihre Schmerzen deutlich reduzieren und ein Jahr nach Behandlungsbeginn das Studium wieder aufnehmen.

Linda ist 25 Jahre alt und leidet unter Fibromyalgie, die durch eine Borreliose-Infektion ausgelöst wurde. Nach einer mehrjährigen Antibiose, die von einem naturheilkundlichen Arzt begleitet wurde, besserte sich die Gesamtsymptomatik der Lyme-Borreliose, es blieben aber starke Muskelschmerzen zurück. Dank Tizanidin und Zolpidem konnte sie ihre Schlafqualität deutlich verbessern. Linda musste aber auch zusätzlich hoch dosiertes Morphin einnehmen und hatte weiterhin mit Schmerzen zu kämpfen. Sie begann mit einer Paläo-Ernährung (kohlenhydratarm, keine Milchprodukte, viele Proteine), wodurch sich die Schmerzen erheblich besserten. Niedrig dosiertes Propanolol, ein Medikament, das bestimmte Nervenbotenstoffe blockiert, die an der „Kampf-oder-Flucht"-Reaktion beteiligt sind, wurde verordnet. Danach konnten wir das Morphin niedriger dosieren.

Die 47-jährige **Debra** arbeitete als Beraterin im sozialen Bereich. Mit der Hilfe von GABA-Supplementen und Amitriptylin schlief sie besser, musste sich aber weiterhin mit starken Schmerzen herumplagen, weil sie keine Schmerzmittel vertrug. Dann besuchte sie einen Kurs zur Stressbewältigung und machte regelmäßig sanfte Yogaübungen. So konnte sie ihre Schmerzen deutlich reduzieren. Zusätzlich fanden wir heraus, dass sie gut auf eine entzündungshemmende Creme reagierte, die sie bei akuten Schmerzen in die Haut einmassieren konnte. Probiotische Nahrungsergänzungsmittel und Verdauungsenzyme linderten außerdem ihre Reizdarmsymptomatik.

Steve ist ein 58 Jahre alter Kriegsveteran mit Osteoarthritis und Fibromyalgie, die ihm beide große Schmerzen bereiten. Trotz der ungeheuren Schmerzen stand in seinem Fall der Fibrofog, also die Denkstörung, im Vordergrund. Während des Erstgesprächs musste seine Frau ihn immer wieder anhalten, den Gesprächsfaden nicht zu verlieren. Steve litt wie viele Kriegsveteranen und andere Menschen mit Posttraumatischer Belastungsstörung unter Albträumen. Ich verordnete Prazosin, womit seine Albträume aufhörten und er besser schlafen konnte. Der Fibrofog besserte sich dramatisch, nachdem ich ihm das Medikament Memantin verschrieb, was die Gehirnfunktion stärkt und auch in der Behandlung von Alzheimer eingesetzt wird. Jetzt war er wieder in der Lage, einer Unterhaltung zu folgen und sagte zu mir, dass er endlich sein „Gehirn wieder zurückhabe".

Maureen ist pensionierte Krankenschwester in ihren Sechzigern, die seit über 20 Jahren mit der Fibromyalgie zu kämpfen hat. Eine tägliche, abendliche Einnahme von Gabapentin besserte ihr Erschöpfungs- und Schmerzniveau deutlich. Sie hatte eine Reihe von krankengymnastischen Übungen ausprobiert, die ihre Schmerzen aber nur schlimmer machten. Nachdem sie gelernt hatte, sich mit spezifischen und sanften Aufwärmübungen (s. Seite 99) auf sportliche Betätigung (z. B. auf dem Laufband) vorzubereiten, konnte sie endlich ohne

Probleme trainieren. Zur zusätzlichen Schmerzbehandlung reibt sie ihren Nacken und ihre Schultern mit einer Cannabis-haltigen Salbe ein.

Die 44-jährige **Pam** beschreibt sich selbst als „Diet-Coke-Süchtige", die viele Jahre lang jeden Tag hoch dosiertes Tramadol einnahm. Mit der Zeit wirkte das Medikament nicht mehr. Da beschloss sie, ganz auf Cola und künstliche Süßstoffe zu verzichten, was ihre Schmerzen so sehr besserte, dass sie Tramadol nicht mehr täglich, sondern nur noch bei Bedarf einnehmen musste. Eine Kombination von Trazodon und Gabapentin verbesserte ihre Schlafqualität und gab ihr mehr Energie.

Michelle ist alleinerziehende Mutter von drei Kindern, die während ihrer langen, sehr stressigen Scheidung zu mir kam, die vor Gericht ausgefochten wurde. Sie hatte neben der Fibromyalgie auch eine Schilddrüsenunterfunktion und sehr mit Erschöpfungszuständen zu kämpfen. Obwohl die Laborbefunde alle im normalen Bereich lagen, hatte sie viele Anzeichen einer Hypothyreose, einschließlich von Haarausfall und Ödemen. Ich stellte ihre Schilddrüsenmedikamente auf das richtige Maß ein, aber ihre Erschöpfung besserte sich erst, als wir ihre Nebennieren einer kurzen Hydrokortisonbehandlung und Supplementation unterzogen. Cyclobenzaprin und Magnesium brachten den Schlafrhythmus wieder in Ordnung. Für akute Schmerzen nimmt sie nach Bedarf Tramadol ein und wird mit gezielten Injektionen in die Triggerpunkte an Nacken und Schultern unterstützt.

DIE WICHTIGSTEN NAHRUNGSERGÄNZUNGSMITTEL BEI FIBROMYALGIE

Bei der Lektüre der einzelnen Kapitel werden Sie verschiedene Nahrungsergänzungsmittel kennenlernen, die bei bestimmten Symptomen der Fibromyalgie helfen können. Allerdings müssen Sie nicht jedes einzelne davon einnehmen. Der Schlüssel zum Erfolg liegt darin, die

Dinge so einfach wie möglich zu halten. Nehmen Sie die Nahrungsergänzungsmittel ein, deren Nutzen wissenschaftlich belegt ist oder die Sie persönlich als hilfreich empfinden. Ich habe viele Patienten, die mit der Komplexität und finanziellen Belastung einer Supplementation nicht Schritt halten können. Ich erstelle einen Plan mit ihnen, der alles auf das Wesentliche reduziert. Langfristig betrachtet gibt es ein paar Nahrungsergänzungsmittel, die ich allen meinen Patienten empfehle, weil diese die gesunde Funktion des Nervensystems und der Mitochondrien unterstützen. Dazu gehören die B-Vitamine, Fischöl, Vitamin D und Magnesium. Zusätzlich befürworte ich die Einnahme von Probiotika und Verdauungsenzymen, um die Verdauung zu stärken und einem Reizdarm vorzubeugen. In den folgenden Kapiteln werden Sie mehr darüber erfahren, warum ich diese bestimmten Nahrungsergänzungsmittel empfehle und was es mit den exakten Dosierungen auf sich hat.

Ich werde auch über Nahrungsergänzungsmittel schreiben, die Sie optional und bei spezifischen Beschwerden und meist nur für einen begrenzten Zeitraum einnehmen können, z. B. um eine durchlässige Darmwand zu reparieren oder die Nebennieren aufzubauen. Ich persönlich stoße bei der Einnahme von mehr als sechs verschiedenen Kapseln und Pillen an meine Grenzen und versuche deshalb, auch meinen Patienten nicht allzu viel zuzumuten.

Die wichtigsten Nahrungsergänzungsmittel bei Fibromyalgie

Aktive Form der B-Vitamine (siehe Seite 124)
Vitamin D (siehe Seite 128)
Fischöl (siehe Seite 141)
Magnesium (siehe Seite 76)
Probiotika (siehe Seite 92)
Verdauungsenzyme (siehe Seite 88)

DAS 4-PUNKTE-PROGRAMM DER FIBROMYALGIE

Wenn ein neuer Patient zu mir in die Praxis kommt, vergewissere ich mich zuerst, ob bei ihm überhaupt die richtige Diagnose gestellt wurde. Es gibt viele Krankheiten, die der Fibromyalgie sehr ähnlich sind. Aus diesem Grund ist es wichtig, die Diagnose von einem Arzt zu bestätigen lassen. Wenn Ihr Hausarzt nicht über das nötige Fachwissen verfügt oder aus anderen Gründen zögerlich reagiert, lassen Sie sich eine allgemeine Überweisung an einen Rheumatologen, Neurologen oder Facharzt für Schmerztherapie geben.

Sobald die Diagnose Fibromyalgie steht, nehmen meine Patienten an einem Schulungsprogramm zur Selbsthilfe teil. Dort lernen sie den richtigen Umgang mit Sport, Entspannungsübungen und wie man allgemein die Faszien so gesund wie möglich halten kann. Viele dieser Informationen sind in den Kapiteln „Ruhe" und „Reparatur" meines Buches beschreiben. Dieses Programm ist natürlich auch inhaltlich wichtig, aber was fast noch mehr zählt, ist der Austausch unter den Teilnehmern. Ich kenne einen Dozenten, der einmal sagte, dass viele Menschen mit Fibromyalgie mit der Zeit „geistig und emotional bankrott" gehen. Ich bin vollkommen seiner Meinung. Viele Patienten haben schon so lange gegen verständnislose Ärzte, Arbeitgeber und selbst ihre Familie kämpfen müssen, dass sie verbittert und müde werden. Echte emotionale Heilung kann nur jemand geben, der weiß, wie sich diese Krankheit anfühlt. Deshalb möchte ich Ihnen ans Herz legen, den Kontakt mit anderen Betroffenen zu suchen. Unterstützung finden Sie bei der Deutsche Fibromyalgie Vereinigung (DFV) e.V. (www.fibromyalgie-fms.de/selbsthilfe/selbsthilfegruppen), die Ihnen Selbsthilfegruppen vor Ort vermitteln können. Auch in sozialen Medien gibt es eine aktive Fibromyalgie-Gemeinschaft. In diesem Buch erzähle ich nicht nur meine eigene Geschichte, sondern die meiner Patienten, weil ich Ihnen vermitteln möchte, dass Sie diesen Weg nicht allein gehen müssen.

Es ist nicht einfach, Dinge zu verändern. Das trifft insbesondere dann zu, wenn man erschöpft ist und große Schmerzen hat. Wenn mich Menschen, die nicht unter dieser Krankheit leiden, fragen, wie es sich anfühlt, dann sage ich Ihnen, sie sollen sich eine schlimme Grippe vorstellen und dann mit diesem Gefühl einkaufen gehen, kochen oder Sport treiben müssen.

Das 4-Punkte-Programm, mit dem Sie sich gerade befassen, wird einige Veränderungen in Bezug auf Ernährung, Bewegung und Schlafmuster von Ihnen abverlangen. Das kann schnell zu einem Gefühl von Überforderung führen. Mein Rat an Sie ist deshalb: Fangen Sie klein an und machen Sie einen Schritt nach dem anderen. Lesen Sie das ganze Kapitel auf einmal, wenn Sie wollen, aber lesen Sie es dann ein zweites Mal. Im Anschluss sollten Sie das Kapitel über **Ruhe** noch einmal genau durchlesen. Die Reihenfolge der Kapitel ist mit Absicht so gehalten, denn jedes baut auf dem vorigen auf. Bitte überspringen Sie die ersten beiden Schritte nicht. Es wird drei bis vier Monate dauern, bis Sie die Themen **Ruhe** und **Reparatur** bewältigt haben. Beschäftigen Sie sich in den nächsten vier bis acht Wochen ausschließlich mit den drei Kapiteln zum Thema **Ruhe**. Versuchen Sie, jeden Tag etwas für Ihre Entspannung zu tun. Vereinbaren Sie einen Termin mit Ihrem Arzt, um über Ihren Schlaf zu sprechen. Denn nur, wenn Sie wieder gut und tief schlafen können, werden Sie zu dem Kapitel **Reparatur** übergehen können. Erst dann lohnt es sich, an der Verdauung zu arbeiten und die Faszien mit gezielten Behandlungen und Sportübungen zu stärken. Anschließend können Sie die restlichen Kapitel der Reihe nach durchlesen oder sich auf die Bereiche der Kapitel **Regeneration** und **Reduzierung** konzentrieren, die für Sie am hilfreichsten sind.

Haben Sie Geduld mit sich selbst. Sie müssen nicht alles tun und schon gar nicht alles auf einmal. Fangen Sie einfach an. Mit jedem erfolgreich bewältigten Schritt werden Sie sich besser fühlen und sich mit neu gewonnenem Elan dem nächsten stellen können. Um die Anonymen Alkoholiker zu zitieren: „Arbeite das Programm ab und das Programm wird funktionieren."

ZUSÄTZLICHE RESSOURCEN

- Fibromyalgie Liga Deutschland e.V. www.fibromyalgie-liga.de
- Deutsche Fibromyalgie Vereinigung (DFV) e.V. www.fibromyalgie-fms.de/startseite

KAPITEL 7

RUHE: DIE HYPERAKTIVE STRESSREAKTION ZÄHMEN

In den Kapiteln 3 und 4 haben Sie gelernt, dass die Symptome der Fibromyalgie auf eine überreizte und hyperaktive Stressreaktion zurückzuführen sind. Die Behandlung dieser Symptome baut darauf auf, jeden Tag etwas zu tun, das die entgegengesetzte Reaktion aktiviert: die Entspannungsreaktion. Die Entspannungsreaktion stimuliert die parasympathischen Nerven, die wiederum die Verdauung anregen und den Körper in den Ruhemodus versetzen. Das wirkt sich auf alle Körperfunktionen positiv aus.

Wie Sie sich erinnern, bewirken die vom Hypothalamus ausgesendeten Alarmsignale, dass die hyperaktive Stressreaktion uns in eine ständige „Kampf-oder-Flucht"-Bereitschaft versetzt, was zu Muskelverspannungen, Schmerzen und einer ineffizienten Energienutzung führt. Das wirkt sich auch auf den Schlaf aus, d. h. wir können nicht mehr tief und erholsam schlafen. Die Schlussfolgerung liegt also nahe, dass wir, wenn wir einen Weg finden könnten, den Hypothalamus wieder auf „Werkseinstellung" zurückzufahren – also den Alarm auszuschalten – die Fibromyalgie rückgängig machen könnten. Bislang ist uns das nicht gelungen, aber wir können die Schlummertaste drücken und unserem Körper eine Ruhepause gönnen. Diese Schlummertaste ist nichts anderes als unsere Entspannungsreaktion und je mehr diese aktiviert wird, desto größer ist der Nutzen für Sie. Wie können wir nun die Entspannungsreaktion am besten abrufen?

DIE ENTSPANNUNGSREAKTION ABRUFEN

Lassen Sie uns es einmal mit einem Experiment versuchen. Unterbrechen Sie Ihre Lektüre und befehlen Sie Ihrem Körper, sich zu entspannen. Sie werden sehen, dass absolut nichts passiert. Atmen Sie jetzt dreimal langsam ein und aus und spüren Sie, wie die Luft durch Ihre Nase in die Lunge strömt, Ihre Brust sich öffnet und Sie langsam wieder ausatmen.

Spüren Sie in Ihrem Körper nach. Haben Sie vielleicht das Gefühl, nicht mehr so angespannt zu sein, Ihr Kiefer oder Ihre Muskeln sind nicht mehr so verkrampft? Herzlichen Glückwunsch! Sie haben gerade Ihre Entspannungsreaktion aktiviert. Wo liegt der Unterschied? Warum können Sie Ihrem Körper nicht einfach befehlen, sich zu entspannen und ihn gehorchen lassen?

Die Bereiche unseres Gehirns, die Stress und Entspannung steuern, unterliegen nicht der Kontrolle unseres denkenden Gehirns. Vergessen Sie nicht, dass sich Hypothalamus und Hirnstamm in den tiefen, ursprünglichen Regionen des Gehirns befinden, also von unserem Autopiloten gesteuert werden, der nicht auf die Befehle unseres Bewusstseins reagiert. Während Sie mit dem denkenden Teil Ihres Gehirns dieses Buch lesen, kümmert sich der Autopilot um Ihre Herzfrequenz, Ihren Blutdruck und Ihre Verdauung.

Sie haben diese hyperaktive Stressreaktion ja nicht bewusst gewählt und deshalb können sie diese auch nicht bewusst wieder abstellen. Mit der Entspannung ist es genauso: Sie können Entspannung nicht einfach befehlen, sondern müssen Ihren Körper zu Hilfe nehmen, um das Gehirn in den Entspannungsmodus zu versetzen.

Wie man die Entspannungsreaktion triggern kann

- Tief in das Abdomen einatmen (Tiefenatmung)
- Sanfte Bewegung
- Angeleitete Entspannungstechniken
- Meditation/Achtsamkeitstraining
- Biofeedback-Therapie
- Craniale Elektrostimulation (CES)
- Craniosacrale Therapie
- Myofasziale Triggerpunkttherapie
- Akupunktur
- Floating-Becken
- Gurgeln
- Singen
- Etwas tun, das einem Freude bereitet
- Transdermales Magnesium

WIE SIE IHREN HIRNSTAMM ÜBERREDEN, IHNEN ZUZUHÖREN

Ihr Hirnstamm hört nur auf Signale, die aus dem Körper kommen, nicht auf den denkenden Teil Ihres Gehirns. Sie müssen also die Botschaft, die Ihr Körper sendet, bewusst verändern. Das kann man am besten über die Atmung tun. Die Atmung ist die einzige Körperfunktion, die wir sowohl bewusst als auch unbewusst ausüben. Die Kontrolle der Atmung ist einzigartig, weil sich hier das denkende Gehirn und unser Autopilot überlappen. Langsame und tiefe Atemzüge, die das Abdomen (den Bauchraum) ausdehnen, können die Entspannungsreaktion besonders wirkungsvoll aktivieren. Die Tiefenatmung ist der einfachste und beste Weg, um Stress abzubauen.

Unter Umständen hilft es Ihnen, jeden Tag eine feste Zeit zum Entspannen einzuplanen: Legen Sie sich bequem hin und machen Sie zehn langsame, tiefe Atemzüge. In seinem wegweisenden Buch *The Relaxation Response* aus dem Jahr 1975 schreibt Dr. Herbert Benson, Pionier auf dem Gebiet der ganzheitlichen Medizin, über unterschiedliche Techniken. Neben der langsamen Atmung können Sie auch mit sanfter Bewegung, Yoga, Tai-Chi und Wassergymnastik experimentieren. In Kapitel 11 werde ich erörtern, welche Sport- und Bewegungsarten für Fibromyalgie besonders geeignet sind.

Manchen Menschen finden Meditation und angeleitete Muskelentspannung sehr hilfreich. Bei der Achtsamkeitsmeditation – deren Wirksamkeit ausführlich untersucht worden ist – geht es darum, das eigene Bewusstsein zu erhöhen und den eigenen Atem, die körperliche Wahrnehmung und die eigenen Gedanken zu beobachten, um in einen Zustand der Entspannung zu gelangen. Man kann diese Art der Meditation in Kursen erlernen, die in der Regel sechs bis acht Wochen dauern. Meine Patientin Debra – Sie haben Sie im letzten Kapitel kennengelernt – stellte schnell fest, dass ihre neu gewonnene Achtsamkeit in ihrem Fall der Schlüssel zum Erfolg war

FAQ: Muss ich meditieren?

Die Meditation eignet sich nicht für jeden. Ich persönlich habe mit Meditieren keine großen Erfolge erzielen können. (In der Tat war es bei mir so, dass ich jedes Mal, wenn ich versuchte, „meinen Atem zu beobachten" fast anfing zu hyperventilieren.) Manche

Menschen können Tiefenatmung und erhöhte Körperwahrnehmung am besten in Kombination mit Bewegung praktizieren, wie z. B. Yoga oder Tai-Chi. Für mich ist Yoga, bei dem ich Tiefenatmung mit Bewegung und Dehnung kombinieren kann, die beste Entspannungstherapie. Aber die Meditation hat schon vielen Menschen geholfen und es gibt viele unterschiedliche Methoden. Probieren Sie es aus und schauen Sie, welche Methode am besten zu Ihnen passt. Für Ihr Smartphone gibt es Apps mit Anleitungen zur Meditation und geführten Entspannungstechniken, die es Ihnen erlauben immer zu üben, egal, wo Sie gerade sind.

Die Biofeedback-Therapie fördert ebenfalls das Bewusstsein und die Entspannung, ist aber mehr Hightech. Während einer Therapiesitzung werden Elektroden an Ihren Muskeln angebracht, sodass Sie genau sehen können, welche Muskulatur am stärksten angespannt ist. Dann lernen Sie diese Bereiche gezielt zu entspannen, während Sie das Geschehen am Monitor verfolgen können. Außerdem wird der Puls überwacht und Sie lernen, diesen mithilfe von Atemübungen und Visualisierungen zu verlangsamen. Sollten Sie einen Physio- oder Ergotherapeuten finden, der sich mit Biofeedback auskennt, kann er Ihnen die notwendigen Apparate vielleicht sogar mit nach Hause geben.

Der Vagusnerv ist so etwas wie die Hauptverkehrsader des parasympathischen Nervensystems und kontrolliert auch den hinteren Teil des Rachens. Alles, was den Vagusnerv stimuliert, trägt folglich auch zur Entspannung bei. Mit der Zahnbürste einen leichten Würgereiz auslösen funktioniert meist sehr gut und Gurgeln auch. Auch lautes Singen wirkt entspannungsfördernd, umso mehr, wenn Sie auch noch Freude daran haben!

Floating (engl. Reduced Environmental Stimulation Therapy (REST), ist eine weitere Therapieform, die nachweislich den Cortisol-Spiegel senkt, Muskelverspannungen und Schmerzen löst und so die Entspannung fördert. Beim Floating schwimmt man in einem mit warmem Wasser gefüllten Tank, der etwa so groß ist wie ein Doppelbett und weder licht- noch schalldurchlässig ist. Der sensorische Input wird drastisch zurückgefahren (van Dierendonck 2005). Das Wasser im Tank wird mit etwa 500 kg Magnesiumsulfat (Bittersalz) versetzt, damit man mühelos darauf treiben kann. Außerdem fördert der Magnesiumgehalt des Wassers die Muskelentspannung. Es fühlt sich an, als würde man ein warmes Bad nehmen, während man wie ein Korken auf der Wasseroberfläche schwimmt. Eine meiner Patientinnen erzählte mir, es sei das wirksamste Mittel zur Linderung ihrer Fibromyalgie-Schmerzen, sie kenne nichts Vergleichbares. Im Floating-Becken kann sie sich völlig entspannen, wodurch sich auch die schmerzenden und verklebten Muskeln lockern. In vielen Kulturen der Welt gehören Bäder in heißen, mineralstoffreichen Quellen traditionell zur Gesundheitspflege. Auch in den USA setzt sich dieser Brauch endlich durch und in größeren Städten gibt es sogar sogenannte „Float-Houses". Es ist eine einmalige Erfahrung. So stelle ich mir die Schwerelosigkeit im All vor. Ohne Schwerkraft, die auf Gelenke und Muskeln drückt, gibt es auch weniger Input für die schmerzempfindlichen Nerven und somit weniger Schmerzen. Im Floating-Becken selbst und noch einige Tage danach habe ich deutlich weniger Schmerzen, meine Muskeln fühlen sich lockerer an und mein ganzer Körper wird ruhiger. Wenn es in Ihrer Nähe keinen Floating-Tank gibt, können Sie auch zu Hause mit Badewanne und Bittersalz experimentieren. Lösen Sie so viel Salz im warmen Wasser auf, wie es geht. Schalten Sie das Licht aus und blenden Sie alle Geräusche so gut es geht aus. Sie werden zwar nur richtig schweben können, wenn Ihre Badewanne groß genug dafür ist (und Sie mindestens 500 kg Salz eingestreut haben), aber Sie werden trotzdem davon profitieren, denn der Magnesiumanteil des Salzes wird über die Haut aufgenommen.

TRANSDERMALES MAGNESIUM

Magnesium ist das Entspannungsmineral schlechthin: Es hat eine beruhigende Wirkung auf Gehirn, Nerven und Muskulatur. Und raten Sie mal, welcher Mineralstoff bei der Fibromyalgie fast immer fehlt? Richtig! Magnesium wird überwiegend in den Körperzellen gespeichert, deswegen müssen wir, wenn wir die Werte genau messen wollen, dort ansetzen. Wissenschaftler haben festgestellt, dass die Magnesiumwerte in den roten Blutkörperchen von Fibromyalgie-Patienten durchweg niedrig sind (Eisinger 1994). Auch Haaranalysen haben die unterdurchschnittlichen Werte bestätigt (Kim 2011). In einer Studie konnte gezeigt werden, dass eine orale Supplementierung mit Magnesium die Symptome verringert (Bagis 2013). Die orale Einnahme dieses Minerals stellt uns jedoch vor Herausforderungen, die erst gemeistert werden müssen. Magnesium ist ein stark abführendes Mineral (Sie haben bestimmt schon von Magnesiamilch gehört, einem der stärksten Abführmittel, die es gibt) und die Aufnahme über den Darm ist nicht sehr effizient. Oral eingenommene Magnesiumpräparate unterstützen die gesunde Funktion der Nebennieren und steigern die Energieproduktion (siehe Kapitel 13 und 15 für weitere Informationen). Um die Entspannungsreaktion zu stimulieren, muss man Magnesium aber in sehr hohen Dosierungen einnehmen, die nur erreicht werden können, wenn man es über die Haut aufnimmt und die Muskeln buchstäblich „vollsaugen" lässt.

Weil wir Magnesium über die Haut besser aufnehmen können als über den Darm, ist die transdermale Anwendung ein wirksames Mittel, um die Entspannungsreaktion zu triggern. Dafür können Sie vor dem Zubettgehen ein Bad mit Bittersalz nehmen oder Ihre Füße und Beine mit Magnesium-Öl oder -Lotion einreiben. Das wirkt wie ein natürliches Relaxans für angespannte Muskeln und fördert einen tieferen Schlaf. Ein wenig Vorsicht ist hier dennoch geboten, denn Magnesium kann die Haut reizen. Sie sollten es nicht auf offene Wunden oder Verletzungen auftragen, denn das wird wehtun. Körperlotionen und Cremes sind etwas sanfter für die Haut, enthalten aber auch weniger Magnesium.

MANUELLE THERAPIEN

Es gibt zwei manuelle Therapien, die die Entspannungsreaktion aktivieren können: die Craniosacrale Therapie und die Myofasziale Triggerpunkttherapie. Die Craniosacrale Therapie entwickelte sich aus der osteopathischen Medizin heraus, bei der Schädelbasis und Steißbein sanft mit den Händen manipuliert werden. Die Flüssigkeit, die Gehirn und Rückenmark umgibt – die sogenannte Zerebrospinalflüssigkeit – befindet sich in ständiger und rhythmischer Bewegung. Diese sehr subtilen, wellenförmigen Bewegungen wirken wie eine Pumpe, die Gift- und Abfallstoffe aus dem Gehirn entfernt. Mittels dem bildgebenden Verfahren MRT ist dies bereits dokumentiert worden (Feinberg 1987). Die pulsierenden Bewegungen können von einem geschulten Therapeuten über die Hände erfasst, interpretiert und therapiert werden. Da die Nerven des parasympathischen Nervensystems („Ruhe-und-Verdauung") in der oberen Körperhälfte in der Nähe der Schädelbasis (Kranium) und in der unteren Körperhälfte im Bereich des Steißbeins (Sakrum) aus dem Rückenmark austreten, stimuliert die sanfte Manipulation der Zerebrospinalflüssigkeit auch die Entspannungsreaktion.

Wenn ich die Craniosacrale Therapie als Teil einer Massage oder einer Myofaszialen Triggerpunkttherapie in Anspruch nehme, ist das für mich immer ein unglaublich entspannendes Erlebnis. In der Regel liegt während einer Behandlung meine Schädelbasis in den Händen des Therapeuten und nach den ersten sanften Bewegungen fühle ich mich entspannt und angenehm müde, fast so, als wäre ich gerade in ein heißes Bad eingetaucht. Es gibt auch wunderbare Geräte, mit denen man zu Hause die Craniosacrale Therapie simulieren kann. Dabei legen Sie Ihren Kopf auf ein weiches Schaumpolster, das einen leichten Druck auf die Schädelbasis ausübt und sie somit stimuliert. Mit wenigen tiefen Atemzügen kommt Ihr Körper in einen Zustand der Entspannung und die angespannten Faszien im Nacken werden weicher und die Schmerzen lassen nach.

Die Myofasziale Triggerpunkttherapie ist eine Form der manuellen Therapie, bei der Spannungen in den Faszien, also dem Bindegewebe, das die Muskeln umgibt, gelöst werden. Sie werden noch im Detail erfahren, was es mit dieser besonderen Therapie und Fibromyalgie auf sich hat. Im Moment genügt es zu wissen, dass sie die Entspannungsreaktion des Körpers aktiviert. In den Faszien befinden sich viele Nervenenden des sympathischen Nervensystems („Kampf-oder-Flucht"-Reaktion) und der sanfte, anhaltende Druck dieser Therapie beruhigt diese Nerven und macht sie weniger aktiv (Tanaka 1977). Eine Studie hat herausgefunden, dass die „Kampf-oder-Flucht"-Nerven in den 24 Stunden nach einer myofaszialen Manipulation der Beckenfaszien deutlich weniger Signale sendeten (Cottingham 1988). Werden die Faszien gedehnt, schickt dies eine „beruhigende" Botschaft über die Nerven des sympathischen Nervensystems bis hinauf zum Hirnstamm. Die „Kampf-oder-Flucht"-Reaktion wird zurückgefahren mit gleichzeitiger Stimulation des Parasympathikus („Ruhe-und-Verdauungs"-Modus), was entspannungsfördernd wirkt. Im Kapitel **Reparatur** werden Sie erfahren, wie Sie die Myofasziale Triggerpunkttherapie auch zu Hause anwenden können.

AKUPUNKTUR

Viele Patienten berichten von großartigen Ergebnissen mit Akupunktur, die – und das wurde durch Studien belegt – die Entspannungsreaktion stimulieren kann. In einer Studie konnte nachgewiesen werden, dass die „Ruhe-und-Verdauungs"-Nerven während einer Akupunktursitzung und bis zu 60 Minuten danach deutlich aktiver sind (Haker 2000; Sakai 2007). Es hat sich sogar gezeigt, dass die Akupunktur die Signale der sympathischen Nerven bei Ratten zurückfahren kann (Imai 2009). Die Tatsache, dass die Akupunktur sowohl bei Menschen als auch bei Laborratten wirkt, bedeutet, dass es sich hier nicht um eine Placebo-Reaktion handelt (bei der sich die Patienten aufgrund ihrer Erwartungen nach einer Behandlung besser fühlen). Ratten begeben sich nicht in ein Experiment mit dem Gedanken, dass ihnen eine Akupunkturnadel guttun wird!

CRANIALE ELEKTROSTIMULATION

Eine weitere Therapie, die das Gehirn direkt beeinflusst, ist die craniale Elektrostimulation (CES). Hier werden Elektroden an beiden Ohrmuscheln angebracht und über diese ein geringer elektrischer Wechselstrom übertragen. Die Stromstärke ist dabei so gering, dass sie von den Anwendern im Allgemeinen nicht wahrgenommen werden kann. Man geht davon aus, dass bei dieser Methode das parasympathische Nervensystem („Ruhe-und-Verdauung") direkt dort aktiviert wird, wo es den Hirnstamm verlässt. Sie wurde in den 1950erJahren in der damaligen Sowjetunion als Schlaf induzierende Therapie entwickelt und in den 1970ern in den USA intensiv als Behandlungsmethode für Angststörungen erforscht. Einer meiner Patienten beschrieb die Methode als „Meditation ohne all die Anstrengung". Man weiß, dass die CES ein Gefühl der Ruhe oder Klarheit hervorruft. Selbst eine einzige Sitzung kann Ängste und Muskelverspannungen ebenso wirksam reduzieren wie eine angeleitete Entspannungsübung. Zwei weitere, hoch qualitative und Placebo-kontrollierte Studien konnten eine Verringerung der Angstsymptome und Schmerzen bei Fibromyalgie-Patienten nachweisen (Lichtbroun 2001; Cork 2004).

Ich habe die CES-Therapie circa einen Monat lang ausprobiert, immer 30 Minuten am Tag. War der Wechselstrom höher eingestellt, bekam ich Kopfschmerzen und verspürte ein Stechen in meinen Ohren. In der niedrigsten Einstellung jedoch (die in den Studien verwendet wird, weil sie unter der Wahrnehmungsschwelle liegt) fand ich diese Therapie sehr entspannend, ich konnte damit schneller einschlafen. Die größte Herausforderung liegt in der Finanzierung, denn die Geräte sind teuer. Aber es gibt Firmen, von denen man Geräte mieten kann. Wird die Therapie von einem Arzt verordnet, übernehmen die Krankenkassen zum Teil die Kosten.

WIE SIE IHRE TRIGGERPUNKTE ZUR ENTSPANNUNG FINDEN KÖNNEN

Da wir die Stressreaktion nicht bewusst steuern, können wir sie nicht einfach „wegdenken". Aber wir können mit unserem Körper zusammenarbeiten, um unserem Gehirn zu signalisieren, dass es Zeit ist, sich zu entspannen. Ich möchte Sie dazu ermutigen, experimentierfreudig zu sein und herauszufinden, was für Sie am besten funktioniert. Unabhängig von der Methode, die Sie anwenden, ist es wichtig, Ihren Körper so oft wie möglich anzuleiten. Bei der Fibromyalgie muss man täglich an der Stressreaktion und ihren negativen Auswirkungen auf den Körper arbeiten. Durch das regelmäßige Üben dieser Techniken kann jeder Aspekt dieser durch Stress ausgelösten Kettenreaktion unterbrochen werden.

Lassen Sie sich von der Fülle der unterschiedlichen Therapien, die Sie gerade kennengelernt haben, nicht überwältigen, denn das wichtigste und einfachste Werkzeug haben Sie immer zur Hand – Ihren eigenen Atem. Jedes Mal, wenn Sie spüren, dass sich Ihr Körper vor Stress anspannt oder zusammenkrampft, können Sie ein paar langsame, tiefe Atemzüge machen. Mir hilft es immer, beim Atmen ganz bewusst in mein Becken zu atmen und meinen Kiefer zu entspannen. Andere atmen vielleicht in die Hüften oder dorthin, wo gerade eine Anspannung im Körper zu spüren ist.

Bitte denken Sie daran: Bewusstes Auslösen der Entspannungsreaktion reduziert die negativen Auswirkungen der hyperaktiven Stressreaktion und bildet die Grundlage der Fibromyalgie-Behandlung.

DAS KÖNNEN SIE SELBST TUN

- Auf www.gesundheit.de/wellness/sanfte-medizin/weitere-therapien-und-behandlungen/biofeedback finden Sie viele Informationen über die Biofeedback-Therapie.
- Informationen über Craniosacrale Therapie auf www.cranioverband.org.
- Erfahren Sie mehr über die Myofasziale Triggerpunkttherapie plus Therapeutenliste auf www.triggerpunkt-therapie.eu.
- Eine leicht zu bedienende Meditations-App, die Spaß macht, gibt es auf www.headspace.com/de.

- Surfen Sie im Internet, um Achtsamkeitskurse in Ihrer Nähe zu finden.
- Erfahren Sie mehr über Fibromyalgie und Floating-Therapie auf floating-verband.de/forschung/fibromyalgie.

DAS SOLLTEN SIE MIT IHREM ARZT BESPRECHEN

- Fragen Sie nach einem Rezept für Craniale Elektrostimulation (CES).
- Bitten Sie Ihren Arzt um eine Überweisung zu einem Physiotherapeuten oder Ergotherapeuten, der mit der Biofeedback-Methode arbeitet.

KAPITEL 8

FÜR EINEN GESUNDEN SCHLAF TROTZ FIBROMYALGIE

Bei der Fibromyalgie drehen sich alle Behandlungen darum, dass die Menschen wieder besser schlafen können. Sobald die Patienten gut schlafen, machen sie auch Fortschritte mit der Fibromyalgie.

—Dr. Steven Berney, Leiter der rheumatologischen Abteilung der Temple University

Ein erholsamer Schlaf ist der Schlüssel zur Behandlung der Fibromyalgie. Darin sehe ich den größten Nutzen, was Schmerzreduktion, Erschöpfung und Denkstörungen anbelangt. Der Schlaf muss immer erst verbessert werden, bevor eine andere Behandlung wirken kann und deshalb sollten Sie mit Ihrem Arzt darüber als Erstes sprechen. Leider kennen viele Ärzte – und dazu gehören auch viele Schlafspezialisten – den Zusammenhang zwischen Fibromyalgie und Schlaf nicht. Aber die Fibromyalgie ist in erster Linie eine Schlafstörung, ein Zustand chronischen (Tief-)Schlafentzugs. Eine Reihe von Studien hat übereinstimmend gezeigt, dass den Patienten die wichtige Tiefschlafphase fehlt, die hier häufig durch Hirnströme unterbrochen wird, die eigentlich nur in der Wachphase auftreten. Dies führt zu Müdigkeit, Muskelschmerzen und Fibrofog, den charakteristischen Symptomen der Fibromyalgie.

Schlafstörungen bei Fibromyalgie

- Nicht genügend Tiefschlaf
- Unterbrochener Tiefschlaf
- Multiple „Micro-Awakenings" – häufige kurze Schlafunterbrechungen
- Von der Norm abweichende Hirnströme aus der Wachphase auch nachts

Da die meisten Ärzte diese Forschungen nicht kennen, wissen sie auch nicht, wie man den Schlaf bei Fibromyalgie effektiv verbessern kann. Das bei Weitem wirksamste Medikament ist Natriumoxybat (Xyrem), welches die Tiefschlafphase verbessert. Leider wurde dieses Medikament 2010 nicht von der FDA zugelassen, weil das Risiko einer missbräuchlichen Anwendung zu hoch sei. Deshalb wurde auch die Forschung auf diesem Gebiet weitgehend eingestellt und die Bedeutung der Schlafphasen für die Behandlung der Fibromyalgie trat in den Hintergrund. Im nächsten Kapitel werde ich erörtern, welche Kombinationen von derzeit verfügbaren Medikamenten am besten funktionieren. Diese Medikamente wirken ähnlich wie Xyrem auf das schlafende Gehirn. Doch zunächst müssen wir alle anderen Probleme beseitigen, die sich negativ auf die Schlafqualität auswirken könnten. Dazu müssen wir erst einmal verstehen, was gesunder Schlaf überhaupt ist, um die davon abweichenden Schlafmuster der Fibromyalgie besser verstehen zu können.

NORMALER SCHLAF

Beim Menschen besteht der normale Schlaf aus einem regelmäßigen Muster unterschiedlicher Zyklen: Leichtschlafphase, Tiefschlafphase und Traumschlafphase (wegen der schnellen Augenbewegungen auch REM-Schlaf genannt). Diese Phasen sind durch verschiedene Arten von Hirnaktivität gekennzeichnet. In der Tiefschlafphase sind die Gehirnwellen (die die elektrische Aktivität im Gehirn reflektieren) langsam, in der Leichtschlafphase etwas schneller. Während der Traumschlafphase werden die Gehirnwellen sehr schnell und sind von schnellen Augenbewegungen begleitet (**R**apid **E**ye **M**ovement). Aus diesem Grund wird diese Phase auch als REM-Phase bezeichnet. Zu Anfang der Nacht schlafen wir sehr tief und gegen frühmorgens träumen wir mehr. Der Tiefschlaf ist die wichtigste der drei Phasen, denn er gibt uns am nächsten Tag das Gefühl, ausgeruht und erfrischt zu sein. In der Tiefschlafphase findet Heilung statt und Gewebe – insbesondere die Muskeln – wird repariert. Wenn wir Sport treiben, schlafen wir danach auch tiefer, damit das Muskelgewebe wieder repariert werden kann. In dieser Phase wird auch ein Großteil des Wachstumshormons ausgeschüttet, ohne das die Reparatur von Muskeln und Gewebe nicht stattfinden kann. Außerdem werden während der Tiefschlafphase toxische Abfallprodukte aus dem Gehirn entfernt (Xie 2013). Wenn wir nicht genug Tiefschlaf bekommen, schmerzen unsere Muskeln und unser Gehirn ist wie vernebelt. Das klingt vertraut, nicht wahr?

Leichtschlafphase	Tiefschlafphase	REM-Schlaf
• Nimmt 55 % des Nachtschlafs ein • Mittlere Gehirnwellen sind • beteiligt • Leicht zu wecken	• Nimmt 20 % des Nachtschlafs ein • Sehr langsame Gehirnwellen sind beteiligt • Kein Träumen • Wachstumshormon wird ausgeschüttet • Muskelgewebe wird repariert • Nur schwer zu wecken	• Nimmt 25 % des Nachtschlafs ein • Schnelle Gehirnwellen sind beteiligt • Träumen • Augen bewegen sich schnell hin und her • Leicht zu wecken

DER SCHLAF BEI FIBROMYALGIE

Bei der Fibromyalgie sind die normalen Schlafmuster gestört und der Schlaf selbst ist von sehr schlechter Qualität: leicht, unruhig und ohne die normalen Tiefschlafphasen, in denen die sogenannten „Deltawellen" aktiv sind (Moldofsky 2008). In verschiedenen Studien konnte wiederholt aufgezeigt werden, dass Patienten mit Fibromyalgie nicht viel Zeit in der Tiefschlafphase verbringen, und wenn sie doch einmal in den

Tiefschlaf fallen, wird dieser immer wieder von schnellen Alphawellen unterbrochen, die normalerweise nur im Wachzustand beobachtet werden. Dieses Phänomen wird als „Alphawellen-Intrusion" bezeichnet (Branco 1994).

Meistens geben Ärzte Schlafuntersuchungen im Schlaflabor in Auftrag, die abklären sollen, ob eine Schlafapnoe vorliegt. Im Rahmen dieser Untersuchungen wird aber nicht erfasst, wie viele Alphawellen-Intrusionen stattfinden, was von Hand durchgeführt werden muss und sehr arbeitsintensiv ist. Wir haben auch keine konsistenten Möglichkeiten, die Frequenz der Alphawellen zu dokumentieren. Aber aufregende neue Forschungen des Schlafspezialisten Dr. Victor Rosenfeld könnten dies ändern. Er hat ein spezielles Computerprogramm entwickelt, mit dem sich eine Schlafstudie schnell analysieren lässt, indem er die Alphawellen (im Wachzustand) mit den Deltawellen (im Tiefschlaf) vergleicht und daraus ein Delta-Alpha-Verhältnis ableitet. Dr. Rosenfeld hat herausgefunden, dass bei Fibromyalgie-Patienten konsequent ein niedriger Delta-Alpha-Score (eine unverhältnismäßig hohe Anzahl an Alphawellen im Vergleich zu Deltawellen) zu beobachten ist (Rosenfeld 2015). Sollte seine Arbeit in größeren Studien bestätigt werden, könnte ein niedriges Delta-Alpha-Verhältnis als objektiver Marker für die Diagnose der Fibromyalgie herangezogen werden. Wie Sie wissen, wird die Fibromyalgie derzeit ausschließlich auf Basis der klinischen Symptome diagnostiziert und wir müssen einen einheitlichen Maßstab finden, um Forschung und Behandlung wirklich voranzubringen.

Die Ursache der Alphawellen-Intrusionen scheint in der Stressreaktion verankert zu sein, die bei einem gesunden Menschen nachts inaktiv ist, bei Fibromyalgie-Patienten aber kontinuierlich aktiv bleibt (Kooh 2003). Das Gehirn lässt nicht zu, in den Tiefschlaf abzutauchen, weil es „immer ein Auge offen haben muss", um eventuelle Bedrohungen abwehren zu können.

Bei Fibromyalgie wird die Tiefschlafphase auch ständig von kurzem Aufwachen gestört, den sogenannten „Micro-Awakenings". Im gesunden Schlaf bleibt das Gehirn für eine gewisse Zeit – normalerweise zwischen 20 und 30 Minuten – im Tiefschlaf, bevor es wieder in eine leichtere Schlafphase übergeht. Im Gegensatz dazu springt das Gehirn bei Fibromyalgie vom Tiefschlaf zum leichten Schlaf hin und her, wobei es oft weniger als eine Minute im Tiefschlaf bleibt, sodass Gehirn und Körper nie den vollen Nutzen aus einem längeren Tiefschlaf ziehen können.

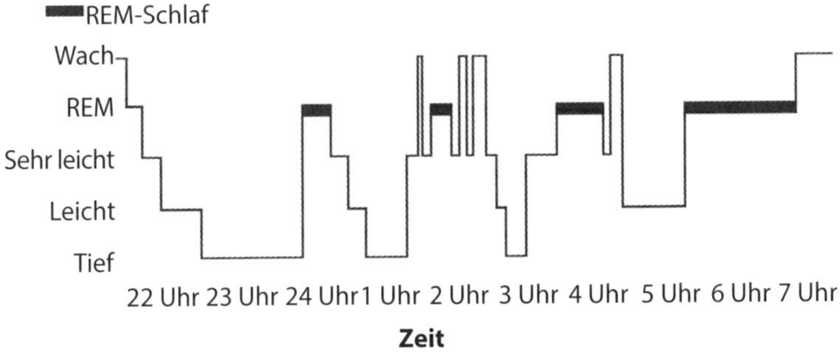

Normales Schlafmuster

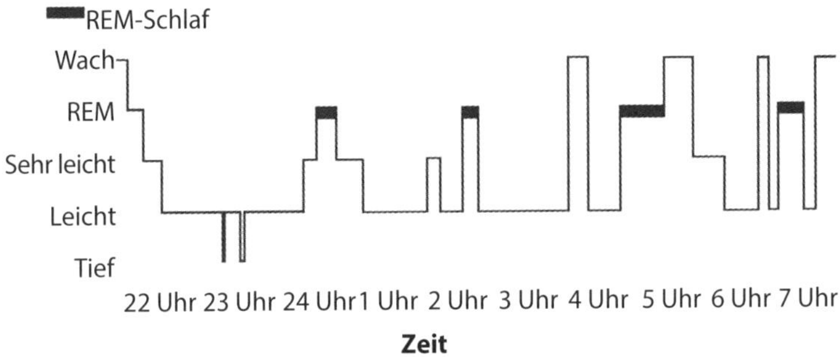

Typisches Schlafmuster bei Fibromyalgie

Dieser ständige Schlafentzug führt dazu, dass Körper und Gehirn förmlich ausgehungert werden, denn der Tiefschlaf ist die gesündeste Form des Schlafs, man könnte ihn auch als „Superfood“ der Schlafphasen bezeichnen. Leichter Schlaf ist wie süße Naschereien: mit vielen Kalorien, aber null Nährwert. Die Muskeln von Fibromyalgie-Patienten müssen mit Naschereien vorliebnehmen und bekommen nicht genügend richtig gute Nahrung und das verursacht Schmerzen. Dr. Harvey Moldofsky, einer der ersten Wissenschaftler, die zum Thema Fibromyalgie und Schlaf forschten, machte bereits 1975 den Vorschlag, diese Erkrankung in „Nicht-Erholsamer-Schlaf-Syndrom“ umzubenennen. Er hatte beobachtet, dass bei gesunden Studenten nach einigen Nächten mit Tiefschlafentzug Muskelschmerzen und Erschöpfung auftraten, die der Fibromyalgie sehr ähnlich waren. Die Symptome verschwanden wieder, nachdem der normale Schlaf wiederhergestellt wurde (Moldofsky 1975).

FAQ: Sollte ich eine Untersuchung im Schlaflabor machen lassen, um Alphawellen-Intrusionen zu erkennen?

Sofern Sie oder Ihr Arzt nicht davon ausgehen, dass Sie eine Schlafapnoe haben, ist es in der Regel nicht sinnvoll, eine Schlafstudie anfertigen zu lassen, nur um nach Alphawellen-Intrusionen zu suchen. Zurzeit ist die Erfassung von Daten im Rahmen von Schlafstudien nicht einheitlich geregelt und die meisten befassen sich nicht mit Alphawellen. Wenn der Delta-Alpha-Score mit den von Dr. Rosenfeld erhobenen analytischen Daten als Standard in die Schlafforschung eingeführt und konsistent ausgewertet werden würde, würde ich diese Untersuchung zur Absicherung der Diagnose bei allen Patienten mit Fibromyalgie empfehlen

GESUNDER SCHLAF AUCH BEI FIBROMYALGIE

Wie können wir also unsere Tiefschlafphasen verlängern und die Gehirnströme aus der Wachphase loswerden? Zunächst müssen wir verwandte Beschwerden wie obstruktive Schlafapnoe und Restless-Leg-Syndrom ausfindig machen und behandeln. Anschließend müssen wir alle Gewohnheiten und Medikamente abschaffen, die unsere Schlafqualität beeinträchtigen. Erst zum Schluss ergänzen wir dieses Regime um Medikamente, die auf die Tiefschlafphase wirken (ausführliche Informationen hierzu finden Sie in Kapitel 9).

Protokoll für einen gesunden Schlaf bei Fibromyalgie

- Schauen Sie sich Ihre Schlafstörungen genau an und behandeln Sie alle.
- Setzen Sie alle Medikamente ab, die den Schlaf stören können.
- Ändern Sie Ihre Schlafgewohnheiten.
- Nehmen Sie Medikamente ein, die einen tiefen Schlaf fördern

NEHMEN SIE IHRE SCHLAFSTÖRUNGEN GENAU UNTER DIE LUPE

Als Erstes empfehle ich meinen Fibromyalgie-Patienten, die besser schlafen wollen, genau hinzusehen und herauszufinden, ob es eventuell noch andere Schlafstörungen gibt, die behandelt werden müssen. Die Hälfte der Fibromyalgie-Patienten leidet zusätzlich unter anderen Schlafproblemen, wie z. B. einer Schlafapnoe oder dem Restless-Leg-Syndrom, die den Schlaf deutlich beeinträchtigen können (Gold 2004; Shah 2006; Viola-Saltzmann 2010).

Auch die hormonellen Veränderungen während der Wechseljahre können sich fatal auf das Schlafmuster auswirken. Sollten Sie nachts nicht schlafen können oder häufig aufwachen, weil Sie so viel schwitzen, sollten Sie mit Ihrem Hausarzt darüber sprechen. Eventuell kann Ihnen eine Hormonersatztherapie helfen. Man weiß, dass eine Hormonersatztherapie bei Frauen in den Wechseljahren die Schlafqualität verbessert (Gambacciani 2005), aber Sie sollten die Vor- und Nachteile mit Ihrem Arzt besprechen, um ein eventuelles Krebsrisiko so weit wie möglich auszuklammern. In Kapitel 16 werde ich Ihnen auch natürliche Alternativen zur Hormonersatztherapie vorstellen, mit denen Sie Wechseljahresbeschwerden reduzieren können.

Obstruktive Schlafapnoe

Die obstruktive Schlafapnoe (OSA) ist eine häufige Schlafstörung, bei der die Weichteile im hinteren Teil des Rachens erschlaffen und die Atemwege blockieren, wodurch die Atmung unterbrochen wird (Apnoe). Das kann mehrere Hundert Male pro Stunde passieren und mit jeder Apnoe wird an das Gehirn ein starkes Erregungssignal geschickt, um die Atmung wieder in Gang zu bringen. Dies führt zu einem unterbrochenen Schlafmuster, der Betroffene schläft sehr schlecht und fühlt sich tagsüber müde und abgespannt. Bei einer Schlafapnoe werden die Patienten in der Regel mit der CPAP-Beatmung (engl. **C**ontinuous **P**ositive **A**irway **P**ressure) behandelt und müssen nachts eine Sauerstoffmaske tragen, damit die Atemwege offen gehalten werden. Bei Fibromyalgie ist es äußerst wichtig, jede Schlafapnoe zu diagnostizieren und zu behandeln, da selbst eine leichte Schlafapnoe die Stressreaktion zu sehr stimuliert. Unbehandelt verschlechtert sie die bereits gestörten Schlafmuster der Fibromyalgie-Patienten erheblich und macht eine

Verbesserung der Tiefschlafphase so gut wie unmöglich. Männliche Fibromyalgie-Patienten haben fast alle eine Schlafapnoe, weshalb ich alle meine männlichen Patienten ins Schlaflabor schicke (Rosenfeld 2015; Mai 1993). Bei meinen weiblichen Patientinnen gebe ich Schlafuntersuchungen nur in Auftrag, wenn bestimmte Risikofaktoren für OSA, wie z. B. Übergewicht, Rauchen oder ein dicker Hals, vorliegen. Julie, eine meiner Patientinnen, die Sie bereits kennengelernt haben, konnte ihre Müdigkeit erst überwinden, als bei ihr eine Schlafapnoe diagnostiziert wurde und sie mit der entsprechenden Behandlung begann.

Menschen mit Schlafapnoe sind sich oftmals nicht bewusst, dass sie jede Nacht mehrmals aufwachen oder unruhig schlafen. Meist sind es die Partner, denen auffällt, dass der Partner laut schnarcht oder im Schlaf nach Luft schnappt. Eine OSA kann nur im Schlaflabor diagnostiziert werden. Der Patient verbringt eine Nacht im Schlaflabor oder im Krankenhaus, wo der Schlaf überwacht und analysiert werden kann. Mithilfe von Maschinen werden Atmung und Bewegung aufgezeichnet und anhand einer EEG-Analyse der Gehirnwellen erfasst, wie viel Zeit Sie in jeder Schlafphase verbringen. Bestimmte Untersuchungen können auch zu Hause durchgeführt werden, sind aber in der Regel nicht so umfangreich und genau und müssen unter Umständen durch eine Schlafstudie im Schlaflabor oder Krankenhaus ergänzt werden.

FAQ: Wenn bei mir eine Schlafapnoe festgestellt wird, muss ich dann eine Sauerstoffmaske tragen?

Eine leichte Schlafapnoe kann man eventuell ohne Maske behandeln, indem man auf Gewichtsreduktion achtet und die Schlafposition verändert. Schlafapnoen sind meist bei Rückenschläfern am schlimmsten. Zu den alternativen Behandlungsmethoden für leichte Fälle gehören individuell angepasste Mundstücke, die den Unterkiefer nach vorne verlagern, um die Atemwege zu öffnen. Es gibt auch Nasenringe, die in die Nasenlöcher eingeführt werden und die Atemwege offen halten, indem sie beim Ausatmen Druck erzeugen. Zur Behandlung einer mittelschweren bis schweren Schlafapnoe ist eine sogenannte CPAP- oder BiPAP-Maske erforderlich. Diese gibt es in vielen Varianten und die meisten Menschen finden eine, die gut zu ihnen passt

Es gibt eine Variante der Schlafapnoe, die als zentrale Schlafapnoe bezeichnet wird und bei der das Gehirn „vergisst“ zu atmen. Diese Form der Apnoe tritt am häufigsten als Nebenwirkung von Medikamenten auf, die auf die Atemregulationszentren des Gehirns wirken, wie es zum Beispiel bei Benzodiazepinen oder Opioiden der Fall ist. Diese beiden Medikamentengruppen sollten nicht zusammen verordnet werden. Auch die zentrale Apnoe wird im Schlaflabor diagnostiziert. Zur Behandlung ist meist eine Anpassung der Medikamente nötig und in manchen Fällen auch eine CPAP- oder BiPAP-Maske.

Könnte ich eine obstruktive Schlafapnoe (OSA) haben?

- Schnarchen Sie laut (laut = stärker als normales Sprechen oder stärker als Zimmerlautstärke)?
- Ist jemandem aufgefallen, dass nachts Ihre Atmung manchmal aussetzt?
- Hat jemand schon einmal beobachtet, dass Sie nachts nach Luft schnappen oder drohen zu ersticken?
- Wachen Sie oft mit Kopfschmerzen auf?
- Fällt es Ihnen schwer, beim Autofahren wach zu bleiben?
- Schlafen Sie oft unabsichtlich ein (z. B. bei der Arbeit oder in der Öffentlichkeit)?
- Leiden Sie unter Bluthochdruck?
- Haben Sie Vorhofflimmern?
- Sind Sie übergewichtig?
- Ist Ihr Halsumfang größer als 40 cm? Messen Sie Ihren Halsumfang knapp unterhalb des Kehlkopfs (Adamsapfel).
- Sind Sie ein Mann?

Wenn Sie zwei oder mehrere dieser Fragen mit Ja beantwortet haben, sprechen Sie mit Ihrem Arzt über eine Untersuchung im Schlaflabor, um herauszufinden, ob Sie eine Schlafapnoe haben

Restless-Leg-Syndrom

Bei dem Restless-Leg-Syndrom (RLS) handelt es sich um eine neurologische Störung, die durch pochende, ziehende, kribbelnde oder andere unangenehme Empfindungen in den Beinen in Kombination mit einem unkontrollierbaren, überwältigenden Bewegungsdrang gekennzeichnet ist. Die Symptome werden in der Ruhe ausgelöst, d. h. beim Hinlegen oder dem Versuch, sich zu entspannen. Die meisten Betroffenen haben Schwierigkeiten beim Ein- und Durchschlafen. Das RLS ist bei Fibromyalgie-Patienten recht häufig und tritt bei etwa einem Drittel der weiblichen Patienten auf. Es kann eine wichtige Ursache der Schlafstörungen und unterbrochenen Schlafphasen sein (Viola-Saltzman 2010).

Könnte ich ein Restless-Leg-Syndrom haben?

- Verspüren Sie oft einen starken Drang, Ihre Beine zu bewegen, um unangenehme Empfindungen zu vermeiden?
- Werden die Symptome schlimmer, wenn Sie stillsitzen oder liegen und sich ausruhen?
- Empfinden Sie Erleichterung, wenn Sie Ihre Beine bewegen oder gehen?
- Beginnen/verschlimmern sich die Symptome abends oder nachts?

Wenn Sie auf eine oder mehrere Fragen mit Ja geantwortet haben, fragen Sie bei Ihrem Arzt nach, ob Sie ein Restless-Leg-Syndrom haben könnten

Beim RLS ist die Konzentration des Botenstoffes Dopamin im Gehirn zu niedrig. Für die Produktion von Dopamin wird Eisen benötigt, sodass Menschen mit einer Eisenmangelanämie oft unruhige Beine haben. Wegen dieser Verbindung zwischen Eisen und Dopamin ist es bei Patienten mit RLS wichtig, den Eisenspiegel abzuklären und einen möglichen Mangel auszugleichen. Zu den Untersuchungen sollten ein vollständiges Blutbild gehören und die Eisen- und Ferritinwerte gemessen werden. So lässt sich der Eisenspiegel am zuverlässigsten bestimmen.

Im Falle des Restless-Leg-Syndroms zählt jedoch nicht nur der Eisengehalt im Blut, sondern auch die Menge im Gehirn. Auch bei Menschen mit normalen Ferritinwerten kann ein RLS vorliegen, was möglicherweise auf einen niedrigen Eisengehalt im Gehirn zurückzuführen ist. Bei einer meiner Patientinnen mit schwerem RLS und normalen Eisen- und Ferritinwerten im Blut konnten die Symptome erst nach einer Reihe von intravenösen (IV) Eiseninfusionen behoben werden. Intravenös ist der beste Weg, das Gehirn mit Eisen zu versorgen. Natürlich braucht nicht jeder Patient mit Restless-Leg-Syndrom intravenöses Eisen, aber ich habe aus erster Hand beobachten können, wie sehr das RLS mit einem niedrigen Eisenspiegel im Gehirn zusammenhängen kann. Eine Studie hat gezeigt, dass IV-Eiseninfusionen bei 68 Prozent der Probanden zu einer signifikanten Verbesserung der RLS-Symptome ohne größere negative Nebenwirkungen führten (Cho 2013).

Wenn Sie ein RLS haben, rate ich Ihnen, Ihre Eisen- und Ferritinwerte testen zu lassen. Sind diese Werte zu niedrig, nehmen Sie Nahrungsergänzungsmittel ein, um wieder in den Normalbereich zu gelangen (der Ferritinwert sollte bei 50+ liegen). Selbst meinen Patienten mit normalen Eisen- und Ferritinwerten gebe ich oft zusätzliches Eisen, um zu sehen, ob sich ihre RLS-Symptome bessern. Sprechen Sie auf jeden Fall mit Ihrem Arzt, bevor Sie mit der Supplementierung beginnen, da er Ihren Eisenspiegel beobachten muss, um eine Überdosierung zu vermeiden.

Es gibt verschreibungspflichtige Vitamine, die die aktiven Formen von Vitamin B6, B12 und Folat enthalten und die Bioverfügbarkeit von Eisen erhöhen. Eine Supplementierung mit diesen Vitaminen hat einigen meiner Patienten mit RLS geholfen. Andere Behandlungsmöglichkeiten sind verschreibungspflichtige Medikamente, die den Dopamin-Spiegel erhöhen, wie z. B. Carbidopa/Levodopa, Pramipexol und Ropinirol. Gabapentin und Pregabalin, zur Schlafenszeit eingenommen, können die Symptome lindern, ebenso Magnesiumpräparate. Einige meiner Patienten empfinden es als sehr wohltuend, vor dem Zubettgehen ihre Beine mit Magnesium-Öl oder -Lotion einzureiben.

GESUNDE SCHLAFGEWOHNHEITEN FÜR EINEN GESUNDEN SCHLAF

Die Schlafstörungen sind behandelt und im nächsten Schritt geht es darum, einen gesunden, natürlichen Schlafrhythmus zu schaffen und eine gute Schlafroutine zu etablieren. Jeder, der Kinder hat, weiß, wie wichtig eine feste Schlafroutine mit regelmäßigen Schlafenszeiten und besonderen Bettritualen ist: erst baden, dann Zähne putzen, anschließend eine Gutenachtgeschichte und so weiter. Wir halten uns an diese Routine, weil sie sich bewährt hat und wir wissen, dass es funktioniert. Wir lassen unsere Kinder auch nicht zu lange aufbleiben, vor dem Schlafengehen Süßigkeiten essen oder vor dem lauten Fernseher und bei eingeschaltetem Licht einschlafen. Wir selbst neigen leider dazu, uns nicht an diese bewährten Gewohnheiten zu halten. Bei einer gesunden Schlafhygiene geht es im Grunde genommen darum, eine konsistente Routine zu entwickeln und alles zu meiden, was den gesunden Schlaf stört.

Schlafhygiene: So finden Sie in einen gesunden Schlaf

Reduzieren Sie Ihren Koffeinkonsum. Verzehren Sie keine koffeinhaltigen Lebensmittel, Getränke, Drogen, Medikamente oder andere Stimulanzien nach 14 Uhr.

Trinken Sie keinen Alkohol und rauchen Sie nicht in den vier Stunden, bevor Sie ins Bett gehen.

Essen sie keine reichhaltigen Mahlzeiten spät abends oder kurz bevor Sie schlafen gehen.

Etablieren Sie einen festen Schlafrhythmus. Ihr Körper liebt regelmäßige Schlafenszeiten. Gehen Sie jeden Tag zur gleichen Zeit schlafen und stehen Sie immer zur gleichen Zeit auf.

Schlafen Sie nicht tagsüber. Auch kurze Nickerchen sind kontraproduktiv.

Schaffen Sie ein ruhiges, entspannendes Ambiente im Schlafzimmer. Tragen Sie Ohrstöpsel oder nutzen sie weißes Rauschen, wenn Ihr Schlafzimmer nicht ruhig genug ist oder Ihr Partner schnarcht. Das Schlafzimmer sollte dunkel sein. Investieren Sie, wenn nötig, in lichtundurchlässige Gardinen oder Jalousien. Im Schlafzimmer sollten Sie nur schlafen und nicht arbeiten oder essen. Wenn Sie Ihr Bett als zu unbequem empfinden, denken Sie über ein neues Bett nach

FAQ: Sollte ich in eine orthopädische Matratze investieren?

Die drei Betten, die meine Patienten am besten bewerten, sind Betten mit viskoelastischem Memory-Schaum, punktelastische Matratzen und orthopädische Matratzenauflagen. Eine punktelastische Auflage für Ihre Matratze kann genauso gute Dienste leisten.

REDUZIEREN SIE MEDIKAMENTE, DIE SICH NEGATIV AUF IHR SCHLAFMUSTER AUSWIRKEN ODER VERZICHTEN SIE GANZ DARAUF

Zum Schluss müssen wir auch überprüfen, ob Sie eventuell Medikamente einnehmen, die Ihre Schlafqualität beeinträchtigen. Leider haben zwei Medikamentengruppen, die üblicherweise zur Behandlung der Symptome einer Fibromyalgie eingesetzt werden, eine verheerende Wirkung auf die Tiefschlafphase. Opioidhaltige Schmerzmittel und Benzodiazepine (Medikamente gegen Angstzustände) verkürzen die Tiefschlafphase, was den Teufelskreis von Müdigkeit und Erschöpfung nur verstärkt. Wenn Sie Ihre Schlafqualität verbessern wollen, sollten Sie diese Medikamente ganz absetzen oder zumindest so früh am Tag wie möglich einnehmen. Morphin und Methadon verkürzen nachweislich die Zeit, die man pro Nacht in der Tiefschlafphase verbringt. So lässt sich zum Teil erklären, warum Opioide als nicht geeignet für die langfristige Behandlung der Fibromyalgie-Schmerzsymptomatik gelten (Dimsdale 2007; Shaw 2005). Um einen gewissen Nutzen aus einer Behandlung zu ziehen, müssen die richtigen Medikamente auf die richtige Art und Weise verschrieben werden. In Kapitel 20 werde ich ausführlicher darüber berichten. Wenn aus gesundheitlichen Gründen Opioide verordnet werden müssen, empfehle ich, diese Medikamente in deutlichem Abstand zur Schlafenszeit einzunehmen, um die negativen Auswirkungen auf ein Minimum zu reduzieren.

Benzodiazepine sind Medikamente gegen Angstzustände, werden aber auch oft bei Schlafstörungen verordnet. Während Ihnen diese

Medikamente beim Einschlafen tatsächlich helfen können, nimmt die Schlafqualität drastisch ab (Hindmarch 2005). Benzodiazepine sind meine absolut letzte Wahl für die Behandlung von Schlafstörungen im Rahmen einer Fibromyalgie-Erkrankung. Im nächsten Kapitel werde ich Ihnen bessere Möglichkeiten vorstellen, die sowohl Schlafstörungen behandeln als auch die Tiefschlafphase verbessern können. Wenn Sie unter Angstzuständen leiden und auf Benzodiazepine zurückgreifen müssen, nehmen Sie diese bitte nicht direkt vor dem Schlafengehen ein. Lesen Sie in Kapitel 17 nach, welche Alternativen es gibt, die den Tiefschlaf nicht stören. Wenn Sie gegenwärtig wegen einer Schlafstörung Benzodiazepine einnehmen, sollten Sie unbedingt zuerst mit dem behandelnden Arzt sprechen, der Ihnen hilft, das Medikament langsam abzusetzen. Ein abruptes Absetzen der Benzodiazepine kann zu lebensbedrohlichen Entzugserscheinungen führen.

Die Gruppe der Benzodiazepine

Clonazepam (Rivotril)
Lorazepam (Ativan)
Diazepam (Valium)
Alprazolam (Xanax)
Temazepam (Remestan)
Triazolam (Halcion)

Auch Alkohol wirkt sich negativ auf den Schlaf aus, weshalb es wichtig ist, in den Stunden vor dem Schlafengehen darauf zu verzichten (Feige 2006). Jeder, der nach dem Abendessen eine Tasse Kaffee getrunken und anschließend stundenlang wachgelegen hat, weiß, dass Koffein und andere Stimulanzien ebenfalls stark anregend wirken können. Koffein hält den Körper bis zu acht Stunden wach, deshalb sollten Sie nach 14 Uhr keine koffeinhaltigen Getränke und Lebensmittel mehr zu sich nehmen. Wenn Sie Stimulanzien wie Adderall oder Ritalin einnehmen, sollten Sie die lang wirkenden Präparate meiden und die letzte Tagesdosis auf spätestens 14 Uhr legen.

Strategien, mit denen Sie Ihre Schlafqualität verbessern können

- Nehmen Sie kurz vor dem Schlafengehen keine Benzodiazepine oder Opioide ein.
- Trinken Sie in den vier Stunden vor Ihrer Schlafenszeit keinen Alkohol.
- Konsumieren Sie nach 14 Uhr kein Koffein mehr.
- Meiden Sie lang wirkende Medikamente mit aufputschender Wirkung

DAS KÖNNEN SIE SELBST TUN

- Achten Sie auf einen gesunden Schlafrhythmus.
- Trinken Sie in den vier Stunden vor dem Schlafengehen keinen Alkohol.
- Konsumieren Sie nach 14 Uhr kein Koffein und keine Stimulanzien.

DAS SOLLTEN SIE MIT IHREM ARZT BESPRECHEN

- Fragen Sie ihn, ob Sie Medikamente, die Ihre Schlafqualität beeinträchtigen (Stimulanzien, Benzodiazepine, Opioide) ausschleichen lassen können oder zu einer anderen Tageszeit einnehmen können.
- Wenn Sie zwei oder mehr Fragen des Fragebogens zur obstruktiven Schlafapnoe mit Ja beantwortet haben, bitten Sie Ihren Arzt um eine diagnostische Abklärung.
- Wenn Sie eine leichte Schlafapnoe haben, erkundigen Sie sich nach Therapiemöglichkeiten ohne CPAP-Beatmung.
- Wenn Sie zwei oder mehr Fragen des Fragebogens zum Restless-Leg-Syndrom mit Ja beantwortet haben, bitten Sie Ihren Arzt auch hier um eine genaue Diagnose und fragen Sie nach den Behandlungsmöglichkeiten.
- Wenn Sie hoch dosiertes Vitamin B12 (MHA) und B6 zur Behandlung von RLS ausprobieren möchten, besprechen Sie dieses mit Ihrem Arzt. Eventuell erstattet Ihre Krankenkasse die Kosten dafür.

KAPITEL 9

RUHE: MEDIKAMENTE FÜR EINEN GESUNDEN SCHLAF

Ziel unserer Behandlung ist es, die Zeitspanne zu verlängern, die wir in der Tiefschlafphase verbringen, und nicht durch Hirnwellen gestört zu werden, die eigentlich in die Wachphase gehören. Um das zu erreichen, müssen wir die Erregung im Gehirn auf möglichst sichere Art und Weise überwältigen und es dazu bringen, in einen tiefen Schlaf zu fallen. Es gibt mehrere Medikamente, die auf unterschiedliche Hirnregionen wirken und die helfen können, eben diese hyperaktive Stressreaktion zu bezwingen.

Ich habe aus erster Hand erfahren, wie wichtig die Behandlung von Schlafstörungen bei Fibromyalgie ist. Für eine Weile habe ich das Medikament Xyrem mit dem Wirkstoff Natriumoxybat eingenommen. Xyrem regt die Tiefschlafphase an und es gibt mehrere Studien, die den Nutzen dieses Arzneistoffes zur Verringerung von Schmerzen und Müdigkeit bei Fibromyalgie bestätigen (Staud 2011). Tatsächlich besserten sich auch meine Symptome sehr deutlich, aber ich konnte das Medikament nur zwei Monate einnehmen, bevor die FDA die Zulassung zur Behandlung von Fibromyalgie untersagte, weil das Risiko des Missbrauchs zu hoch sei. Zur Behandlung der Narkolepsie, einer seltenen Schlafstörung, die durch plötzliche „Schlafattacken" auch tagsüber gekennzeichnet ist, kann Xyrem allerdings noch verordnet werden.

FAQ: Kann ich Xyrem einnehmen, obwohl es zur Behandlung der Fibromyalgie nicht zugelassen ist?

Leider sind viele Ärzte nicht bereit, dieses Medikament zu verschreiben. Auch die Krankenkassen übernehmen die sehr hohen Kosten in der Regel nicht. In dieser Hinsicht bin ich sehr pessimistisch und gehe nicht davon aus, dass Xyrem jemals für die Behandlung der Fibromyalgie zugelassen wird. Chemisch ist es mit der illegalen Droge GHB (Gamma-Hydroxybuttersäure) verwandt, die als sogenannte „Date-Rape-Droge" bekannt ist. (In der EU ist die Verschreibung durch den behandelnden Arzt gestattet; Anm. d. Verlags)

Die gute Nachricht ist, dass die Forschungen zu diesem Medikament bestätigt haben, dass sich die Symptome der Fibromyalgie deutlich verbessern, sobald die Tiefschlafphase wiederhergestellt werden kann. Durch viel Ausprobieren und Experimentieren habe ich Wege gefunden, die Wirkung von Natriumoxybat auf andere Weise zu simulieren. Dafür braucht es aber meist eine Kombination von verschiedenen Medikamenten. Zunächst benötigen wir ein Arzneimittel, das die Aktivität des Gehirns verlangsamt. Bei manchen Patienten reicht diese Maßnahme schon aus, um eine Veränderung zu bewirken. Wenn Sie aber zu den Patienten gehören, die dann immer noch unter Schlafstörungen leiden, können wir zusätzlich ein Beruhigungsmittel verordnen, damit Sie gut ein- und durchschlafen können. Der letzte Schritt kommt nur zum Einsatz, wenn er auch wirklich erforderlich ist: die von der Stressreaktion ausgelösten Alarmsignale zu blockieren, damit sie das Gehirn nicht ständig unter Beschuss halten.

Es kann eine Weile dauern, bis die richtige Kombination gefunden ist, die das Gehirn beruhigt und Sie ohne unerwünschte Nebenwirkungen in einen tiefen Schlaf versetzt. Die Tabelle der Schlafmedikamente auf Seite 75 zeigt die vielen verschiedenen Kombinationsmöglichkeiten aus den jeweiligen Kategorien auf. Um eine wirkliche Verbesserung zu sehen, benötigen die meisten Patienten mindestens ein Medikament oder Nahrungsergänzungsmittel aus Spalte 1, damit die Tiefschlafphase gewährleistet ist. Bei Bedarf ergänze ich das mit einem Medikament oder Nahrungsergänzungsmittel aus Spalte 2, also einem Beruhigungsmittel, das den Patienten beim Ein- und Durchschlafen hilft. Wenn meine

Patienten dann immer noch unter Schlafstörungen leiden oder nachts von Albträumen geplagt werden, wähle ich aus Spalte 3 ein Medikament aus, um die Stressreaktion zu blockieren. Die gute Nachricht ist, dass manche Medikamente zweigleisig wirken. Trazodon zum Beispiel hat eine beruhigende Wirkung und verlangsamt die Hirnaktivität, damit die Tiefschlafphase erreicht werden kann.

Einige dieser Medikamente sind gut erforscht. Man hat nachweisen können, dass sie die Tiefschlafphase verlängern oder den Schlaf bei Fibromyalgie anderweitig positiv beeinflussen. Diese Medikamente habe ich mit einer Quellenangabe versehen. In anderen Fällen bin ich durch meine klinischen Erfahrungen auf die Wirksamkeit gestoßen, was in der Medizin als Empirie bekannt ist. Viele Menschen meiden – soweit es geht – verschreibungspflichtige Medikamente. Meine Erfahrungen haben gezeigt, dass wir normalerweise mindestens ein verschreibungspflichtiges Medikament benötigen, um den Schlaf signifikant verbessern zu können. Meistens ist das eines der Medikamente, die die Tiefschlafphase fördern. Aber ich habe auch schon einige Patienten gehabt, die allein mit Nahrungsergänzungsmitteln wirklich gut zurechtgekommen sind. Bitte gehen Sie die Tabelle auf Seite 75 gemeinsam mit Ihrem Arzt durch, um ein Behandlungsprotokoll zu finden, das auf Ihre Bedürfnisse zugeschnitten ist.

FAQ: Kann ich mehrere Schlafmittel gleichzeitig einnehmen?

Solange Sie die auf Seite 75 aufgeführten Medikamente einnehmen, sollte es keine Kontraindikationen geben. Aber bitte wählen Sie aus jeder Spalte nur eine Arznei aus. Jede Spalte steht für eine bestimmte Gruppe von Medikamenten, die auf eine spezifische und immer andere Hirnregion wirken. Probleme können dann auftreten, wenn Sie mehrere Medikamente aus derselben Gruppe (Spalte) einnehmen, die alle auf ein und dieselbe Hirnregion wirken. Zum Beispiel dürfen Sie nicht zwei Beruhigungsmittel wie Eszopiclon (Lunesta) und Zolpidem (Stilnox) zusammen einnehmen, da dies zu einer Übersedierung führen könnte. Es ist auch sehr wichtig, Benzodiazepine niemals in Kombination mit Alkohol einzunehmen. Das kann lebensbedrohliche Nebenwirkungen haben, wie extreme

Schläfrigkeit, unterdrückte Atemfunktion im Schlaf und sogar den Tod. Wenn Sie Ihre Medikamente absetzen oder ändern möchten, müssen Sie das in jedem Fall mit Ihrem Arzt besprechen

Auch wenn Sie zwei Schlafmittel zusammen einnehmen, können unerwünschte Wirkungen eintreten. Vielleicht vertragen Sie jedes Medikament für sich, aber wenn Sie zwei miteinander kombinieren, kann es zu morgendlicher Benommenheit und anderen Nebenwirkungen kommen. Um dieses Risiko zu minimieren, empfehle ich jeweils mit nur einem Medikament oder Nahrungsergänzungsmittel zu beginnen – in einer sehr niedrigen Dosierung, die über mehrere Wochen hinweg langsam erhöht wird. Sobald Sie gut eingestellt sind und das Medikament gut vertragen, können Sie ein Medikament aus einer der anderen Spalten hinzufügen. Auch hier müssen Sie mit einer niedrigen Dosierung beginnen und sich langsam nach oben arbeiten. Ihr Arzt wird Ihnen helfen, einen angemessenen Behandlungsplan für Sie zu erstellen.

Wie Sie die Tabelle für Schlafmittel sicher anwenden können

- Die unten stehende Tabelle sollten Sie gemeinsam mit Ihrem Arzt besprechen.
- Alle Angaben zur Dosierung beziehen sich auf die abendlich eingenommene Dosis.
- Sprechen Sie mit Ihrem Arzt, bevor Sie ein nicht verschreibungspflichtiges Nahrungsergänzungsmittel oder ein phytotherapeutisches Präparat einnehmen.
- Nehmen Sie Beruhigungsmittel niemals zusammen mit Alkohol ein

Medikamente und Nahrungsergänzungsmittel, die den Schlaf positiv beeinflussen

Medikamente, die die Tiefschlafphase verstärken	Beruhigungsmittel	Medikamente, die die Stressreaktion blockieren
• **Antikonvulsiva** • Gabapentin (Neuron-tin) 100-1200 mg (Foldvary-Schaefer 2002) • Pregabalin (Lyrica) 25-200 mg (Hindmarch 2005; Roth 2012) • Topiramat (Topamax) 25-50 mg	• **„Z-Drogen"** • Zolpidem (Stilnox) 5-10 mg (Moldofsky 1996) • Eszopiclon (Lunesta) 1-3 mg (Drewes 1991; Grönblad 1993) • Zaleplon (Sonata) 5-10 mg	• Muskelrelaxantien • Cyclobenzaprin (Flexeril) 5-20 mg (Moldofsky 2011) • Tizanidin (Sirdalud) 2-8 mg
• **GABA wirksame Medikamente** • Baclofen (Lioresal) 5-20 mg (Huang 2009; Brown 2011) • Tiagabin (Gabitril) 2-8 mg (Mathias 2001; Walsh Jan 2006, Apr 2006) • **Nahrungsergänzungsmittel** • GABA 250-750 mg plus glycine 1000 mg • Magnesium 300-900 mg (Held 2002)	• **Antidepressiva mit beruhigender Wirkung** • Trazodon (Thombran) 25-200 mg (Mendelson 2005) • Amitriptlin (Saroten) 10-30 mg • Nortriptylin (Nortrilen) 10-75 mg • Doxepin (Aponal) 1.6 mg • Mirtazapin (Remergil) 7,5-45 mg (Schittecatte 2002; Yeephu 2013) • **TCH-Derivate** • Dronabinol (Epidiolex) 2,5-10 mg • Nabilon (Cesamet) 0,5-1 mg • Medizinisches Marihuana • **Nahrungsergänzungsmittel** • Melatonin 1-10 mg • Heilpflanzen mit beruhigender Wirkung: Baldrianwurzel/Hopfen (Dimpfel 2008)	• **Alpha-Blocker** • Clonidin (Catapresan) 0,1-0,3 mg (Hunt 1986) • Guanfacin (Tenex) 1-3 mg • Doxazosin (Adoxa) 1-8 mg • Prazosin (Adversuten) 1-6 mg • **Niedrig dosierte Antipsychotika** • Ziprasidon (Zeldox) 5-20 mg • Quetiapin (Seroquel) 12,5-100 mg (Hidalgo 2007)

MEDIKAMENTE ZUR UNTERSTÜTZUNG DER TIEFSCHLAFPHASE

Bei der Fibromyalgie kann man die Tiefschlafphase am effektivsten stimulieren, indem man ein Medikament oder ein Nahrungsergänzungsmittel einnimmt, das die Hirnaktivität während des Schlafs verlangsamt. Wie Sie wissen, sind die Gehirnwellen in der normalen Tiefschlafphase langsam. Bei Fibromyalgie-Patienten wird der Tiefschlaf jedoch durch schnelle „wache" Gehirnwellen unterbrochen. Medikamente, die aktiv auf die Gehirnwellen einwirken und diese verlangsamen, können das Gehirn also in die Tiefschlafphase „zwingen", indem sie diese „wachen" Hirnwellen teilweise blockieren. Einige dieser Medikamente stimulieren den Neurotransmitter GABA im Gehirn, andere verlangsamen die elektrischen Signale, die von den Gehirnzellen hin- und hergeschickt werden. Zu den häufigsten Nebenwirkungen gehören Schläfrigkeit und Abgeschlagenheit.

Gamma-Aminobuttersäure (GABA) ist eine Aminosäure, die im Nervensystem des Menschen dazu dient, die Nachrichten zwischen den Nervenzellen zu verlangsamen. Baclofen und Tiagabin sind zwei Medikamente, die den Tiefschlaf verbessern, indem sie den GABA-Spiegel im Gehirn erhöhen. Baclofen ist ein Muskelrelaxans und krampflösendes Mittel. Eigentlich handelt es sich hier um einen entfernten Cousin des Medikaments Xyrem, des effektiven, die Tiefschlafphase verlängernden, Medikaments, das von der FDA nicht zur Behandlung von Fibromyalgie zugelassen wurde. Baclofen erhöht nachweislich die Gesamttiefschlafdauer. Es wirkt nicht ganz so stark wie Xyrem, kann aber eine Schlaftherapie sinnvoll ergänzen, insbesondere dann, wenn Sie unter Muskelkrämpfen oder Spasmen leiden (Huang 2009; Brown 2011).

Tiagabin erhöht ebenfalls die GABA-Konzentration im Gehirn und verlangsamt die Gehirnaktivität während des Schlafs (Mathias 2001). Tatsächlich kann es die Dauer der Tiefschlafphase fast verdoppeln. Personen, denen Tiagabin verabreicht wurde, beschrieben ihren Schlaf danach als erholsamer und schnitten bei Gedächtnistests besser ab (Walsh Apr 2006). Der größte Nachteil ist hier, dass es mit einem gewissen Risiko für epileptische Anfälle verbunden ist, und das auch bei Menschen, die nicht vorbelastet sind. Aus diesem Grund verschreibe ich dieses Medikament aus Spalte 1 nur, wenn nichts anderes mehr geht.

GABA kann auch direkt als Nahrungsergänzungsmittel eingenommen werden. Allerdings sind die Moleküle so groß, dass sie die

Blut-Hirn-Schranke nicht so einfach passieren können und vom Gehirn nicht sonderlich gut absorbiert werden. Es muss daher in Kombination mit der Aminosäure Glycin eingenommen werden, die leichter ins Gehirn gelangt und das GABA buchstäblich mitnimmt. Glycin ist ein Neurotransmitter, der die Aktivität des Gehirns verlangsamt, sodass die Kombination von GABA und Glycin eine zusätzlich beruhigende Wirkung haben kann.

Auch eine Supplementierung mit Magnesium kann den GABA-Spiegel im Gehirn erhöhen, was aber nur in einer hohen Dosierung gelingt. In einer kleinen Studie konnte nachgewiesen werden, dass eine Supplementierung mit Magnesium die Tiefschlafphase verlängern kann (Held 2002). Magnesium ist auch eine gute Wahl, wenn Sie unter dem Restless-Leg-Syndrom leiden oder nächtliche Wadenkrämpfe haben. Es kann beides erfolgreich reduzieren.

FAQ: Welches Magnesium hilft am besten?

Es gibt Formen von Magnesium, die vom Darm nicht gut absorbiert werden. Das trifft vor allem auf Magnesiumoxid zu. Magnesiumcitrat und -glycinat sind am besten resorbierbar, die übliche Dosierung beträgt 300–900 mg zur Schlafenszeit. Magnesium hat aber auch eine abführende Wirkung, was bei Magnesiumcitrat besonders ausgeprägt ist. Wenn Sie merken, dass Sie öfter als sonst Stuhlgang haben, sollten Sie die eingenommene Menge reduzieren, bis Sie eine Dosierung gefunden haben, die Sie gut vertragen

Antikonvulsiva – Medikamente, die epileptische Anfälle verhindern – bilden die andere Gruppe von Medikamenten, die die Gehirnaktivität verlangsamen. Sie machen die elektrischen Impulse zwischen den Nervenzellen langsamer, wodurch sie auch im Schlaf die Hirnaktivität beruhigen und so den Tiefschlaf unterstützen. Pregabalin (Lyrica) und Gabapentin (Neurontin) sind zwei Medikamente aus dieser Gruppe, die die Tiefschlafphase nachweislich verlängern (Foldvary-Schaefer 2002; Hindmarch 2005; Roth 2012). Sie gehören zu den am häufigsten verordneten Medikamenten bei Fibromyalgie-Schmerzen. Wenn ein Patient zu mir kommt und eine dieser Arzneien bereits einnimmt, passe ich meist die Dosierung an und empfehle, eine höhere Dosierung abends vor dem Schlafengehen einzunehmen. Ein Beispiel: Ein Patient kommt zu mir, der bereits dreimal täglich Gabapentin 300 mg einnimmt. Ich verändere die Dosierung und verordne 300 mg morgens und 600 mg abends und schaue, wie der Patient darauf reagiert. Mit dieser Einnahmestrategie werden meist auch die Medikamente besser vertragen, die tagsüber eingenommen werden und zu Schläfrigkeit oder Müdigkeit führen können. Topiramat (Topamax), ein anderes Antikonvulsivum, das die Tiefschlafphase verbessert, reduziert auch die Häufigkeit von Kopfschmerzen und kann besonders bei Menschen mit chronischen Kopfschmerzen oder Migräne hilfreich sein.

BERUHIGUNGSMITTEL

Die Fibromyalgie zeichnet sich durch eine schlechte Schlafqualität aus, aber viele Patienten leiden zusätzlich unter Ein- und Durchschlafstörungen. Das ist nicht zwingend so, sodass Sie möglicherweise keine Medikamente aus dieser Kategorie benötigen. Für diese Schlafstörungen empfehle ich Medikamente, die man als „sedativ-hypnotisch" bezeichnet. Es handelt sich dabei um eine Gruppe von Arzneien, die dafür bestimmt sind, das Ein- und Durchschlafen zu fördern. Manchmal kann das sehr einfach sein und man nimmt Melatonin ein, ein Hormon, das in natürlicher Form auch vom Gehirn produziert wird, um sich in den Schlaf zu versetzen. Besonders in niedrigen Dosierungen ist dies eine sichere Therapie für Ein- und Durchschlafstörungen mit wenigen Nebenwirkungen. Einige Patienten haben mir berichtet, dass sich bei höherer Dosierung ihre Depressionen verschlechtert haben. Die als Betablocker bezeichneten Medikamente gegen Bluthochdruck (Metoprolol, Atenolol, Labetalol, Carvedilol, Propanolol) blockieren die Produktion von Melatonin. Patienten, die auf diese Medikamente eingestellt sind, sollten vor dem Zubettgehen zusätzlich mindestens 1–3 mg Melatonin einnehmen (Stoschitzky 1999).

Pflanzliche Beruhigungsmittel wie Baldrianwurzel, Kamille, Hopfen, Passionsblume und Rhodolia werden in der Regel gut vertragen. In einer Studie wurde die Wirkung von Baldrianwurzel in Kombination mit Hopfen untersucht. Im Vergleich mit einer Placebo-Gruppe konnten die Probanden schneller einschlafen und hatten einen tieferen Schlaf (Dimpfel 2008). Bitte sprechen Sie mit Ihrem Arzt, bevor Sie pflanzliche

Arzneimittel einnehmen. Diese sind im Großen und Ganzen meist sehr gut verträglich und wirken eher sanft, können aber – wie alle Arzneien – unerwünschte Nebenwirkungen haben.

In den meisten Fällen helfen Beruhigungsmittel beim Ein- und Durchschlafen, aber sie haben bis auf einige Ausnahmen keine nennenswerte Wirkung auf die Tiefschlafphase. Trazodon ist ein Antidepressivum mit stark beruhigender Wirkung und hat schon vielen Menschen mit Einschlafschwierigkeiten helfen können. Zusätzlich hat es eine leicht positive Wirkung auf die Tiefschlafphase. Wegen dieser Zweifachwirkung ist es eines der geeigneteren Beruhigungsmittel, die ich für Fibromyalgie-Patienten gefunden habe (Mendelson 2005). Mirtazapin ist ebenfalls ein sedierendes Antidepressivum, das nachweislich den Tiefschlaf erhöht (Schittecatte 2002). Zusätzlich reduziert es die Stressreaktion im Gehirn und wird häufig auch in der Behandlung der PTBS eingesetzt. Mirtazapin ist bei Fibromyalgie von doppeltem Nutzen, da es sowohl als Beruhigungsmittel wirkt und gleichzeitig die Stressreaktion herabsetzt. Trizyklische Antidepressiva wie Amitrypilin, Nortriptylin und Doxepin können als Beruhigungsmittel auch gut funktionieren und sich als gute Wahl herausstellen für Patienten mit peripherer Neuropathie (Nervenschmerzen). Diese Arzneimittel können die Schmerzen reduzieren.

Sehr vorsichtig bin ich bei Patienten, die ein Medikament einnehmen, das den Serotoninspiegel erhöht. In diesen Fällen wäge ich die Verordnung eines Sedativums mit antidepressiver Wirkung äußerst genau ab, um das Risiko eines Serotoninsyndroms zu vermeiden (siehe FAQ). Ihr behandelnder Arzt kann Sie zu dieser Fragestellung beraten.

FAQ: Was ist ein Serotoninsyndrom?

Das Serotoninsyndrom tritt dann auf, wenn jemand mehrere hoch dosierte Medikamente einnimmt, die alle den Serotoninspiegel im Gehirn erhöhen. Zu den größten Übeltätern gehören Antidepressiva, Medikamente gegen Migräne und spezifische Opioide zur Schmerzbehandlung, insbesondere Tramadol. Auch natürliche Arzneimittel wie Johanniskraut und 5-HTP können den Serotoninspiegel in die Höhe treiben, ebenso das frei verkäufliche hustenstillende Dextromethorphan. Zu den Symptomen eines Serotoninsyndroms gehören Angstzustände, Schüttelfrost,

Durchfall, Muskelstarre, Fieber und Krampfanfälle. In schweren Fällen kann das Syndrom tödlich verlaufen. Fragen Sie Ihren Arzt oder Apotheker nach den Risiken, die mit neuen Medikamenten verbunden sein können. Das sollten Sie vor allem dann tun, wenn Sie bereits hoch dosierte Opioide, Antidepressiva, Tramadol oder Medikamente gegen Migräne einnehmen. Wenn Sie den Verdacht haben, nach der Einnahme eines neuen Medikamentes oder einer höheren Dosierung der bestehenden Medikation an einem Serotoninsyndrom zu leiden, sollten Sie sich umgehend in ärztliche Behandlung begeben, notfalls auch über die Rettungsstelle.

Die am häufigsten verschriebenen Beruhigungsmittel gegen Schlafstörungen sind als „Z-Drogen" bekannt: Zolpidem (Stilnox), Eszopiclon (Lunesta) und Zaleplon (Sonata). Diese Medikamente sind entfernte Verwandte der Benzodiazepine (wie z. B. Clonazepam oder Lorazepam gegen Angststörungen). Sie binden sich an die gleichen Rezeptoren im Gehirn wie die Benzodiazepine, tun dies aber auf eine ganz andere Art und Weise. Der Unterschied ist wichtig, weil sich Benzodiazepine nachteilig auf die Schlafqualität auswirken (und noch andere Nebenwirkungen haben, siehe FAQ). Im Gegensatz hierzu haben die „Z-Drogen" bei der Fibromyalgie einen neutralen bis positiven Effekt auf die Schlafqualität. So lindert z. B. Eszopiclon die Müdigkeit bei Fibromyalgie, hat aber keinen negativen Einfluss auf den Tiefschlaf. Zolpidem steigert zusätzlich die Tagesenergie (Drewes 1991; Grönblad 1993; Moldofsky 1996). Viele Ärzte verschreiben die „Z-Drogen" nicht gerne, weil sie befürchten, dass es zu Abhängigkeiten und verändertem Schlafverhalten kommen könnte. Vielleicht ist für diese Ärzte eine Verschreibung der in Spalte 2 aufgeführten anderen Beruhigungsmittel eine geeignetere Alternative.

FAQ: Ich habe gehört, dass Schlafmittel wie Zolpidem (Stilnox) Demenz verursachen können. Stimmt das?

Wir wissen es nicht sicher, aber es scheint, dass es Beruhigungsmittel gibt (einschließlich der Benzodiazepine und „Z-Drogen"), die das Demenz-Risiko erhöhen können. Zwei groß angelegte Studien, die viele ältere Patienten untersuchten, haben heraus-

gefunden, dass diejenigen, die langfristig Benzodiazepine einnehmen, häufiger an Demenz leiden. Eine dieser beiden Studien zog zusätzlich zu den Benzodiazepinen aufgrund der Gemeinsamkeiten auch die sogenannten „Z-Drogen" in ihre Untersuchungen mit ein. Die zweite Studie untersuchte nur die echten Benzodiazepine. In beiden Fällen hatte die Gruppe der Sedativa signifikant höhere Raten an Demenz (Billioti de Gage 2012, 2014). Angstzustände und Schlafstörungen können aber auch frühe Anzeichen einer Demenz sein, sodass nicht klar ist, ob die Beruhigungsmittel zu der Entwicklung einer Demenz beitrugen oder ob die Patienten, bei denen sich sowieso eine Demenz anbahnte, frühe Symptome dieser Krankheit zeigten und damit der Bedarf für eine medikamentöse, sedierende Behandlung entstand

Insgesamt werden diese Medikamente in der Regel gut vertragen, aber sie können gelegentlich beunruhigende Nebenwirkungen haben, die als „komplexe schlafbezogene Verhaltensweisen" bezeichnet werden. Zu diesen abnormen Reaktionen können Schlafwandeln, im Schlaf essen und – höchst alarmierend – im Schlaf Auto fahren gehören. Die betroffenen Patienten berichten, dass sie morgens im Bett verstreut Bonbonpapier finden oder die Hälfte der Lebensmittel aus dem Kühlschrank verschwunden ist. Sie können sich aber nicht daran erinnern, in der Nacht aufgestanden zu sein. Diese Nebenwirkungen sind recht selten, aber wenn es passiert, ist es meist dramatisch und sogar lebensgefährlich. Solche Verhaltensweisen treten in der Regel am Anfang der Behandlung auf (innerhalb der ersten Tage) und kommen bei Zolpidem häufiger vor. Wenn Sie also eine Vorgeschichte mit Schlafwandeln oder abnormem Schlafverhalten haben, sollten Sie dieses bestimmte Medikament nicht einnehmen. Wenn meine Patienten während der Behandlung mit Zolpidem über Schlafwandeln oder nächtliche Essattacken berichten, setze ich das Medikament sofort ab. Trotzdem ist Zolpidem eines der Medikamente, die ich bei Schlafstörungen am häufigsten verordne und das aus mehreren Gründen: Es ist kostengünstig und wirksam und wird von den meisten Menschen gut vertragen. Antidepressiva mit sedierender Wirkung stellen keine ideale Option dar, weil meine Patienten bereits andere Medikamente einnehmen, die den Serotoninspiegel erhöhen. „Z-Drogen", die keinen Einfluss auf das Serotonin haben, sind in Hinblick auf das Risiko eines Serotoninsyndroms die bessere und sicherere Alternative.

Die andere Sache, die man über Zolpidem wissen muss, ist, dass es eine amnestische Wirkung hat, d. h. es blockiert Erinnerungen. Das bedeutet, dass die Patienten eine Dosis einnehmen, dann ein Kapitel eines Buches lesen oder sich mit ihrem Ehepartner unterhalten und sich am nächsten Tag nicht mehr daran erinnern können. Manche Patienten empfinden das verständlicherweise als sehr beunruhigend, es ist aber nur eine vorübergehende Nebenwirkung. Eszopiclon hat zwar keine amnestische Wirkung, kann aber einen metallischen Nachgeschmack haben, der manche Menschen stört. Eine meiner Patientinnen beschrieb ein Gefühl beim morgendlichen Erwachen, als hätte sie die ganze Nacht über „Cents gegessen". Zolpidem, Eszopiclon und Zaleplon können alle zu mehrtägiger Schlaflosigkeit führen, wenn sie plötzlich abgesetzt werden. Wenn Sie diese Medikamente absetzen möchten, müssen Sie es mit Ihrem Arzt besprechen, damit sie langsam ausgeschlichen werden können.

Sie müssen auch wissen, dass die „Z-Drogen" etwa acht bis zehn Stunden in Ihrem System verbleiben. Sie sollten diese Medikamente nur einnehmen, wenn Sie in der Nacht wirklich volle zehn Stunden ruhen können, bevor Sie morgens wieder aufstehen und aktiv sein müssen. Im Jahr 2013 senkte die FDA bei Zolpidem die empfohlene Dosierung für Frauen von 10 mg auf 5 mg, nachdem sich in Studien gezeigt hatte, dass 15 Prozent der Frauen, die 10 mg der Arznei eingenommen hatten, acht Stunden später immer noch genug von dem Medikament im Körper hatten, um die Fahrtüchtigkeit im Verkehr einzuschränken (FDA 2013). (Die Ergebnisse treffen nicht auf Männer zu, weil diese das Medikament schneller verwerten und abbauen.) Diese Wirkung wurde bei der lang wirkenden Form Zolpidemtartrat besonders häufig beobachtet.

Auf dem amerikanischen Markt gibt es ein anderes Beruhigungsmittel – nicht zu den Z-Drogen gehörend – das mithilfe eines ganz anderen Mechanismus schlaffördernd wirkt. Suvorexant (Belsomra) gehört zu der Gruppe der Orexin-Rezeptor-Antagonisten. Orexin ist ein natürlicher, vom Körper produzierter „Muntermacher", der das Gehirn im Wachzustand hält. Wird Orexin blockiert, wechselt das Gehirn vom Wach- in den Schlafmodus. Ich habe erst begrenzte Erfahrungen mit diesem Medikament gesammelt, aber es scheint gut zu funktionieren und nur wenige Nebenwirkungen zu haben. Es ist ein neues Medikament und folglich teuer.

Marihuana und seine Derivate wie Nabilon und Dronabinol können Menschen beim Einschlafen helfen und die Tiefschlafphase leicht verlängern (Feinberg 1975). Fibromyalgie-Patienten berichten über eine verbesserte Schlafqualität und ein erfrischtes Gefühl am Morgen nach der Einnahme von Nabilon vor dem Zubettgehen (Ware 2010). Über Marihuana als Medizin erfahren Sie mehr in Kapitel 21.

FAQ: Wenn ich jede Nacht Zolpidem (Stilnox) einnehme, werde ich dann süchtig?

Bei einer abendlichen Einnahme von Zolpidem oder einer anderen „Z-Droge" entwickelt Ihr Gehirn eine Toleranz, die so weit geht, dass ein plötzliches Absetzen des Medikaments zu Schlafstörungen führen kann, die sich über mehrere Nächte hinziehen. Dies wird als Abhängigkeit bezeichnet und ist etwas anderes als eine Sucht. Abhängigkeit bedeutet, dass sich Ihr Körper an ein Medikament gewöhnt und das plötzliche Absetzen zu Entzugserscheinungen führt. Um nachfolgende Schlafstörungen zu vermeiden, sollten Sie das Medikament nicht abrupt absetzen, sondern langsam ausschleichen. (Unter Sucht versteht man den Missbrauch von Medikamenten. Man nimmt sie ein, um „high" zu werden. Es ist möglich, nach „Z-Drogen" süchtig zu werden und sie zu missbrauchen. Das kommt aber sehr selten vor.)

MEDIKAMENTE ZUR REDUZIERUNG DER STRESSREAKTION IM GEHIRN

Es gibt Patienten, die gut auf Medikamente ansprechen, die die „wachen" Hirnströme reduzieren und somit die Tiefschlafphase verlängern. Bestimmte Medikamente blockieren die Alarmsignale, die vom Hypothalamus – dem Bereich des Gehirns, der die Stressreaktion steuert – gesendet werden, und damit auch die Hirnwellen, die eigentlich nur während der Wachphase aktiv sein sollten. Ich finde das besonders hilfreich bei Patienten, die unter einer Posttraumatischen Belastungsstörung leiden, Albträume haben oder nachts aus dem Schlaf schrecken. Mein PTBS-Patient Steve konnte deutlich besser schlafen, nachdem ich ihm Prazosin verordnet hatte, was die Stressreaktion blockierte und wodurch die Albträume weniger wurden.

Tipps zur Medikation, die Sie mit Ihrem Arzt besprechen können

- Wenn Sie Betablocker einnehmen: Melatonin
- Wenn Sie ein PTBS oder Albträume haben: Prazosin oder Doxazosin
- Wenn Sie an einer bipolaren Störung leiden: niedrig dosierte Antipsychotika
- Wenn das Restless-Leg-Syndrom bei Ihnen eine Rolle spielt: Magnesium
- Wenn Sie unter chronischen Kopfschmerzen oder Migräne leiden: Topiramat
- Wenn Sie Schmerzen wegen einer peripheren Neuralgie haben: trizyklische Antidepressiva

Zu den Arzneimitteln, die die Stressreaktion blockieren, gehören blutdrucksenkende Medikamente, die sogenannten Alpha-Blocker und Antipsychotika. Muskelrelaxantien wie Tizanidin und Cyclobenzaprin sind ebenfalls zu empfehlen. Cyclobenzaprin wird häufig bei Fibromyalgie eingesetzt und verbessert nachweislich die Tiefschlafphase und reduziert die Müdigkeit (Moldofsky 2011).

Die blutdrucksenkenden Alpha-Blocker (Clonidin, Guanfacin, Prazosin, Doxazosin) unterdrücken die Alarmsignale im Gehirn. Diese Medikamente können auch blutdrucksenkend wirken, aber die meisten meiner Patienten vertragen sie in den niedrigen Dosierungen, die zur Verbesserung der Schlafqualität verordnet werden. Unter Umständen können sie eine orthostatische Hypotonie, also einen Abfall des Blutdrucks beim Aufstehen vom Liegen zum Sitzen oder Stehen, auslösen, begleitet von Schwindel. Ich ermahne diejenigen unter meinen Patienten, die Alpha-Blocker nehmen, immer langsam aufzustehen. Wenn eine Vorgeschichte mit stark niedrigem Blutdruck oder Schwindelanfällen vorliegt, verordne ich diese Medikamente in der Regel nicht.

Clonidin hat den zusätzlichen Vorteil, dass es die Ausschüttung des Wachstumshormons fördert (Hunt 1986) und deshalb ist es unter den

Alpha-Blockern oft meine erste Wahl. Fibromyalgie-Patienten haben meist nicht genug Wachstumshormon, das ja für die Reparatur des Muskelgewebes sehr wichtig ist. Für alle, die unter PTSB-bedingten Albträumen leiden, empfehle ich Prazosin oder Doxazosin, weil sie nachweislich Albträume reduzieren können (Boehnlein 2007).

Auch einige Antipsychotika blockieren die Stressreaktion, dazu gehören vor allem Quetiapin (Seroquel) und Ziprasidon (Zeldox). Die Wirkung dieser Medikamente bei Fibromyalgie-Symptomatik ist belegt (Calandre 2012). Forscher konnten eine verbesserte Schlafqualität und weniger Müdigkeit bei Patienten beobachten, die Quetiapin als Schlafmittel einnahmen (Hidalgo 2007). In meiner Praxis habe ich festgestellt, dass diese Form der Medikation bei Patienten mit Fibromyalgie in Kombination mit bipolaren Störungen besonders gut anspricht.

Ich bin mir bewusst, dass Sie sich von den hier beschriebenen vielfältigen Behandlungsmöglichkeiten eventuell überwältigt fühlen. Machen Sie ganz einfach den ersten Schritt und schauen dann weiter. Maureen, die pensionierte Krankenschwester, konnte eine enorme Verbesserung Ihres Schlafes feststellen, als sie zusätzlich Gabapentin vor dem Schlafengehen einnahm. Es war keine weitere Medikation nötig. Diese Information ist wahrscheinlich die wichtigste im ganzen Buch: Bitte arbeiten Sie so eng und ausführlich wie möglich mit Ihrem Arzt zusammen, um eine möglichst gute Schlafqualität zu erreichen (ich weiß, dass ich mich wie eine Schallplatte mit Sprung anhöre). Dies kann eine ganze Weile dauern, aber ohne Erfolge auf diesem Gebiet werden andere Behandlungen nicht so gut greifen. Haben Sie ein wenig Geduld. Ich möchte Sie dazu ermutigen, dieses Kapitel noch einmal durchzulesen und anschließend einen Termin bei Ihrem Arzt zu vereinbaren, um die verschiedenen Optionen mit ihm zu besprechen.

DAS KÖNNEN SIE SELBST TUN

- Lesen Sie dieses und das letzte Kapitel noch einmal durch.
- Vereinbaren Sie einen Termin bei Ihrem behandelnden Arzt, um die Behandlung Ihrer Schlafstörungen zu besprechen. Nehmen Sie diesen Ratgeber zum Termin mit.
- Nehmen Sie eine Auflistung aller Schlafmittel mit, die Sie bereits ausprobiert haben. Notieren Sie sich, wie die Medikamente bei Ihnen gewirkt haben und welche Nebenwirkungen sie hatten. Das macht

die Suche nach einer geeigneten Behandlung für Sie schneller und effizienter.

- Sprechen Sie mit Ihrem Arzt, bevor Sie ein neues Nahrungsergänzungsmittel einnehmen.

DAS SOLLTEN SIE MIT IHREM ARZT BESPRECHEN

- Fragen Sie Ihren Arzt, ob er oder sie bereit ist, sich die Seiten 247-264 im Anhang des Buches durchzulesen. Der Leitfaden wurde speziell für medizinische Berufe zusammengestellt. Dann können Sie beide gemeinsam ein passendes Behandlungsprotokoll für Ihre Schlafbeschwerden ausarbeiten.
- Bitten Sie Ihren Arzt, jeweils nur ein Medikament zu verschreiben. Fangen Sie mit einer niedrigen Dosierung an und steigern Sie diese langsam.
- Sollte Ihr Arzt nicht bereit sein, eine für Sie geeignete Medikamentenkombination zu suchen, bitten Sie ihn um eine Überweisung an einen Spezialisten für Schlafmedizin.

KAPITEL 10

REPARATUR: DIE VERDAUUNG

In den Kapiteln über die Bedeutung von Ruhe und Entspannung haben Sie wichtige Techniken gelernt, um die Stressreaktion überwinden und die Entspannungsreaktion im Körper aktivieren zu können. Ihrem Körper genügend Ruhe zu geben ist ein integraler Bestandteil einer jeden Fibromyalgie-Behandlung und je mehr Zeit Sie dafür aufbringen können, desto besser. Im nächsten Schritt auf dem Weg zur Heilung geht es darum, die durch die hyperaktive Stressreaktion gestörte Verdauung wiederherzustellen.

WAS DIE STRESSREAKTION MIT DER VERDAUUNG ZU TUN HAT

Als Verdauung bezeichnet man den Vorgang der Nahrungsaufnahme, bei dem die Nahrung in sehr kleine Teile zerlegt und anschließend vom Körper aufgenommen und verwertet wird. Die Verdauung beginnt mit dem Kauen, wobei die Nahrung im Mund mit Speichel vermischt, anschließend geschluckt wird und so in den Magen gelangt. Dort trifft sie auf die Magensäure. Magensäure besteht unter anderem aus Salzsäure und dem Verdauungsenzym Pepsin, das im Magen beginnt, die Eiweiße im Nahrungsbrei abzubauen. Die Magensäure spielt eine wichtige Rolle für die Aufnahme vieler Nährstoffe, darunter Proteine, Vitamin B12, Eisen, Magnesium, Kalzium, Zink, Kupfer und Vitamin C. Anschließend wird die Nahrung in den Dünndarm befördert, wo sie wieder mit Enzymen vermischt wird, dieses Mal mit Verdauungsenzymen aus der Bauchspeicheldrüse. Die Nahrung wird weiter so zerkleinert, bis sie von den Zellen der Dünndarmwand aufgenommen werden kann. Alles, was übrig bleibt, wird in den Dickdarm transportiert, wo Wasser und einige Mineralien vom Körper absorbiert werden. Die Abfallstoffe werden über den Enddarm ausgeschieden. Die Verdauung wird zu 100 Prozent vom autonomen Nervensystem („Ruhe-und-Verdauungs"-Modus) gesteuert.

Bei der Fibromyalgie befindet sich der Körper ständig im „Kampf-oder-Flucht"-Modus, was zu Verdauungsstörungen führt, weil die Sekretion von Magensäure blockiert und die Durchblutung von Magen und Darm beeinträchtigt ist. Es wird nicht genügend Magensäure produziert, was aber für den Abbau von Proteinen und die Aufnahme bestimmter Nährstoffe wie Eisen und Vitamin B12 unerlässlich ist. Auch die Bauchspeicheldrüse kann keine Verdauungsenzyme in ausreichender Menge mehr abgeben. Folglich ist auch der Abbau von Fetten und Kohlenhydraten gestört. Außerdem macht die chronische „Kampf-oder-Flucht"-Reaktion die Darmwand durchlässig, was oft als „Leaky Gut" bezeichnet wird. Ein undichter Darm bedeutet, dass große, unverdaute Proteine und andere Nahrungsbestandteile die Darmwand durchdringen, in den Blutkreislauf gelangen und im Körper Entzündungen auslösen.

DIE DARMSANIERUNG BEI FIBROMYALGIE

Ich lasse alle meine Patienten mindestens einen Monat lang eine intensive Darmsanierung machen, bevor wir mit Nahrungsergänzungsmitteln arbeiten. Es ist sinnlos, Nahrungsergänzungsmittel einzunehmen, die nicht absorbiert werden können! Wenn wir uns zuerst auf die Reparatur der geschädigten Darmwand konzentrieren, können wir sicher gehen, dass die Supplementierung mit Nähr- und anderen Wirkstoffen auch wirklich Erfolg haben wird. Erst wenn der Darm wieder dicht ist, können wir die durch Nahrungsmittelunverträglichkeiten angefachte Entzündungswelle aufhalten. Der wichtigste erste Schritt besteht darin, dafür zu sorgen, dass die Nahrung auch wirklich in allerkleinste Teile zerlegt werden kann und die Darmwand intakt bleibt. Nach einer umfassenden Darmsanierung können wir uns dann den verbleibenden Nahrungsmittelunverträglichkeiten zuwenden und die Ernährung nach Bedarf anpassen.

Mein Programm zur Darmsanierung zielt darauf ab, die Verdauung zu stärken, mit spezifischen Probiotika die gesunde Darmflora wiederherzustellen und die Darmschleimhaut mit Glutamin-Supplementen zu heilen. Die einfachen Grundregeln einer gesunden Verdauung lauten: gut kauen, langsam essen, zu den Mahlzeiten zusätzlich Verdauungsenzyme einnehmen und Säureblocker meiden. Die Nahrung kann leichter verdaut werden, wenn sie mechanisch so weit wie möglich zerkleinert wird. Sie können diesen Vorgang unterstützen, indem Sie sich beim Essen Zeit lassen und jede Mahlzeit genießen. Und ja, das bedeutet:

nicht im Auto essen, keine Mahlzeiten am Schreibtisch im Büro einnehmen und sich nicht anderweitig vom Essen ablenken lassen.

Um Ihre Verdauung zu stärken, können Sie zu jeder Mahlzeit zusätzlich Verdauungsenzyme einnehmen. Am wirksamsten sind Produkte, die Magensäure (meist in der Form von Betain HCL) in Kombination mit Pankreasenzymen enthalten. Bitte denken Sie daran, dass Produkte, die HCL (Salzsäure) enthalten, für Menschen mit Magengeschwüren kontraindiziert sind. Es könnte zu einer Verschlimmerung der Beschwerden kommen. Sowohl Medikamente mit Glucocorticoiden als auch nicht steroidale Antiphlogistika (NSAIDs) erhöhen das Risiko für Magengeschwüre. Wenn Sie also eines dieser Medikamente regelmäßig einnehmen müssen, sollten Sie keine Verdauungsenzyme einnehmen, die HCL enthalten. Besser aufgehoben sind Sie mit Nahrungsergänzungsmitteln, die ausschließlich Verdauungsenzyme aus der Bauchspeicheldrüse (Pankreas) enthalten.

Zu wenig Magensäure - die häufigsten Symptome

- Völlegefühl schon nach wenigen Bissen
- Verdauungsstörungen
- Sodbrennen
- Übelkeit nach der Einnahme von Nahrungsergänzungsmitteln
- Rissige, weiche und sich schälende Fingernägel
- Eisenmangel
- Unverdaute Nahrung im Stuhl
- Blähungen und Aufstoßen nach den Mahlzeiten
- Chronische Candida-Infektionen
- Dünndarmfehlbesiedelung

Viele Menschen nehmen wegen einer gastroösophagealen Refluxkrankheit (GERD) Säureblocker ein. Diese können Übelkeit, Sodbrennen, Aufstoßen, Blähungen und Völlegefühl nach den Mahlzeiten verursachen. Leider wirken sich Säureblocker nachteilig auf die Verdauung aus: Sie stören die Aufnahme bestimmter Vitamine und Minerale, machen anfällig für Infektionen im Darm und erhöhen das Risiko für Nahrungsmittelunverträglichkeiten (Untersmayr 2008; Pali-Schöll 2010). Ich empfehle meinen Patienten häufig, im Rahmen der Darmsanierung auf diese Medikamente zu verzichten oder zumindest die Dosierung zu reduzieren. Sie sollten aber unbedingt mit Ihrem Arzt darüber sprechen, weil es auch Patienten gibt, die wegen einer schweren GERD-Erkrankung oder eines fortgeschrittenen Magengeschwürs diese Medikamente unbedingt einnehmen müssen. Interessanterweise sind die Symptome von zu wenig Magensäure ähnlich denen von zu viel Magensäure. Ganzheitliche Ärzte sind der Meinung, dass eine GERD-Erkrankung nicht auf zu viel Magensäure zurückzuführen ist, sondern auf zu wenig. Sie vertreten die Theorie, dass eine Unterproduktion von Magensäure den Schließmuskel am Mageneingang entspannt und das, was an Magensäure da ist, in die Speiseröhre zurückfließt und dort Sodbrennen macht. Eine gesunde – meist höhere – Menge an Magensäure kann den Schließmuskel am Mageneingang wieder straff werden lassen, sodass kein Reflux in die Speiseröhre mehr stattfindet.

Häufig verschriebene Säureblocker

Omeprazol (Gastracid)
Lansoprazol (Lanzot)
Dexlansoprazol (Dexilant)
Esomeprazol (Nexium)
Pantoprazol (Gastrozol)
Rabeprazol (Pariet)
Famotidin (Famobeta)
Cimetidin (Cime)
Ranitidin (Junizac)

FAQ: Kann ich Verdauungsenzyme mit HCL einnehmen, wenn ich wegen einer gastroösophagealen Refluxkrankheit (GERD) Säureblocker nehmen muss?

Wenn Sie eine leichte bis mittelschwere GERD-Erkrankung haben, lohnt es sich, mit Ihrem Arzt zu besprechen, ob Sie die Säureblocker eventuell absetzen und durch Nahrungsergänzungsmittel ersetzen können. Auch wenn es widersprüchlich klingt: Ich habe festgestellt, dass viele Patienten mit leichter bis mittelschwerer gastroösophagealer Refluxkrankheit weniger Symptome haben, sobald sie Verdauungsenzyme mit HCL einnehmen. Denken Sie

an die These, dass die GERD-Symptomatik entsteht, weil zu wenig und nicht zu viel Magensäure produziert wird. Wenn bei Ihnen eine GERD diagnostiziert wurde, sollten Sie mit Ihrem Arzt sprechen, bevor Sie einen Versuch mit Verdauungsenzymen starten. Bei Menschen mit schwerer GERD oder Magengeschwüren empfiehlt sich die Einnahme von HCL-haltigen Produkten nicht. Wenn Sie Nahrungsergänzungsmittel, die HCL enthalten, nicht vertragen, empfehle ich Ihnen eine Supplementierung mit Pankreasenzymen ohne HCL, was Ihre Verdauung auch allgemein unterstützen wird.

REPARATUR DER DURCHLÄSSIGEN DARMWAND

Zu den häufigsten und schädlichsten Auswirkungen einer chronisch aktivierten Stressreaktion zählt die durchlässige Darmwand, die man mit einem Gartenschlauch vergleichen könnte, der Tausende von kleinen Löchern hat. Dieses Phänomen kann man sogar bei Laborratten beobachten, die längerem Stress ausgesetzt sind, aber nicht bei Ratten, deren Nebennieren entfernt wurden, die also keine Stresshormone bilden können. Die Ergebnisse weisen darauf hin, dass es einen Zusammenhang gibt zwischen Stress und durchlässiger Darmwand (Meddings 2000). In ähnlicher Weise führt die chronisch aktivierte Stressreaktion bei Fibromyalgie zu einer verstärkten Durchlässigkeit der Darmwand. Normalerweise lässt die Darmwand nur sehr kleine Nahrungsmoleküle passieren, die dem Immunsystem bekannt sind. Die Immunreaktion wird nicht aktiviert. Bei Menschen mit Fibromyalgie können im Durchschnitt fast doppelt so große Moleküle durch die Darmwand gelangen wie bei der Kontrollgruppe (Goebel 2008). Das Immunsystem hält diese Moleküle irrtümlich für Fremdkörper, die es zu beseitigen gilt und die Entzündungsreaktionen hervorrufen, die wiederum Symptome wie Müdigkeit und Schmerzen nach sich ziehen.

Für einen gesunden, dichten Darm

- Reduzieren Sie die Einnahme von NSAID-Medikamenten auf ein Minimum.
- Nehmen Sie Probiotika ein.
- Nehmen Sie dreimal täglich 500 mg L-Glutamin ein.

Nachdem Sie Ihre Verdauung optimiert haben, müssen im nächsten Schritt die größeren Löcher im „Schlauch“ geflickt werden, damit der Darm auch wirklich dicht bleibt. Zunächst müssen Medikamente, die das Problem verschlimmern, zurückgefahren werden. Zu den größten Übeltätern gehören NSAIDs wie Ibuprofen oder Naproxen, die die Darmpermeabilität innerhalb von zwölf Stunden nach der Einnahme erhöhen (Bjarnason 1995). Versuchen Sie, die NSAIDs durch Kurkuma oder Fischöl zu ersetzen, bei denen die Darmwand intakt bleibt. Auch verschreibungspflichtige Entzündungshemmer bilden in vielen Fällen eine reale Alternative. Mehr über diese Nahrungsergänzungsmittel und Medikamente erfahren Sie in Kapitel 14.

L-Glutamin, eine Aminosäure, die den wichtigsten Treibstoff für die Zellen des Dünndarms ausmacht, reduziert nachweislich eine „Leaky Gut“ (Quan 2004; Xu 2014; Rapin 2010). Ich beginne bei allen meinen Patienten mit einer zweimonatigen L-Glutamin-Supplementierung. Danach kann die Supplementierung bei Patienten mit schweren Verdauungsstörungen oder multiplen Nahrungsmittelunverträglichkeiten auch noch einmal verlängert werden. Während der intensiven Darmsanierungsphase verordne ich begleitend Probiotika – gesunde Darmbakterien, die sich positiv auf die Schutzfunktion des Darmes auswirken und die Durchlässigkeit weiter reduzieren (Mennigen 2009; Ukena 2007). Probiotika helfen auch bei Reizdarmsyndrom. Wegen dieser doppelten Wirkung bilden Probiotika das Herzstück meiner Nahrungsergänzungsstrategie und ich empfehle die langfristige Anwendung.

LINDERUNG FÜR DAS REIZDARMSYNDROM

Etwa 70 Prozent der Patienten mit Fibromyalgie leiden auch unter einem Reizdarmsyndrom (IBS) (Veale 1991). Im letzten Schritt der Darmsanierung müssen auch die Symptome des Reizdarms behandelt werden: Bauchschmerzen, Blähungen, Verstopfung, Durchfall und Übelkeit. Verstopfung und Durchfall treten häufig im Wechsel auf.

Im Reizdarmsyndrom spiegelt sich ein Verdauungssystem wider, das wie ein Auto mit einem Schaden im Getriebe vor sich hin stottert. Das Verdauungssystem kann man wieder in Gang bringen, indem man an der eigenen Entspannungsreaktion arbeitet und mehr Zeit im „Ruhe-und-Verdauungs“-Modus verbringt.

Ich empfehle auch die tägliche Einnahme von Probiotika, um eine gesunde Darmflora aufzubauen. In einer Studie konnte nachgewiesen werden, dass eine vierwöchige Einnahme von Probiotika (Bifidobakterium lactis, Lactobacillus rhamnosus und Streptococcus thermophilus) bei 68 Prozent der Patienten die Reizdarmsymptomatik lindern konnte (Yoon 2014). Um die natürliche Biodiversität der Darmflora so bunt wie möglich zu halten, empfehle ich, alle paar Monate das Produkt und auch die Bakterienstämme zu wechseln. Wenn Sie ein Reizdarmsyndrom haben, sollten Sie Lebensmittel, auf die Sie empfindlich reagieren, meiden. In Kapitel 14 beschreibe ich, wie Sie die größten Übeltäter identifizieren können.

Verlässliche und empfehlenswerte Probiotika*

- VSL#3
- Jarrow
- PB 8

*gilt für den amerikanischen Markt. Informationen zu in Deutschland erhältlichen Präparaten und deren Wirkung finden Sie z. B. hier: www.arzneimittelfakten.de/probiotikum-test (Anm. d. V.)

Man geht davon aus, dass es auch eine Verbindung gibt zwischen dem Reizdarmsyndrom und einer Dünndarmfehlbesiedelung (SIBO). Normalerweise leben die Bakterien eines gesunden menschlichen Darms hauptsächlich im Dickdarm. Der Dünndarm wird nur von einer kleinen Population besiedelt. Wenn aber die Bakterien im Dünndarm unkontrolliert wachsen, führt diese Fehlbesiedelung zu Verdauungsbeschwerden und einer verringerten Aufnahme von Nährstoffen. Die Bakterien produzieren Methan und Wasserstoffgase im Überfluss, was Blähungen, Bauchschmerzen, Völlegefühl, Auftreibung und Aufstoßen verursacht. Eine Dünndarmfehlbesiedelung kann an einem Reizdarmsyndrom beteiligt sein. Man geht davon aus, dass bis zu 40 Prozent der Patienten mit Reizdarmsyndrom auch unter einer SIBO leiden (Pyleris 2012). Die Diagnose erfolgt über einen Atemtest, mit dem der Gehalt an Methan und Wasserstoffgas in der ausgeatmeten Luft gemessen wird. Dazu nimmt der Patient vor dem Test eine bestimmte Zuckerart ein, die nur von Bakterien abgebaut werden kann. In der Regel wird dieser Test in gastroenterologischen Kliniken durchgeführt, ist aber auch über viele naturheilkundliche Ärzte und Therapeuten erhältlich. Eine Dünndarmfehlbesiedelung wird antibiotisch behandelt, meist mit

Rifaximin, über 10 bis 14 Tage hinweg eingenommen. Begleitend muss eine kohlenhydratarme Diät eingehalten werden, damit die schädlichen Bakterien ausgehungert werden können (Quigley 2006).

Zum Schluss muss daran gearbeitet werden, Verstopfung (Obstipation) zu vermeiden und Abfallprodukte aus der Nahrung so effizient wie möglich auszuscheiden. Als Ärztin verbringe ich viel Zeit damit, über Kot zu sprechen. Sehr viel Zeit. Denn es erstaunt mich immer wieder, dass die meisten Menschen glauben, keine Verstopfung zu haben, selbst wenn es dafür eindeutige Hinweise gibt. Wenn ich meine Patienten frage, ob sie regelmäßigen Stuhlgang haben, antworten die meisten mit „Ja“. Für jemanden, der es gewohnt ist, einmal in der Woche zur Toilette zu gehen, fällt dies natürlich in die Kategorie „regelmäßig“. Ich habe gelernt, detaillierter nachzufragen, und will auch wissen, wie der abgesetzte Stuhl aussieht. Gesunder Kot sollte glatt und weich sein, wie eine Banane oder eine Schlange. Wenn er aber an Kaninchenkot oder Kieselsteine erinnert, dann leiden Sie definitiv unter Verstopfung! Ich frage immer genau nach, wie oft meine Patienten Stuhlgang haben. Wenn drei oder mehr Tage dazwischen liegen, leiden Sie unter Obstipation!

Je mehr Zeit die aufgenommene Nahrung im Verdauungstrakt verbringt, desto mehr giftige Abfallprodukte können entstehen, die die durchlässige Darmschleimhaut passieren können. Um Obstipation zu vermeiden, müssen Sie viele Ballaststoffe zu sich nehmen, ausreichend trinken und möglicherweise ein Abführmittel einnehmen, z. B. Magnesium oder Polyethylenglykol (Movicol). Jeder, der Opioide gegen Schmerzen einnimmt, sollte täglich Abführmittel einnehmen, möglicherweise sogar ein sehr starkes wie Senna oder Bisacodyl, denn Opioide haben eine stark verstopfende Wirkung.

FAQ: Ist es nicht gefährlich, jeden Tag Abführmittel einzunehmen?

Die regelmäßige Einnahme bestimmter Arten von Abführmittel (Laxantien) kann den Darm träge machen und dazu führen, dass er von sich aus nicht mehr so effektiv arbeitet. Milde Abführmittel wie Magnesium oder Polyethylenglykol (Movicol) können ohne Bedenken täglich eingenommen werden.

DAS KÖNNEN SIE ZU HAUSE TUN

- Nehmen Sie zu jeder Mahlzeit auch Verdauungsenzyme ein.
- Reduzieren Sie die Einnahme von NSAIDs auf ein Minimum.
- Beginnen Sie eine zweimonatige Darmsanierung mit L-Glutamin und Probiotika.
- Vermeiden Sie Obstipation.
- Auf www.zentrum-der-gesundheit.de/duenndarmfehlbesiedlung-810901.html finden Sie wichtige Informationen über die Dünndarmfehlbesiedelung.
- Wenn Sie mehr über das Reizdarmsyndrom erfahren möchten, lesen Sie *Bacteria – the Missing Link in Treating Irritable Bowel Syndrome* von Dr. Mark Pimentel.

DAS SOLLTEN SIE MIT IHREM ARZT BESPRECHEN

- Wenn Sie unter einer gastroösophagealen Refluxkrankheit leiden, sollten Sie mit Ihrem Arzt sprechen, bevor Sie Verdauungsenzyme einnehmen, die HCL enthalten.
- Wenn Sie glauben, eine Dünndarmfehlbesiedelung zu haben, wenden Sie sich an einen ganzheitlich arbeitenden Arzt oder Heilpraktiker, der die entsprechende Diagnostik in die Wege leiten kann.

KAPITEL 11

REPARATUR: HEILSAME BEWEGUNG

Im letzten Kapitel haben wir die Bedeutung einer gesunden Darmfunktion kennengelernt. Die Gelegenheit bietet sich an, hier weiterzudenken und bestimmte Techniken zu erlernen, die die Durchblutung des Gewebes – und damit dessen Reparatur – fördern. Das gelingt am besten mit sanfter Bewegung und Übungen, die sich auf die Faszien konzentrieren.

Es gibt mehr als 80 Studien, die nachgewiesen haben, dass gezielte Bewegung die Schmerzen und Erschöpfung bei Fibromyalgie lindern können (Jones May 2009). Die größte Herausforderung besteht wohl darin, trotz der vielen Schmerzen und der großen Müdigkeit die Kraft zu finden, sich sportlich zu betätigen. Es ist in der Regel das Letzte, was man sich zumuten möchte. Aber vertrauen Sie mir, wenn ich sage, dass es funktioniert! Als ich meine Diagnose erhielt, las ich in jedem Ratgeber, wie wichtig regelmäßige sportliche Betätigung sei. Das Problem war nur, dass ich mich danach immer schlechter fühlte. Ich hatte oft das Gefühl, mir einen Muskel gezerrt zu haben. Nach dem Sport taten meine Muskeln unweigerlich weh und waren sehr verspannt. Ich verletzte mich auch oft beim Sport, denn die verklebten Faszien machen uns anfällig dafür. Erst als ich lernte, mich vor dem eigentlichen Sport richtig aufzuwärmen und dabei die Muskeln und Faszien sanft zu stimulieren, konnte ich wieder trainieren und daraus sogar einen gesundheitlichen Nutzen ziehen.

Am besten verbannen wir das Wort „Sport" aus unserem Wortschatz und nennen es „heilsame Bewegung". Unsere Muskeln müssen zwar in Bewegung bleiben, um gesund zu sein, die Bewegung sollte aber heilsam und nicht schädlich sein. Wenn Sport (Pardon – heilsame Bewegung) als Medizin wirken soll, müssen Muskulatur und Gehirn dabei so stimuliert werden, dass sie selbst Reparatur und Energie produzieren können. Bewegung regt die Durchblutung des Gewebes an und kann so die schmerzhaften Stellen an den Faszien heilen. In Kombination mit manueller Therapie ist es eine besonders wirksame Methode, um die Gewebefunktion wiederherzustellen und Schmerzen zu lindern.

Wie Bewegung bei Fibromyalgie hilft

- Setzt Endorphine frei, die im Körper als natürliche Schmerzmittel wirken.
- Verbessert die Durchblutung des Gehirns und stärkt das Gedächtnis und die kognitiven Fähigkeiten.
- Reduziert die Anspannung in den Faszien.
- Fördert einen tiefen Schlaf.
- Regt die Ausschüttung des Wachstumshormons an.
- Regt die Produktion von Mitochondrien an und damit die Energiegewinnung

Der Schlüssel zum Erfolg liegt im richtigen Aufwärmen der verspannten Muskeln und Faszien. Warme, lockere Muskeln sind deutlich weniger verletzungsanfällig als kalte und verspannte Muskeln. Viele Menschen glauben, dass ein paar Streckübungen vor dem Training genügen, aber das stimmt nicht. Das ist kein richtiges Aufwärmen. Auch das langsame Gehen auf dem Laufband oder das Fahrradfahren auf der niedrigsten Stufe des Heimtrainers zählen nicht. Gutes Aufwärmen darf die Gelenke nicht belasten und beinhaltet langsame und abwechslungsreiche Bewegungen der wichtigsten Gelenke und Muskeln. Dadurch werden die Gelenke besser durchblutet und die straffe Gelenk- und Muskelhülle sanft gedehnt. Das macht sie geschmeidiger und Sie können anschließend trainieren, ohne sich zu verletzen oder Schmerzen zu haben. Sie kennen sicher das Sprichwort „Wer rastet, der rostet." Auch die Physiotherapeuten betonen gerne, dass unser Bewegungsapparat nur wie geschmiert laufen kann, wenn er ausreichend Bewegung bekommt. Das sanfte Dehnen der Faszien bereitet die Muskeln auf die Bewegung vor. Sind die Faszien wegen der hyperaktiven Stressreaktion chronisch verspannt, dauert es eben ein wenig länger, bis alles geschmeidig vor sich hin schnurrt und das Gewebe locker und warm wird. Zusammen mit einem Experten für Sportmedizin habe ich ein Aufwärmprogramm speziell für Fibromyalgie entwickelt. Ich habe es im Laufe der Jahre verfeinert, wende es für mich und für alle meine Patienten an. Für mich war es der entscheidende Schritt zu einem Übungsprogramm, von dem ich auch wirklich profitiere. Nachdem Maureen, die pensionierte Krankenschwester, mit diesem Aufwärmprogramm begann, war sie auch wieder in der Lage, auf dem Laufband zu laufen. Sie stellte sogar fest, dass sich ihr Trainingsprogramm positiv auf ihre Schmerzen auswirkte. Und genau das wollen wir ja erreichen!

Das Aufwärmen beginnt immer mit Tiefenatmung, um die Entspannungsreaktion in Gang zu bringen und die Faszien weicher zu machen. Das wird gefolgt von sanften Bewegungen der Zehen, dann der Knöchel, der Knie, der Hüften und schließlich der Schultern.

WIE SIE SICH RICHTIG AUFWÄRMEN

Als Erstes müssen Sie sich warm machen, und zwar buchstäblich. Erhöhen Sie Ihre Körpertemperatur, indem Sie sich in einen gut beheizten, warmen Raum setzen, eine heiße Dusche oder ein warmes Bad nehmen oder sich in eine warme Decke einkuscheln und so ein paar Minuten ruhen. Wenn Sie ins Fitnessstudio gehen, sollten Sie mehrere Schichten Kleidung übereinander tragen, die sie nach und nach ausziehen können. Beim Aufwärmen spielt die eigentliche Wärme eine große Rolle, weil schon ein leichter Temperaturanstieg die Muskeln lockerer macht.

Folgen Sie dem Aufwärm-Programm, das auf den folgenden Seiten beschrieben wird. Verbringen so viel Zeit, wie Sie möchten, in jeder einzelnen Phase, aber fokussieren Sie sich nicht zu sehr auf eine bestimmte Körperregion. Verändern Sie die Bewegungsabläufe häufig, damit Sie einen Bereich nicht unnötig belasten. Wenn sich eine Bewegung nicht gut anfühlt, können Sie diese langsamer ausführen, überspringen oder so verändern, dass es für Sie angenehm ist. Auf www.fibromanual.com können Sie ein Video mit den einzelnen Bewegungsabläufen und möglichen Variationen aufrufen.

1. **Legen Sie sich hin.** Legen Sie sich auf einer Yogamatte oder einem Teppich auf den Rücken. Die Hände liegen seitlich neben dem Körper, die Füße schulterbreit auseinander und die Beine ruhen flach auf dem Boden.

2. **Atmen Sie.** Atmen Sie langsam und tief ein und aus. Lassen Sie Ihre Beckenmuskeln entspannen und Ihren Körper weich werden. Er liegt jetzt schwer auf dem Boden.

3. **Ziehen Sie alle Zehen an.** Rollen Sie Ihre Zehen langsam ein und strecken sie dann wieder aus. Wiederholen Sie dies mit beiden Füßen ein paarmal.

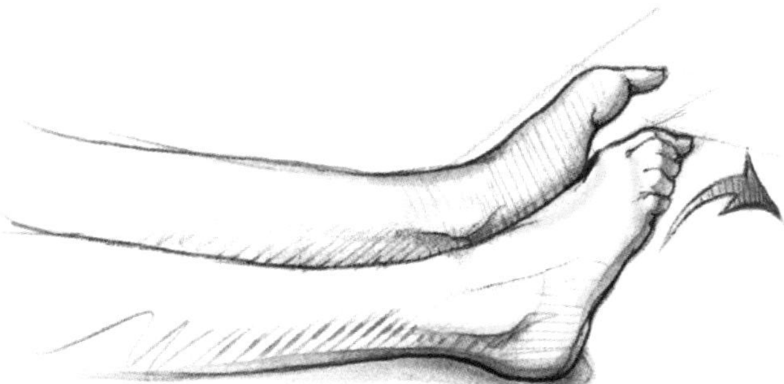

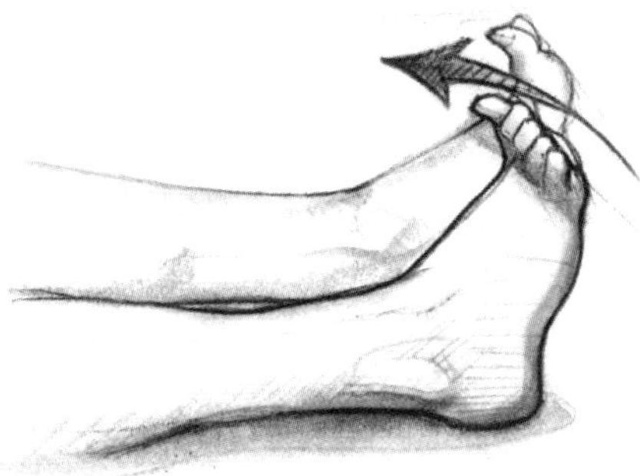

4. **Die Füße anziehen und kreisen lassen.** Beugen Sie die Knie in Richtung Brust und legen Sie die Hände auf Ihre Knie. Beugen und strecken Sie Ihre Füße langsam mehrere Male, wobei Sie Ihre Knöchel sanft, aber kontinuierlich ganz nach oben und unten durchstrecken. Ruhen Sie sich einige Sekunden aus und lassen Sie Ihre Füße dann kreisen. Ihre Füße sollten dabei einen ganzen Kreis beschreiben. Sie können beide Knöchel auf einmal oder einen nach dem anderen bewegen. (Siehe Abbildung auf der nächsten Seite.)

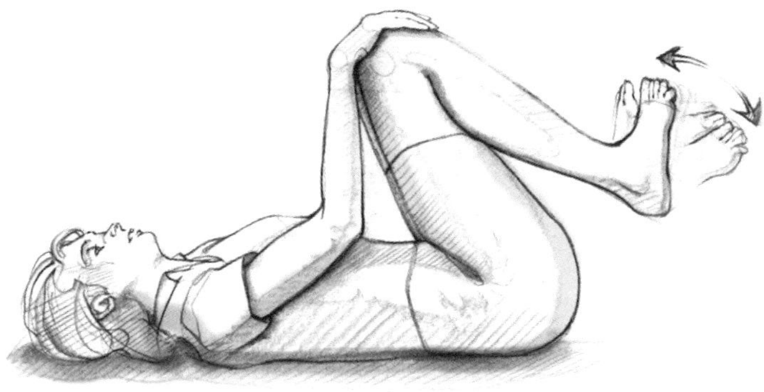

5. **Die Füße schütteln.** Bleiben Sie mit angezogenen Beinen liegen und schütteln Sie 20 bis 30 Sekunden lang Ihre Füße auf und ab. Ihre Knöchel und Beine sollten dabei so weich und wackelig sein wie Götterspeise. Wenn es für Sie bequemer ist, können Sie auch Ihre Hände unter das Kreuzbein legen, um Ihnen zusätzlich Halt zu geben.

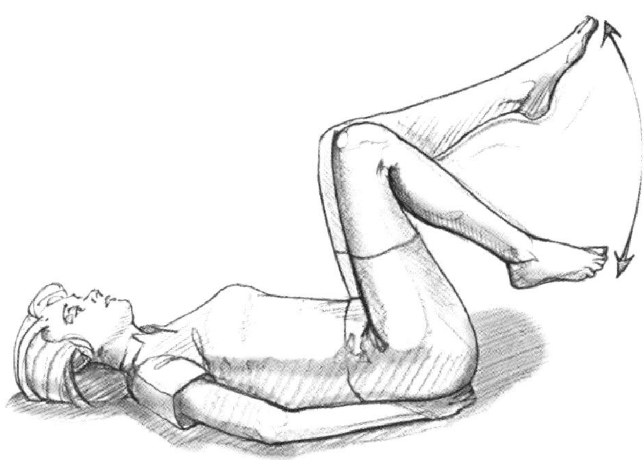

6. **Grundstellung.** Stellen Sie Ihre Füße wieder auf den Boden, die Knie bleiben gebeugt. Das ist die Grundposition.

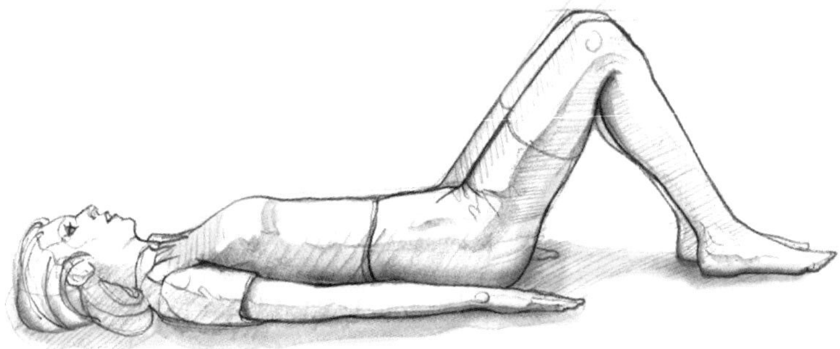

7. **Knie an die Brust.** Von der Grundposition aus bringen Sie ein Knie zur Brust und dann das Bein wieder in die Grundstellung zurück. Bringen Sie nun das andere Bein an die Brust und dann wieder in die Grundposition. Führen Sie diese Übung abwechselnd auf beiden Seiten vier- bis fünfmal durch. Wenn es für Sie angenehmer ist, können Sie Ihre Hände für zusätzlichen Halt unter das Kreuzbein legen.

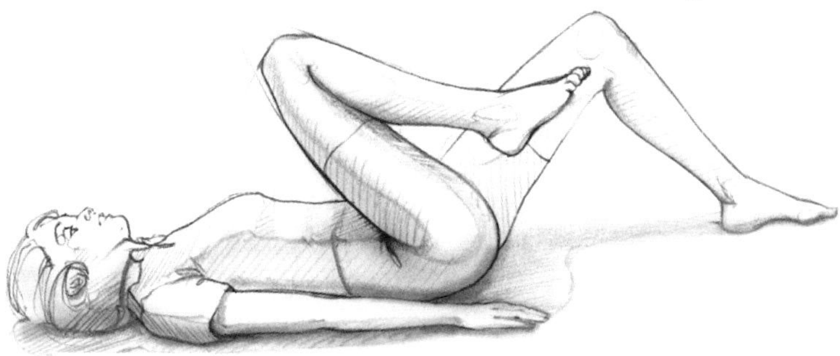

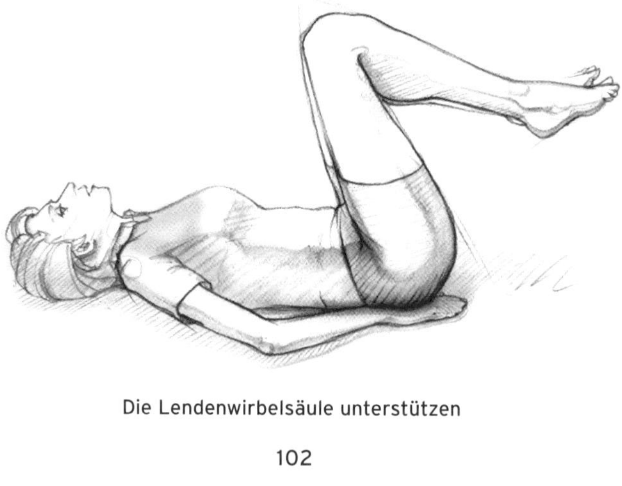

Die Lendenwirbelsäule unterstützen

8. **Brust – Ausstrecken – Brust – Ablegen.** Aus der Grundposition ziehen Sie ein Bein in Richtung Brust an. Strecken Sie das Bein dann aus und halten es wenige Zentimeter über dem Boden. Ziehen Sie das Bein wieder in Richtung Brust an und legen Sie es anschließend auf den Boden ab. Die Übungsabfolge lautet „Brust – Ausstrecken – Brust – Ablegen". Machen Sie dies mit jedem Bein jeweils vier- bis fünfmal. Legen Sie Ihre Hände unter das Kreuzbein für extra Halt.

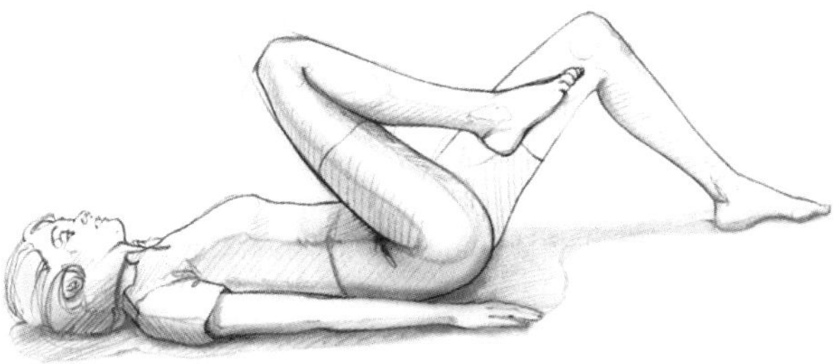

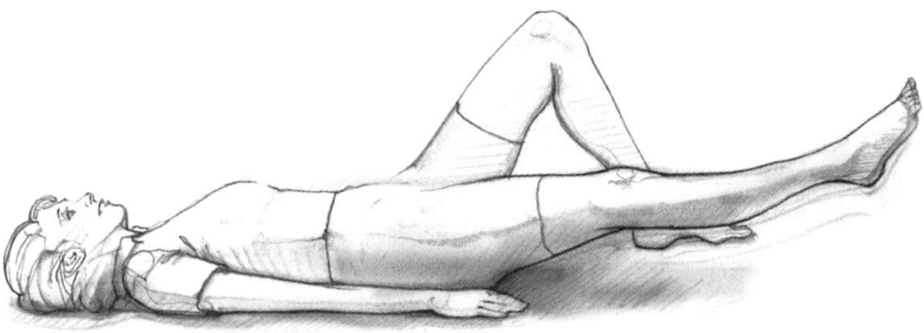

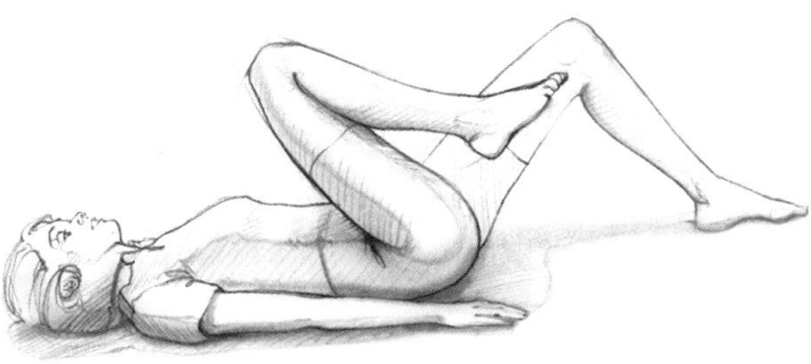

9. **Brust – Ausstrecken – Anheben – Ablegen.** Aus der Grundstellung ziehen Sie ein Bein in Richtung Brust an und strecken es wieder aus, bis es wenige Zentimeter über dem Boden schwebt. Heben Sie es dann ausgestreckt nach oben in Richtung Decke, beugen Sie es anschließend wieder und kehren Sie in die Grundposition zurück. Die Übungsabfolge lautet „Brust – Ausstrecken – Anheben – Ablegen". Führen Sie dies mit jedem Bein drei- bis viermal durch. Wenn Sie zusätzlichen Halt brauchen, können Sie Ihre Hände unter das Kreuzbein legen.

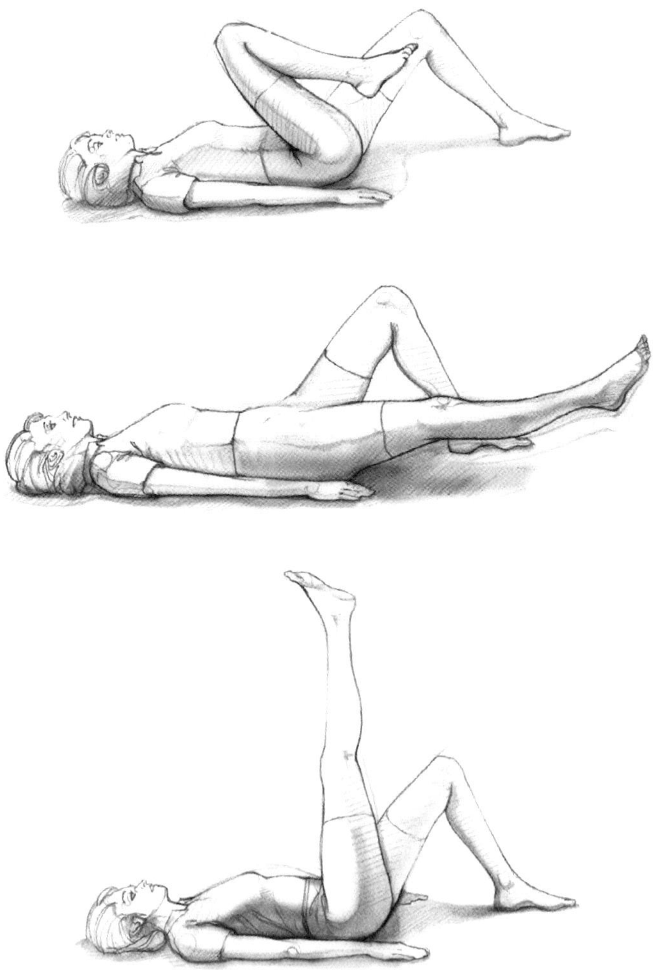

10. **Ein Bein anheben, Knöchel kreisen lassen.** Aus der Grundstellung ein Bein gerade nach oben heben. Sie können zur Unterstützung Ihren Oberschenkel dabei mit den Händen umfassen. Das andere Bein kann entweder flach auf dem Boden liegen oder im Knie gebeugt sein, mit dem Fuß flach auf dem Boden. Wählen Sie die Position, die für Sie angenehm ist. Strecken Sie die Rückseite Ihres Oberschenkels 20 bis 30 Sekunden lang und beugen und strecken Sie Ihren Fuß anschließend ein paarmal. Lassen Sie Ihren Fuß sehr langsam kreisen, beschreiben Sie mit Ihrem Knöchel dabei einen ganzen Kreis. Halten Sie Ihren Fuß kurz in jeder Stellung, bis der Kreis vollständig geschlossen ist. So werden alle Muskeln und Faszien in Fuß und Knöchel schön gedehnt. Wechseln Sie auf das andere Bein und wiederholen Sie die Übung.

11. **Im Liegen Fahrrad fahren.** Während Sie noch auf dem Rücken liegen, bringen Sie Ihre Knie zur Brust, sodass sich Knie und Füße über Ihrem Abdomen befinden. Legen Sie Ihre Hände unter das Kreuzbein, um das Becken zu stabilisieren. Machen Sie sanft kreisende Bewegungen mit den Beinen, als würden Sie in der Luft Fahrrad fahren. Versuchen Sie die Füße über der Brust zu halten und nicht über Ihrem Becken, damit der Rücken nicht unnötig belastet wird. Machen Sie diese Übung zehn Sekunden lang, legen Sie eine kurze Pause ein und üben noch einmal zehn Sekunden.

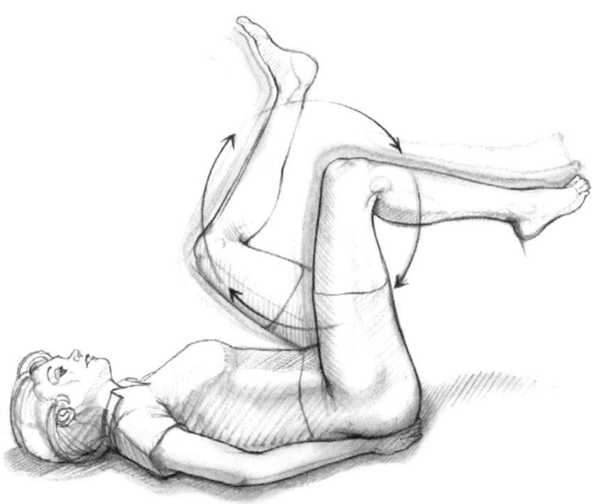

12. **Schulterrolle.** Stellen Sie sich aufrecht hin, mit den Füßen in schulterweitem Abstand. Lassen Sie die Arme locker an der Seite hängen und rollen Sie Ihre Schultern vor und zurück.

Die Aufwärmübungen haben Sie nun geschafft, das ganze Programm sollte weniger als zehn Minuten dauern. Jetzt sind Sie bereit für ein paar Dehnübungen im Stehen. Diese sind wichtig, weil Sie erst danach zum eigentlichen Training übergehen können. Im Folgenden beschreibe ich die Übungen, die ich am hilfreichsten finde. Aber vielleicht haben Sie noch andere Bereiche, an denen Sie arbeiten müssen, bevor Sie mit dem Training beginnen. Am effektivsten ist es, ein Gros der Dehnübungen im Anschluss an die Trainingsroutine durchzuführen, weil der Zugewinn für Ihre Muskeln dann am größten ist. Die Dehnübungen nach der Aufwärmung sollten nicht länger als ein bis zwei Minuten dauern, sonst werden Sie wieder abkühlen, bevor Sie mit dem Training begonnen haben.

Die Wadendehnung. Stellen Sie sich vor eine Wand, der Abstand sollte zwischen einem halben und einem knappen Meter betragen. Das Gesicht ist auf die Wand gerichtet. Lehnen Sie Ihre Unterarme an die Wand und halten Sie dabei Kopf, Hals und Wirbelsäule in einer geraden Linie.

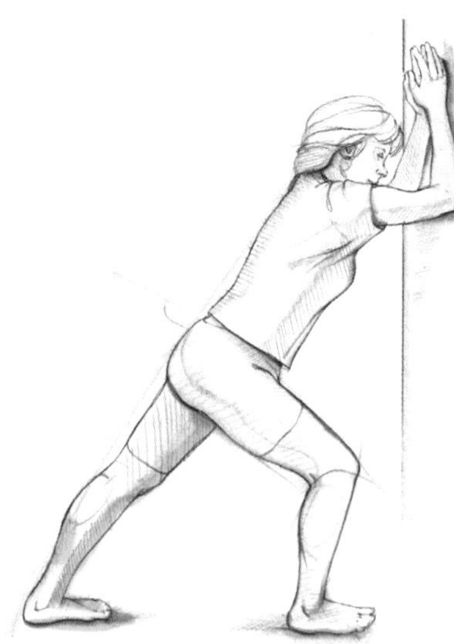

Beugen Sie nun ein Knie und führen Sie es nach vorne in Richtung Wand. Das andere Bein bleibt gerade gestreckt, mit der Ferse in Richtung Boden gedrückt. Bleiben Sie 20 bis 30 Sekunden in der Dehnung und wechseln Sie dann die Seiten. Wiederholen Sie die Dehnung mit dem anderen Bein. Diese Dehnübung ist wirklich wichtig, weil sie den Druck aus der Plantarfaszie der Fußsohle nehmen kann. Diese Faszie ist meist besonders eng und verletzungsanfällig.

Die Oberschenkel-Schienbein-Streckung. Beugen Sie sich aus der Taille heraus nach vorne, strecken Sie ein Bein nach vorne aus und stellen Sie dieses Bein mit der Ferse auf dem Boden ab. Beugen Sie das andere Bein leicht im Knie und stützen Sie Ihre Arme auf dem Oberschenkel des gebeugten Beines ab. Es ist wichtig, den Rücken während der Dehnung so gerade wie möglich zu halten. Machen Sie diese Streckung bei jedem Bein für ca. zehn Sekunden.

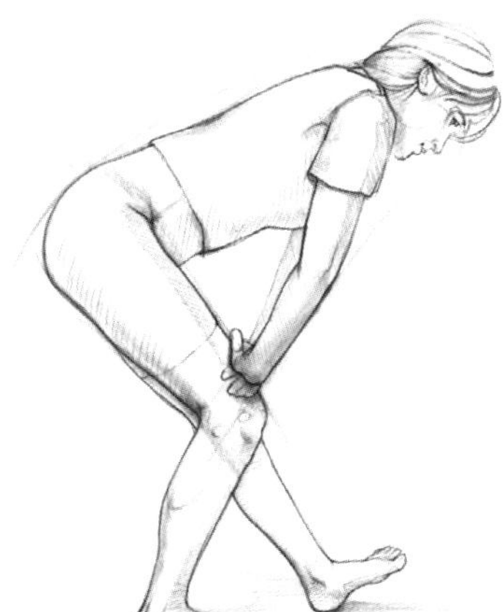

AUFGEWÄRMT - UND WAS DANN?

Viele Menschen mit Fibromyalgie sind so müde und erschöpft, dass sie nur sehr leicht und kurz trainieren können. Ich habe Patienten, die klein anfangen und zweimal pro Woche das Aufwärmprogramm machen. Dann schauen wir, was möglich ist, und arbeiten uns langsam nach vorne. Ich bitte meine Patienten immer, nur so viel zu tun, wie es ihre Kräfte zulassen. Vielleicht eine Minute langsames Gehen, gefolgt von leichten Dehnübungen. Mit der Zeit können sie ihre Trainingsroutine schrittweise ausweiten.

Die meisten Fibromyalgie Patienten (ich selbst eingeschlossen) machen den Fehler, mit einem Trainingsprogramm zu beginnen, in dem sie die üblichen 20 bis 30 Minuten absolvieren wollen, die bei Gewichtsreduktion oder Herz-Kreislauf-Erkrankungen empfohlen werden. In den Tagen danach geht es ihnen dann so schlecht, dass sie entmutigt aufgeben. Unser Ziel ist es nicht, abzuspecken oder den Kreislauf wieder in Schwung zu bringen – wir nutzen Bewegung als therapeutische Maßnahme.

Eine Patientin erzählte mir einmal, dass sie mit Wassergymnastik begonnen, aber schnell wieder aufgehört hatte, weil es ihr danach tagelang schlecht ging. Als ich sie fragte, wie viel Zeit sie denn normalerweise im Schwimmbecken verbracht hatte, sagte sie: „Neunzig Minuten. Ich habe mich in dem warmen Wasser so gut gefühlt!" Das ist ein garantiertes Rezept für eine Katastrophe! Mein Motto lautet: Fangen Sie ganz unten an und arbeiten Sie sich langsam hoch. Trainieren Sie am Anfang allein, nicht in der Gruppe, damit Sie nicht in Versuchung kommen, sich mit anderen zu vergleichen und über Ihre eigenen Grenzen hinauszugehen.

Mein persönliches Trainingsprogramm bestand am Anfang aus den Aufwärmübungen, dann nur ein paar Minuten auf dem Ellipsen-Trainer und zum Schluss ein paar Dehnungen. Über die Jahre habe ich mich auf 20 bis 25 Minuten auf dem Ellipsen-Trainer gesteigert. Immer, wenn ich eine Zeit lang nicht trainieren kann, beginne ich im Anschluss wieder mit sehr kurzen Sitzungen und baue langsam auf. Selbst wenn man sehr sachte und vorsichtig ist, ist es besser, nur alle zwei bis drei Tage zu trainieren, damit der Körper sich ausreichend erholen und reparieren kann. Sie erinnern sich: Die fehlende Tiefschlafphase und zu wenig Wachstumshormon bedeuten, dass Sie länger brauchen, um sich ausreichend zu erholen. Es ist von entscheidender Bedeutung, sich diese Zeit wirklich zu gönnen, bevor man sich wieder an die Arbeit macht.

Ich habe auch gelernt, die Dauer meiner Trainingseinheiten allmählich zu steigern, meinen Ehrgeiz ein wenig zu drosseln und auf meinen Körper zu hören, wenn die Signale auf Stopp stehen. Ich empfehle Sportarten wie langsames Gehen, einen Ellipsen-Trainer oder ein Liegefahrrad, welche nicht belasten. Viele Fibromyalgie-Patienten reagieren sehr gut auf Aquagymnastik in warmem Wasser (ca. 32 °C Wassertemperatur) (Gowans 2007). Sie kann auch zusätzliche Vorteile bieten, da sich die Wärme positiv auf Muskelschmerzen, Spasmen und Steifigkeit auswirkt.

Krafttraining wird in der Regel nicht gut toleriert, wenn überhaupt, dann nur bei niedriger Intensität. In der Tat ist es die einzige Sportart in den von mir recherchierten 80 Studien, für die kein Nutzen bei Fibromyalgie gefunden werden konnte. Wenn Sie trotzdem Krafttraining machen möchten, empfehle ich es Ihnen erst, nachdem Sie Ihre persönliche Toleranz für aerobes Training aufgebaut haben. Die Gewichte müssen leicht und die Wiederholungsintervalle sehr weit gesteckt sein. Aquagymnastik, bei der im Wasser gegen leichten Widerstand trainiert wird, bietet sich als sanfte Alternative für den Kraft- und Muskelaufbau an.

Das richtige Training bei Fibromyalgie

- Wärmen Sie sich vor jedem Training auf.
- Machen Sie nur Übungen, die Sie nicht zu sehr belasten.
- Beginnen Sie mit wenig und steigern Sie sich langsam.
- Legen Sie zwischen den Trainingseinheiten eine mindestens zweitägige Pause ein.

GLEICHGEWICHTSSINN UND BEWEGUNG

Wenn man Bewegung als medizinisches Werkzeug einsetzen möchte, muss man wissen, dass etwa die Hälfte der Menschen mit Fibromyalgie über Beschwerden mit dem Gleichgewicht klagen. Von leichten Problemen bis zu ernsten Störungen ist alles vertreten. Uns fällt es besonders schwer, das Gleichgewicht zu halten, wenn wir gleichzeitig eine Aufgabe lösen sollen, die unsere kognitiven Fähigkeiten beansprucht – wie etwa beim Gehen von hundert in Siebener-Schritten rückwärts zählen. Im Sitzen dagegen schneiden wir in allen Tests normal ab (Jones

Feb 2009). Wir wissen nicht genau, warum das so ist, aber es kann eine Folge der schlechten Signalübertragung von den Muskeln und Gelenken zum Gehirn sein. Die räumliche Körperwahrnehmung scheint gestört zu sein und das Gehirn kann nicht genau einordnen, wo im Raum der Körper sich gerade befindet. Möglicherweise ist das Gehirn durch die ständigen Schmerzsignale abgelenkt und die Kapazität für den Gleichgewichtssinn deswegen eingeschränkt.

Manche Patienten sind davon mehr betroffen als andere. Wenn Sie einen schlechten Gleichgewichtssinn haben und oft hinfallen, dann sind Übungen in Bodennähe besser für Sie. Ein Liegefahrrad, zum Beispiel, bietet sich an. Auf dem Laufband und am Ellipsen-Trainer sollten Sie sich grundsätzlich am Geländer oder an den Griffen festhalten. Sportarten, die den Gleichgewichtssinn trainieren – wie z. B. Yoga – können hilfreich sein, aber Sie müssen darauf achten, dass Sie bei Übungen im Stehen immer eine Möglichkeit zum Abstützen haben, vielleicht eine Wand oder Ähnliches. Einer meiner Patientinnen hat ein Balance-Board verbunden mit einer Spielkonsole mit integrierter Gleichgewichts- und Yogafunktion sehr geholfen. Der Spaßfaktor war für sie auch sehr hoch. Es gibt mehrere Studien, die belegen, dass die regelmäßige Nutzung des Balance-Boards den Gleichgewichtssinn verbessert und den Körper allgemein kräftigt (Nitz 2009; Clark 2010).

NIEDRIGER BLUTDRUCK UND BEWEGUNG

Viele Fibromyalgie-Patienten leiden unter niedrigem Blutdruck, der wegen der chronisch aktivierten „Kampf-oder-Flucht"-Reaktion beim Aufstehen noch weiter fallen kann (Furlan 2005). Starke Blutdruckabfälle können zu Herzklopfen, Schwindel und Ohnmacht führen. Um dies zu vermeiden, sollten Sie immer langsam aus jeder Sitz- oder Liegeposition aufstehen. Besonders beim Training müssen Sie vorsichtig sein. Versuchen Sie auch, alle zwei Stunden kleine Mengen an Protein zu sich zu nehmen. Die wirksamste Methode, die ich zur Vorbeugung kenne, ist täglich Salzwasser zu trinken, weil Salz auf natürliche Weise blutdruckfördernd wirkt (deshalb müssen Menschen mit hohem Blutdruck Ihren Salzkonsum einschränken). Nur eine kleine Prise in jedem Glas Wasser, das Sie trinken, ist ausreichend. Die Menge ist so gering, dass Sie das Salz nicht schmecken können. Stellen Sie sich einfach einen Sportdrink ohne Zucker vor. Ein Jahr, nachdem ich meine Diagnose erhalten hatte, trank ich zwanzig Gläser Wasser am Tag und fühlte mich immer noch dehydriert und oft am Rande der Ohnmacht. Diese Symptome verschwanden, nachdem mein Naturheilkundler mir Salzwasser empfohlen hatte. Ich finde, dass das tatsächlich meinen Durst sehr gut löscht und ich tagsüber *weniger* häufig Wasser lassen muss. Das Salz hält das Wasser im Blutkreislauf und hebt den Blutdruck in den normalen Bereich. Wenn Sie Fibromyalgie und hohen Blutdruck haben, sollten Sie erst mit Ihrem Arzt sprechen, bevor Sie anfangen, Salzwasser zu trinken.

AUFWÄRMEN - EINE KURZE WIEDERHOLUNG

Ich kann mir die Reihenfolge der Aufwärmübungen nie merken und habe immer eine kurze Liste dabei, wenn ich ins Fitnessstudio gehe. Hier habe ich das Programm kurz zusammengefasst. Sie können die Liste fotokopieren und mitnehmen oder als Gedankenstütze zu Hause aufhängen. Auf www.fibromanual.com habe ich ein Video für Sie hochgeladen, das Sie durch das Aufwärmprogramm führt.

Das Aufwärmprogramm

1. Legen Sie sich hin
2. Atmen Sie tief ein und aus
3. Zehen anziehen
4. Füße anziehen und kreisen lassen
5. Füße schütteln
6. Grundstellung
7. Knie an die Brust
8. Brust - Ausstrecken - Brust - Ablegen
9. Brust - Ausstrecken - Anheben - Ablegen
10. Ein Bein anheben, Knöchel kreisen lassen
11. Im Liegen Fahrrad fahren
12. Schulterrolle

DAS KÖNNEN SIE SELBST TUN

- Üben Sie das Aufwärmprogramm mithilfe des Videos auf www.fibromanual.com
- Bitte achten Sie darauf, mit wenig anzufangen und die Übungen sehr langsam zu steigern.
- Wenn Sie niedrigen Blutdruck haben oder Schwindel, lösen Sie einen Viertel Teelöffel Salz in 470 ml Wasser auf und trinken Sie mindestens zweimal täglich davon.

DAS SOLLTEN SIE MIT IHREM ARZT BESPRECHEN

- Fragen Sie ihn, ob Ihre körperliche Verfassung ein Trainingsprogramm zulässt.
- Wenn Sie hohen Blutdruck haben, sollten Sie mit Ihrem Arzt sprechen, bevor Sie Salz in Ihr Trinkwasser geben.

KAPITEL 12

REPARATUR: DIE VERKLEBTEN FASZIEN LOCKERN

Ich fühle mich, als hätte ich Knoten in meinen Muskeln.

—FAST JEDER MENSCH MIT FIBROMYALGIE

Zuerst haben wir daran gearbeitet, die Nahrungsaufnahme und -verwertung zu verbessern. Dann haben wir uns auf die Durchblutung des Gewebes mithilfe von Bewegung fokussiert. In der letzten Phase des Reparaturvorgangs geht es darum, die strukturelle Integrität des myofaszialen Systems (Muskeln und Faszien) wiederherzustellen, in dem wir die engen, schmerzhaften Verwachsungen lösen. Bei der Fibromyalgie führt die ständige „Kampf-oder-Flucht"-Bereitschaft dazu, dass sowohl die Muskeln als auch die Faszien dauerhaft angespannt und kampfbereit sind. Man könnte die Faszien auch als eine aus Bindegewebe bestehende „Rüstung" des Körpers bezeichnen, die sich sofort anspannt, sobald sie die entsprechenden Signale von den vielen Nervenenden erhält, die durch den ganzen Körper verlaufen. Das gibt dem Körper in Krisenzeiten genügend Kraft und kann kurzfristig lebensrettend sein. Aber die dauerhafte Straffung der Faszien, wie wir es bei Fibromyalgie beobachten können, führt letztendlich zu entzündlichen Vorgängen im Gewebe, schmerzhaften Verwachsungen und Knoten, die auch als Triggerpunkte bezeichnet werden. Patienten mit Fibromyalgie haben ausgeprägte Muskelanomalien, die nicht den Muskel selbst betreffen, sondern das Bindegewebe, das den Muskel umgibt – die Faszie. In Gewebeproben sind ungewöhnlich viel Kollagen und eine außergewöhnlich hohe Anzahl an Immunzellen enthalten.

Es gibt immer mehr Anhaltspunkte dafür, dass die typischen Muskelschmerzen der Fibromyalgie von den Faszien ausgehen. Dies wird sowohl von meinen persönlichen und klinischen Erfahrungen als auch durch meine wissenschaftlichen Forschungen untermauert (Liptan

2010). Interessanterweise ist diese Theorie eigentlich gar nicht so neu. Vor über hundert Jahren stellte ein Arzt namens William Gowers die These auf, dass eine „Entzündung des weißen Fasergewebes“ die Ursache der Schmerzen bei Fibromyalgie sei (damals sprach man von Fibrositis oder chronischem Rheumatismus) (Gowers 1904). Seine Theorie wurde bestätigt, als in Gewebeproben dieser Patienten tatsächliche Veränderungen im Bindegewebe gefunden wurden (Stockman 1904). Die Forschung verlagerte ihren Schwerpunkt dann von den Muskeln auf das Gehirn – bis vor Kurzem belegt werden konnte, dass die Myofasziale Triggerpunkttherapie (eine Form der manuellen Therapie, die gezielt auf die Faszien wirkt) bei Fibromyalgie-Patienten zu einer dauerhaften Schmerzreduktion führt.

Zwei europäische Studien fanden heraus, dass die Patienten nach zwanzig Behandlungen mit Myofaszialer Triggerpunkttherapie (in der die die Muskeln umgebenden Faszien sanft gedehnt werden) von einer deutlichen Schmerzreduktion berichteten. Besonders großartig ist die Tatsache, dass die Linderung der Schmerzen nachhaltig war. Bei Kontrollen nach jeweils vier Wochen und sechs Monaten im Anschluss an die letzte Behandlung waren die Schmerzen immer noch deutlich weniger (Castro-Sanchéz, Sept 2011). Ich selbst leitete eine Pilotstudie, mit der diese Ergebnisse bestätigt werden konnten. In unserer Untersuchung stellten wir fest, dass die Myofasziale Triggerpunkttherapie (MFR) die Schmerzen viel besser linderte als die klassische schwedische Massage (Liptan 2013).

Die Triggerpunkttherapie ist bei Weitem die wirksamste Behandlungsmethode, die ich gefunden habe. Mit ihr lassen sich die Faszien besser lösen und die Schmerzen bei Fibromyalgie wirksamer reduzieren. Als ich nach meiner eigenen Diagnose über diese Behandlungsform gestolpert war, konnte ich eine enorme Verbesserung meiner Schmerzen, insbesondere in Rücken, Nacken und Kiefer feststellen. Auch mein ganzer Körper fühlte sich danach anders an, denn mein Gewebe begann sich endlich zu entspannen. Nach jeder Behandlung konnte ich mehrere Nächte lang besser schlafen und wachte ausgeruht auf. Wenn ich heute aus medizinischer Sicht auf diese Zeit zurückblicke, half die Therapie, mein chronisch erregtes „Kampf-oder-Flucht“-Nervensystem zu beruhigen und damit mein Gewebe zu entspannen. Tatsächlich konnte in mehreren Studien beobachtet werden, dass eine sanfte Dehnung der Faszien die Entspannungsreaktion beeinflusst (Cottingham 1988). Wenn ich auch nur wenige Minuten damit verbringe, auf einem Ball oder einer Schaumstoffrolle myofasziale Trigger-Übungen zu machen, merke ich sehr schnell, dass ich entspanne und nicht mehr so verknotet bin. Ich habe herausgefunden, dass ich am besten mit meinem Gehirn ins Gespräch kommen kann, wenn ich über meine Faszien kommuniziere!

Wie Sie Ihre Faszien entknoten können

- Myofasziale Triggerpunkttherapie
- Strukturelle Integration (Rolfing)
- Myofasziales Strecken (Self-Myofascial Stretching)
- Yin Yoga
- Triggerpunkt-Injektionen oder Trockenes Nadeln
- Mikrostromtherapie
- Sanfte Bewegung

WAS GENAU SIND DIE FASZIEN?

Bevor wir uns in die Behandlung von Faszien vertiefen, sollten wir einen Schritt zurück gehen, um mehr über diese faszinierende Struktur unseres Körpers zu erfahren, die vom wissenschaftlichen Etablissement bis vor Kurzen weitgehend ignoriert wurde. Wenn Sie Ihren Arzt über die Faszien befragen, wird er Ihnen wahrscheinlich gar nicht so viel dazu sagen können. „In den medizinischen Fachbüchern werden die Faszien kaum erwähnt und auf anatomischen Abbildungen sind sie kaum zu sehen“ (Grimm 2007).

Als ich im Medizinstudium zum ersten Mal einen Kadaver sezieren musste, war ich bestürzt darüber zu sehen, dass jeder Muskel von einer festen und wunderbar weißlich schimmernden Hülle umschlossen war. Sie kennen Faszien, denn Sie haben bestimmt schon einmal eine Hühnerbrust klein geschnitten und das durchsichtige Bindegewebe entfernt. Als Faszie bezeichnet man das Bindegewebe, das jeden Muskel des Körpers einhüllt und stützt. Diese Bindegewebshülle bildet auch die Sehnen, die den Muskel am Knochen befestigen. Jedes Muskelfaserbündel, aber auch jede einzelne Muskelfaser ist von diesem Bindegewebe umgeben. Jeder Muskel besteht aus Tausenden langen Fasern, die in mehrere Lagen Bindegewebe eingewickelt sind und straff gezurrte Bündel bilden. Wenn Wissenschaftler eine Muskelbiopsie durchführen, können sie die eigentlichen Muskelzellen in einem chemischen Medium auflösen und die Faszie, ein filigranes Wabengeflecht aus Bindegewebe, untersuchen. Dieses Gewebenetz ist hochgradig schmerzempfindlich und enthält tatsächlich mehr Nervenenden als der Muskel selbst (Stecco 2007; Kellgren 1938; Bonica 1990).

Jede Faszie besteht aus einem dickflüssigen Gel, der sogenannten extrazellulären Matrix, und Zellen, die man als Fibroblasten bezeichnet. Diese Zellen sondern die Bestandteile des „Glibbers", der sie umgibt, ab und produzieren auf diese Weise sowohl feste Kollagenstränge als auch dehnbare Fasern aus Elastin. Stellen Sie sich die Fibroblasten als Spinne vor, die ein Netz aus extrazellulärer Matrix webt. Es ist diese gelartige Beschaffenheit der Faszien, die sie bei anhaltender An- oder Verspannung immer fester werden lässt. Aber mit anhaltendem, sanftem Druck kann dieses Gel wieder in einen weicheren, elastischeren Zustand zurückversetzt werden. Und genau hier setzt die Myofasziale Streckung/Triggerpunkttherapie an.

DIE VERSPANNUNG IN DEN FASZIEN LÖSEN

Eine Faszie besteht aus einem dichten Gel, dessen Konsistenz ein wenig an Karamell erinnert, und das nur durch langsamen und anhaltenden Druck geformt bzw. gedehnt werden kann. Die Fibroblasten im Inneren des Gels reagieren positiv auf langsame Dehnung, indem sie Substanzen absondern, die den Heilungsprozess im Gewebe beschleunigen. Es gibt verschiedene manuelle Therapien, die genau die richtige Form und Menge an Druck einsetzen, der zur Stimulation der Fibroblasten und zur Lockerung dieser verspannten und dichten Körperregionen nötig ist. Als wichtigste Behandlungsmethode empfehle ich die Myofasziale Triggerpunkttherapie, eine Kombination aus anhaltendem, manuell induziertem Strecken und längerer sanfter Dehnung. Studien zeigen, dass der Druck im Rahmen einer Myofaszialen Triggerpunktbehandlung die Gewebeheilung beschleunigt und Entzündungen reduziert (Cao 2015). Bei einer Standardmassage werden die Fibroblasten hingegen nicht stimuliert und die Verspannung in den Faszien nicht gelöst. Die Vermutung liegt nahe, dass die meisten Fibromyalgie-Patienten aus diesem Grund *nicht* gut auf klassische Massagetechniken ansprechen.

Wenn Sie Ihren Kopf jetzt sanft zur Seite beugen, als wollten Sie Ihr Ohr auf der Schulter ablegen, werden Sie auf der gegenüberliegenden Seite Ihres Nackens von der Schulter bis zum Kiefer ein Ziehen oder Dehnen verspüren. Was Sie spüren, ist nicht wirklich die Dehnung eines Muskels, denn es gibt keinen einzigen Muskel, der von Ihrer Schulter zum Ohr verläuft, sondern eine Dehnung der Faszie, die alle zwischen diesen beiden Punkten verlaufenden Muskeln umschließt. Wenn nun ein fachlich geschulter Therapeut eine Hand auf Ihre Schulter legt und die andere auf den Kiefer und so einige Minuten verharrt, kann die damit einhergehende sanfte Dehnung die Verspannungen in diesem Bereich lösen.

Ich empfehle meinen Patienten, mindestens zwei bis drei myofasziale Behandlungen auszuprobieren, um zu sehen, ob es ihnen hilft. Es kann vorübergehend zu Muskelkater kommen, ähnlich dem, den Sie nach einem intensiven Training haben. Aber innerhalb von ein bis zwei Tagen nach der Behandlung sollten Ihre Muskelschmerzen deutlich besser sein als vorher. Wenn Sie merken, dass diese Therapie Ihnen hilft, schlage ich vor, dass Sie sich acht Wochen lang ein- bis zweimal pro Woche behandeln lassen, ähnlich wie bei der Physiotherapie. Im Anschluss kann die Behandlung je nach Bedarf weitergeführt werden. Die meisten Therapeuten werden Ihnen Übungen am Ball oder anderen Hilfsmitteln für zu Hause mitgeben, damit Sie auch zwischen den Behandlungsstunden üben und den Effekt maximieren können.

FAQ: Ist die Myofasziale Triggerpunkttherapie das Gleiche wie Tiefengewebsmassage?

Leider ist der Begriff „Myofasziale Triggerpunkttherapie" als Oberbegriff für Tiefengewebsmassage weit verbreitet. Es gibt auch viele Therapeuten, die beide Therapien für austauschbar halten. Manche Fitnesstrainer bieten Übungen an der Schaumstoffrolle an, die sie als „myofasziales Release" bezeichnen. Weder die Tiefengewebsmassage noch die Arbeit mit der Schaumstoffrolle ist bei Fibromyalgie hilfreich. Wenn ich von Myofaszialer Triggerpunkttherapie spreche, meine ich das sanfte und anhaltende Dehnen der Faszien nach der Methode von John F. Barnes. In den Quellenangaben finden Sie weiterführende Informationen, wie Sie einen ausgebildeten Therapeuten in Ihrer Nähe finden.

Es gibt mehrere Möglichkeiten, selbst an der Faszien-Dehnung zu arbeiten und genauso davon zu profitieren wie bei der professionell durchgeführten Myofaszialen Triggerpunkttherapie. Ideal wäre eine Kombination aus beidem, aber wenn das nicht möglich ist, werden Sie auch dann Verbesserungen feststellen können, wenn Sie die Dehnübungen allein zu Hause durchführen. Am Ende des Kapitels finden Sie zusätzliche Anregungen für die Anwendung zu Hause. Vielleicht sind ja diese Selbsthilfeübungen der wichtigste Schritt in Ihrem persönlichen Schmerzmanagement. In meiner Klinik sind sie zentraler Bestandteil eines jeden Behandlungsplanes.

Sie können ganz einfach selbst anfangen, indem Sie einen kleinen, weichen Ball unter eine beliebige schmerzhafte und verspannte Stelle im Körper legen. Lassen Sie Ihren Körper einige Minuten lang mit dem ganzen Gewicht auf den Ball sinken, um den richtigen, kontinuierlichen Druck zu erreichen, der auch bei der Myofaszialen Triggerpunkttherapie eingesetzt wird.

Außerdem empfehle ich den Einsatz eines kleinen, weichen Kissens aus Schaumstoff, das Sie unter Ihren Nacken oder Rücken (entweder im Halswirbelbereich oder am Kreuzbein) legen, um so eine schöne myofasziale Dehnung stimulieren zu können. Mit dieser Methode kann man auch sehr gut die Entspannungsreaktion anregen, wie auf Seite 50 beschrieben. Schon drei Minuten pro Tag reichen aus, um die Schmerzen zu reduzieren und die Entspannung zu fördern.

WEITERE BEHANDLUNGSMÖGLICHKEITEN FÜR DIE FASZIEN

Strukturelle Integration, auch Rolfing genannt, ist eine manuelle Therapie, die die Behandlung der Faszien etwas anders angeht. Rolfing wurde vor über 50 Jahren entwickelt und konzentriert sich auf die Faszien an den Gelenken, wobei die Behandlung in einer Serie von zehn bis zwölf Sitzungen darauf abzielt, die Körperhaltung zu korrigieren und die Stellung der Gelenke neu auszurichten. Eine meiner Patientinnen profitierte so sehr von dieser Methode, dass sie sich zur Rolfing-Therapeutin ausbilden ließ und nun selbst Fibromyalgie-Patienten behandelt.

Eine ähnliche Therapieform ist die Osteopathie, die mit einer Kombination aus sanfter Dehnung und Druck auf Muskeln und Gelenke arbeitet.

Yin Yoga ist eine langsame, sanfte Variante des Yoga, bei dem Muskeln und Gelenke mithilfe von Kissen und Polstern in eine bequeme

Position gebracht werden. Das macht die Faszien geschmeidig und weich. Informieren Sie sich über Kurse für Yin Yoga in Ihrer Nähe oder schauen Sie sich Videos an, um die Stellungen zu lernen und üben.

Sanftes Aerobic mit Dehnübungen kann ebenfalls Verspannungen in den Faszien lösen, aber achten Sie bitte darauf, sich vor den Übungen sorgfältig aufzuwärmen, wie Sie es im vorigen Kapitel gelernt haben.

MIKROSTROMTHERAPIE

Eine niedrig dosierte elektrische Stimulation – Mikrostrom – wirkt sich ebenfalls positiv auf die Faszien aus. Die in der Therapie eingesetzten Stromstöße sind so gering, dass wir sie nicht spüren können, und liegen deutlich unter dem, was im Rahmen einer transkutanen elektrischen Nervenstimulation (TENS) eingesetzt wird. Der Mikrostrom bringt Muskeln und Faszien in Schwingung, löst Verklebungen und macht verspannte Stellen wieder geschmeidig. Außerdem regt er die Gewebereparatur an. Bei Ratten hat man festgestellt, dass er das ATP (den Energieträger der Zellen) um das 500-Fache erhöht. Außerdem stimuliert er die Proteinproduktion und fördert die Bewegung, beides wichtige Faktoren für die Gewebsreparatur (Cheng 1982). In einer Studie konnten die myofaszialen Nackenschmerzen nach acht Behandlungswochen auf einer Skala von durchschnittlich sieben auf zwei reduziert werden (McMakin 1998). Eine weitere Studie berichtete über ähnliche Ergebnisse für myofasziale, durch Triggerpunkte ausgelöste Schmerzen im Kreuzbeinbereich (McMakin 2004).

Man geht auch davon aus, dass Mikrostrom Entzündungen im Gewebe reduzieren kann. Forschungsprojekte mit Fibromyalgie-Patienten haben gezeigt, dass diese Behandlungsmethode Schmerzintensität und Entzündungsmarker im Blut senkte (McMakin 2005). Es gibt mittlerweile Physiotherapeuten, die eine Myofasziale Triggerpunkttherapie mit Mikrostrombehandlungen ergänzen, indem sie diese entweder vor oder nach der Triggerpunkttherapie anwenden. Diese Kombination scheint bei manchen Patienten besondere Vorteile zu bringen.

TRIGGERPUNKTE

Myofasziale Triggerpunkte sind „Hot Spots" in den Faszien, die umliegende Muskelzellen irritieren und sie so zur Kontraktion veranlassen. Triggerpunkte entstehen oft infolge einer Verletzung, mechanischer

Belastung oder wiederholter Mikrotraumata – alles Ereignisse, die die Faszien verspannt und „klebrig" machen. Die Kombination zusammengezogener Muskelzellen und verklebter Faszie erzeugt einen straffen, schmerzhaften Knoten oder Strang. Diese „Hot Spots" entwickeln sich bevorzugt in Faszien, die sowieso schon verspannt und gereizt sind. Triggerpunkte sind bei Fibromyalgie oft anzutreffen. In einer Studie wurden bei Probanden mit Fibromyalgie durchschnittlich zwölf solcher Punkte gefunden, in der gesunden Kontrollgruppe dagegen maximal einer (Alonso-Blanco 2011).

Wenn man den Behandlungsschwerpunkt auf diese Triggerpunkte legt, kann man lokale Muskelschmerzen verringern. Am effektivsten sind Behandlungen, die das Gewebe physisch manipulieren, sei es durch Dehnen, Massieren oder Einführen einer Nadel. Stellen Sie sich einen Pullover vor, in dem ein Faden gezogen ist und sich zu einem Knäuel zusammenzieht. Man kann dieses Knäuel oder Knoten nur lösen, indem man den Faden entwirrt und wieder an seinen Platz schiebt. Ein Triggerpunkt funktioniert ähnlich wie dieses Knäuel im Pullover und die klebrigen Fasern müssen manuell gelockert oder gelöst werden, damit der Muskel sich wieder entspannen kann.

Triggerpunkt-Injektionen – das Einführen einer betäubenden Arznei mithilfe einer Nadel – können diese Verknotungen lösen und bieten nachweislich eine effektive Therapie bei Fibromyalgie (Staud 2014). In einer Studie konnte beobachtet werden, dass Injektionen in das umliegende Gewebe der Triggerpunkte – nicht direkt in die Punkte selbst – die Schmerzen im Vergleich zu Placebo-Injektionen deutlich reduzierten (Affaitati 2011). Eine andere Studie zeigte eine Verringerung der Schmerzen und eine erhöhte Beweglichkeit bei Fibromyalgie-Patienten nach der Triggerpunkt-Injektion (Hong 1996). Es gibt auch Physiotherapeuten, die das sogenannte „Dry Needling" (trockenes Nadeln) anbieten. Bei dieser Vorgehensweise werden die Triggerpunkte ohne betäubende Substanz manipuliert. Auch das hat sich als wirksam herausgestellt, wobei die Zugabe betäubender Arzneimittel die Intensität und Dauer des Schmerzes nach der Injektion deutlich verringert (Hong 1994).

Fokussierter, intensiver Druck mit den Fingern und einige andere Massagetechniken können die Verknotungen ebenfalls auflösen. Bei einer Technik namens „Spray and Stretch" wird ein leicht betäubendes Medikament auf die Haut aufgesprüht und dann eine intensive Dehnung durchgeführt, um den Triggerpunkt zu lockern.

DAS KÖNNEN SIE SELBST TUN

- Informieren Sie sich über die Myofasziale Triggerpunkttherapie nach John F. Barnes oder finden Sie einen Therapeuten in Ihrer Nähe (www.therapeuten.de/therapien/triggerpunkttherapie.html und www.triggerpunkt-therapie.eu).
- Wenn Sie mehr über Rolfing wissen möchten, suchen Sie auf rolfingverband.de nach einem Therapeuten in Ihrer Nähe.
- Osteopathische Ärzte (DO) finden Sie auf www.osteopathie.de/de-therapeuten-therapeutenliste.html.
- Mehr über die Selbstbehandlung bei Fibromyalgie erfahren Sie in dem Buch *Myofascial Stretching: A Guide to Self-Treatment* von Jill Stedronsky und Brenda Pardy.
- Auf www.craniocradle.com finden Sie (englischsprachige; Anm. d. V.) informative Videos über myofasziales Strecken.
- Wenn Sie mehr zum Thema Triggerpunkte erfahren möchten, empfehle ich *Healing Through Trigger Point Therapy: A Guide to Fibromyalgia, Myofascial Pain and Dysfunction* von Devin J. Starlanyl und John Sharkey und *Arbeitsbuch Triggerpunkttherapie: Die bewährte Methode zur Linderung von Muskelschmerzen* von Clair Davies und Amber Davies.

DAS SOLLTEN SIE MIT IHREM ARZT BESPRECHEN

- Bitten Sie ihn um ein Rezept für Myofasziale Triggerpunkttherapie. Diese wird in der Regel von Massage- oder Physiotherapeuten durchgeführt. Wenn Sie ein Rezept dafür haben, werden die Kosten von den Krankenkassen übernommen.
- Bitten Sie Ihren Arzt, Ihnen die Triggerpunkte zu zeigen. Sollten Sie welche haben, können Sie das Thema Triggerpunkt-Injektionen ansprechen. Wenn Ihr Arzt diese nicht selbst durchführt, lassen Sie sich eine Überweisung zu einem Facharzt für Schmerztherapie, Physikalische Medizin und Rehabilitation oder Sportmedizin geben.

KAPITEL 13

REGENERATION: ENERGIEPRODUKTION

Nachdem Ihr Körper Nährstoffe aus der Nahrung aufgenommen hat, muss er diesen Brennstoff in Energie für die Körperzellen umwandeln. Bei Fibromyalgie ist diese Energieproduktion aus dem Gleichgewicht geraten und damit sehr ineffizient. Das wirkt sich besonders verheerend auf Gewebe aus, das sehr viel Energie benötigt – die Muskeln und das Gehirn (McClave 2001). Zusammen verbrauchen sie fast die Hälfte der gesamten Körperenergie. Es überrascht daher nicht, dass sich die Symptomatik der Fibromyalgie vor allem auf diese beiden Bereiche konzentriert. Wenn unsere Gehirnzellen nicht mehr genügend Energie produzieren, um mit dem Bedarf des Körpers Schritt zu halten, werden wir müde. Umgekehrt haben wir Muskelschmerzen und fühlen uns schwach, wenn die Muskelzellen nicht genügend Energie herstellen können. Im Vergleich zu gesunden Menschen enthalten die Muskeln von Fibromyalgie-Patienten geringere Mengen des Energieträgers ATP, gleichzeitig haben diese eine verringerte Toleranz für körperliche Anstrengung, d. h. sie ermüden schneller (Park 1998; Gerdle 2013; Bachasson 2013). Die Umwandlung der Nährstoffe in Energie ist ein wichtiger Bestandteil der Wiederherstellung der Balance, damit Muskelschmerzen und Müdigkeit effektiv umgangen werden.

EIN AUS DEM GLEICHGEWICHT GERATENER ENERGIEHAUSHALT

Eine einzelne Zelle im menschlichen Körper kann bis zu tausend Mitochondrien enthalten, die wie der Motor eines Kraftfahrzeugs funktionieren. Die Nahrung, die wir aufnehmen, kann man mit dem Treibstoff vergleichen. Wie weit man mit einem Tank voller Treibstoff fahren kann, hängt davon ab, wie effizient der Motor den Treibstoff in Energie umwandeln kann – das drückt sich im Kraftstoffverbrauch aus. Bestimmte Substanzen, die während der Stressreaktion ausgeschüttet werden, haben eine ausgeprägte Wirkung auf die Energiegewinnung, indem sie die Mitochondrien sehr schnell, aber dafür ineffizient, anregen, Treibstoff herzustellen (Elenkov 2000).

Das Gehirn ist der größte Energiekonsument im Körper, hat aber im Verhältnis zu anderen Organen weniger Mitochondrien. Daher müssen die Mitochondrien im Gehirn besonders hart arbeiten, was dieses Organ aber besonders empfindlich für mitochondriale Funktionsstörungen macht. Geistige Benebelung und Müdigkeit sind ein Zeichen, dass das Gehirn nicht ausreichend mit Energie versorgt wird. Auch die Muskelzellen leiden darunter, denn die sympathischen Nerven („Kampf-oder-Flucht") signalisieren diesen, dass sie aus dem gespeicherten Treibstoff so viel Energie wie möglich herstellen sollen, um die Bedrohung abwehren zu können. Durch die anhaltende Muskelanspannung wird Treibstoff verbraucht, wie bei einem Auto, das ständig im Leerlauf fährt, eine miserable Laufleistung hat und sehr viel Benzin verbraucht! Diese dauerhafte Verschwendung von Muskelenergie bedeutet, dass man Nährstoffe schneller aufbraucht, als dass man sie ersetzen kann. Es häufen sich Abfallprodukte im Gewebe an, die Schmerzen verursachen. Aus diesem Grund haben wir uns so ausführlich damit beschäftigt, die Verspannungen in Muskeln und Faszien zu lösen, damit der Motor endlich nicht mehr im Leerlauf laufen muss.

DIE FUNKTION DER MITOCHONDRIEN VERBESSERN

Um die Energieproduktion wieder ins Gleichgewicht zu bringen, müssen wir hochwertigen Kraftstoff aus der Nahrung ziehen, damit der Kraftstoffverbrauch in den Kraftwerken unserer Zellen wieder optimiert werden kann. Durch das langsame Einführen aerober Sportübungen werden die Muskeln trainiert, in der Energiegewinnung wieder effizienter zu werden, und die Zahl der Mitochondrien in jeder Muskelzelle steigt. Es ist, als würden Sie Ihr Auto mit ein paar Motoren extra ausstatten! Bewegung hilft auch, alte und kranke Mitochondrien zu entsorgen (Ding 2013). Es gibt immer mehr Indizien dafür, dass Bewegung auch jenseits der Muskeln die Produktion neuer Mitochondrien ankurbeln kann, einschließlich solcher in Leber, Gehirn und Nieren (Little 2011).

Um Ihre persönliche Laufleistung verbessern zu können, müssen wir alles, was den Mitochondrien schadet, verbannen. Anschließend führen wir Nährstoffe ein, die sich positiv auf die Energiegewinnung auswirken. Mitochondrien benötigen zur Energiegewinnung Glukose und Sauerstoff. Alles, was den Zugang zu diesen beiden Faktoren einschränkt, behindert auch die Energiegewinnung. Sind zum Beispiel nicht genügend rote Blutkörperchen vorhanden, um Sauerstoff zu anderen Zellen zu transportieren – das ist bei der Anämie der Fall – wird auch die Energieproduktion der Mitochondrien nachteilig beeinflusst. Auch bei Rauchern ist die Versorgung mit Sauerstoff nicht gewährleistet und bei Krankheiten wie Diabetes oder Prädiabetes fällt es dem Körper schwer, genügend Glukose aus dem Blut in die Zellen zu transportieren. Das macht es auch für die Mitochondrien schwer, genügend Energie zu produzieren. Wenn Sie Ihre Energiegewinnung optimieren möchten, sollten Sie mit dem Rauchen aufhören und Ihren Blutzucker auf gesunde Werte einstellen.

Sie können Ihre Mitochondrien in puncto Energiegewinnung auch unterstützen, indem Sie ihnen gut verwertbaren Treibstoff zur Verfügung stellen. Mitochondrien funktionieren am besten, wenn die Blutzuckerwerte stabil sind. Lassen Sie also keine Mahlzeiten aus und nehmen Sie öfter einen Proteinsnack zu sich. Außerdem lieben Mitochondrien gesunde Fette. Mit Nahrungsmitteln, die reich an Omega-3-Fettsäuren sind, können Sie ihnen auf die Sprünge helfen. Dazu gehören Eigelb, Fische aus kalten Gewässern, wie z. B. Lachs, und Rindfleisch aus Weidehaltung. Verwenden Sie in Ihrer Küche hochwertige Öle, wie z. B. Kokos- und Olivenöl, die Sie zum Kochen oder kalt verarbeiten können. Untenstehend habe ich zehn „Superfoods" für die Mitochondrien aufgelistet. Ihre Mitochondrien hegen auch eine besondere Vorliebe für eine Zuckerart, die unter dem Namen D-Ribose bekannt ist. Eine Supplementierung (in der Regel 5 mg zwei- bis dreimal täglich) erhöht nachweislich die Energie und lindert die Schmerzen (Teitelbaum 2006). Ich habe feststellen können, dass D-Ribose bei Patienten besonders hilfreich ist, die nach dem Training unter ausgesprochener Erschöpfung und Muskelschwäche leiden.

Wir können die Energiegewinnung auch durch eine gezielte Einnahme bestimmter Nährstoffe (Carnitin, CoQ10 und Alpha-Liponsäure) effizienter machen, indem die Mitochondrien angeregt werden, mehr Energie aus der gleichen Menge Treibstoff herzustellen. Man könnte es mit einem Pkw vergleichen, dessen Kraftstoffverbrauch halbiert wird (Parikh 2009).

Zehn Superfoods für die Mitochondrien

Avocado
Algen
Blaubeeren
Brokkoli
Granatapfel
Grüntee
Lachs (aus Wildfang, nicht aus Aquakultur)
Mandeln (roh, nicht geröstet)
Rindfleisch aus Weidehaltung
Spinat (aus biologischer Landwirtschaft)

Dinge, die den Mitochondrien schaden

Anämie (zu wenig rote Blutkörperchen)
Tabak rauchen
Vitamin-D-Mangel
Giftstoffe/Pestizide
Schlechte Ernährung
Diabetes/Insulinresistenz

Carnitin ist eine Aminosäure, die wie ein magischer Schlüssel den Fettsäuren die Tür öffnet, damit sie in die Mitochondrien transportiert und zur Energiegewinnung oxidiert („verbrannt“) werden können. Acetyl-L-Carnitin ist die Form, die am besten absorbiert wird. In der Nahrung ist Carnitin vor allem in Fleisch vorhanden, deswegen ist es vor allem für Vegetarier/Veganer wichtig, mit Carnitin zu supplementieren. Eine zehnwöchige Supplementierung mit Acetyl-L-Carnitin reduzierte die allgemeinen Fibromyalgie-Symptome mehr als ein Placebo-Präparat (Rossini 2007). Alpha-Liponsäure ist ein starkes Antioxidans, das die Energiegewinnung in den Mitochondrien steigert. Versuche mit Laborratten haben gezeigt, dass es die Muskelfunktion in Kombination mit Carnitin verbessern kann (Sundaram 2006).

Das Coenzym Q10 ist wie eine wiederaufladbare Batterie, die Energie hin- und hertransportiert, während sie in den Mitochondrien produziert wird. Es hat sich gezeigt, dass eine Supplementierung bei Fibromyalgie-Patienten die Schmerzen und Müdigkeit reduzieren konnte (Cordero 2013). Es gibt einige verschreibungspflichtige Cholesterin-Senker, die sogenannten Statine, die den CoQ10-Spiegel im Körper senken, was zu Muskelschmerzen und Krämpfen führt (Ghirlanda 1993). Wenn Sie Statine einnehmen, müssen Sie unbedingt mit CoQ10 supplementieren, um mögliche Nebenwirkungen einzudämmen. Die übliche empfohlene Tagesdosierung liegt bei 100–300 mg, was Sie aber verdoppeln sollten, wenn Sie Statine einnehmen. Bitte beachten Sie, dass es die Wirkung von blutverdünnenden Medikamenten wie Phenprocoumon (Marcumar) oder Clopidogrel (Plavix) beeinträchtigen kann. Bitte nehmen Sie CoQ10 in diesem Fall nur unter ärztlicher Aufsicht ein.

FAQ: Welche Form von CoQ10 sollte ich einnehmen?

Es gibt zwei Formen von CoQ10: die aktive, antioxidative Form Ubiquinol und die oxidierte Form, die vom Körper in die aktive Form umgewandelt werden muss. Die meisten Nahrungsergänzungsmittel enthalten beide Formen. Theoretisch müsste das reine Ubiquinol, also die aktive Form, wirksamer sein, aber es ist noch nicht nachgewiesen worden, ob das auch wirklich zutrifft. In der Zwischenzeit können Sie beide Varianten einnehmen, dürfen aber nicht vergessen, dass es sich um ein fettlösliches Vitamin handelt. Das heißt, man kann es nicht in Wasser auflösen und es muss mit Mahlzeiten eingenommen werden, die einen ausreichend hohen Fettgehalt haben, damit das CoQ10 absorbiert werden kann

Außerdem benötigen die Mitochondrien B-Vitamine und Magnesium. Die B-Vitamine müssen vom Körper verändert werden, damit sie richtig funktionieren können. Die voraktivierte Form macht es dem Körper leichter, sie zu verwerten.

Beginnen Sie mit der Einnahme der Nahrungsergänzungsmittel erst nach der Darmsanierung (Kapitel 10), damit Sie die Nährstoffe auch wirklich aufnehmen und verwerten können. Bitte beachten Sie, dass

Sie diese Nahrungsergänzungsmittel wahrscheinlich nicht für immer einnehmen müssen. Meist reichen drei bis sechs Monate, um dem Organismus einen langfristigen Impuls zu geben. Solange Sie sich gesund ernähren und sich ausreichend bewegen, werden Sie genügend Energie haben, auch wenn Sie die Nahrungsergänzung wieder absetzen.

Empfohlene Dosierungen für Nahrungsergänzungsmittel zur Unterstützung der Mitochondrien

Acetyl-L-Carnitin 1000 mg täglich
Alpha-Liponsäure 400–600 mg täglich
CoQ10 100–300 mg täglich

VITAMIN D FÜR DIE MITOCHONDRIEN

Vitamin D wird in der Haut durch Sonneneinstrahlung gebildet. Auch in manchen Nahrungsmitteln, wie Eiern und fetthaltigem Fisch, z. B. Lachs und Makrele, ist Vitamin D enthalten. Außerdem gibt es mit Vitamin D angereicherte Milchprodukte. Die meisten Menschen wissen, dass Vitamin D eine wichtige Rolle bei der Aufnahme von Kalzium und somit für die Knochengesundheit spielt, aber auch für die Regeneration der Muskeln und die Funktion der Mitochondrien ist es von entscheidender Bedeutung (Eyles 2005). Bei Menschen mit Vitamin-D-Mangel sind die Mitochondrien meist nicht sehr funktionstüchtig, was zu diffusen Schmerzen und Schwäche im Bewegungsapparat führen kann (Sinha 2013; Bouillon 2013). Die guten Nachricht ist, dass sich die Funktion der Mitochondrien mit der richtigen Supplementierung wieder erholen kann.

FAQ: Sollte ich verschreibungspflichtiges Vitamin D einnehmen oder die rezeptfreie Variante?

Ich halte die rezeptfreie Form (Cholecalciferol oder Vitamin D3) für wirksamer. In der Tat konnte in zwei Studien nachgewiesen werden, dass diese Form des Vitamins den Vitamin-D-Spiegel im Serum effektiver anheben können als die verschreibungspflichtige Variante (Ergocalciferol oder Vitamin D2) (Heaney 2011; Binkley 2011). Manche Ärzte verschreiben hoch dosiertes

Vitamin D mit Depotwirkung, das nur einmal wöchentlich eingenommen werden muss. Dieses Vitamin D wird aber synthetisch hergestellt und kann vom Körper nicht so leicht aufgenommen und verwertet werden.

Bei Fibromyalgie ist es besonders wichtig, Vitamin D einzunehmen, weil es für die Funktion der Muskeln und Mitochondrien so wichtig ist. Ich empfehle in der Regel zwischen 1000 und 5000 I. E. täglich, abhängig von den vorhandenen Blutwerten (siehe Kästchen unten). Der Referenzbereich liegt bei 60–80 µg/ml und alles, was höher als 150 µg/ml ist, kann negative Nebenwirkungen haben. Vitamin D ist ein fettlösliches Vitamin und wird vom Darm am besten in Kombination mit Fett aufgenommen. Ich empfehle deshalb die Kapsel-Variante mit öligem Träger.

Empfohlene Tagesmengen für Vitamin D3 je nach Blutwerten

Vitamin D-Spiegel weniger als 30 □g/ml → 5000 I. E. täglich mit erneuter Blutabnahme nach drei Monaten
Vitamin D-Spiegel zwischen 30-60 □g/ml → 2000 I. E. täglich
Vitamin D-Spiegel größer als 60 □g/ml → 1000 I. E. täglich

ERNÄHRUNG

Um die Energiegewinnung zu steigern, müssen Sie Ihrem Körper hochwertige und nährstoffreiche Nahrung zuführen, die beste, die Sie finden können. Wahrscheinlich haben Sie schon selbst eine Vorstellung davon, wie Sie sich gesünder ernähren können: Essen Sie viel Obst und Gemüse und so viel gesundes Protein wie Sie können. Kaufen Sie Lebensmittel aus biologischem Anbau. Proteinhaltige Snacks über den Tag verteilt (alle 2–3 Stunden) liefern Ihrem Körper ausreichend Treibstoff.

Viele Menschen mit Fibromyalgie sprechen gut auf eine Paläo-Ernährung an, bei der Fleisch, Gemüse und gesunde Fette im Vordergrund stehen. Bei dieser Ernährung wird weitgehend auf Getreide- und Milchprodukte verzichtet. Wie Sie im nächsten Kapitel erfahren werden, gehören Getreide- und Milchprodukte zu den entzündungsfördernden Nahrungsmitteln, die Symptome verstärken können. Wenn Sie auf industriell verarbeitete Lebensmittel verzichten, meiden Sie fast automatisch auch Zusatzstoffe wie MNG (Mononatriumglutamat), die Schmerzen triggern können.

Die Mitochondrien sind die Energieproduzenten unserer Zellen und reagieren besonders empfindlich auf Pestizide und andere Giftstoffe, die wir regelmäßig aufnehmen. Leider hat eine kürzlich durchgeführte Studie gezeigt, dass zwei Drittel der im Handel erhältlichen Produkte Pestizidrückstände aufweisen (EWG 2015). Bestimmte Lebensmittel sind stärker mit Giftstoffen belastet als andere, die aus diesem Grund nur aus biologischem Anbau verzehrt werden sollten. Natürlich sind Bioprodukte teurer. Wenn die finanzielle Hürde ein Thema für Sie ist, können Sie Prioritäten setzen und die Lebensmittel biologisch einkaufen, die am häufigsten kontaminiert sind.

Obst und Gemüse – die „Dirty Dozen"

Diese Lebensmittel sollten aus biologischem Anbau stammen!

Äpfel	Paprikaschoten
Erdbeeren	Nektarinen
Trauben	Gurken
Sellerie	Kirschtomaten
Pfirsich	Erbsen
Spinat	Kartoffeln

Quelle: www.ewg.org

Ich frage neue Patienten bei ihrem ersten Termin immer, was sie an diesem Tag zum Frühstück gegessen haben. Die Antworten sind meist sehr aufschlussreich. Die Hälfte der Patienten antwortet mit „Nichts" oder „Eine Tasse Kaffee". Ich werde Ihnen jetzt etwas sagen, was Sie sowieso schon wissen: Frühstücken Sie immer, denn es ist wirklich die wichtigste Mahlzeit des Tages. Wenn man diese wichtige Mahlzeit auslässt, beginnt man den Tag mit einem Energiedefizit.

Die meisten von uns wissen, wie wichtig ein gesundes Frühstück ist, aber es gibt Tage, da ist einfach alles zu viel. Es kann schwer sein, sich gesund zu ernähren, wenn man Schmerzen hat und zu müde ist, um einkaufen zu gehen oder Essen zu kochen. In diesen Zeiten ist es so viel einfacher, schnell mal ein Fertiggericht in den Einkaufskorb zu legen. Während meines Medizinstudiums war ich so krank, dass ich eine Zeit lang nur noch Proteinriegel essen konnte und mir Fertiggerichte liefern ließ. Bei vielen der notwendigen Ernährungsumstellungen geht es um Dinge, von denen man bereits weiß, dass sie verändert werden müssen. Der schwierige Teil liegt in der Umsetzung und das möchte ich auf keinen Fall kleinreden.

Meine Patienten haben ganz unterschiedliche und sehr kreative Lösungen gefunden, z. B. Lebensmittel online zu bestellen und liefern zu lassen oder fertig zubereitetes Gemüse und Salat aus dem Bioladen oder dem Reformhaus zu kaufen. Wenn Sie sonntags gleich ein Dutzend Eier hart kochen, haben Sie einen ganzen Wochenvorrat an Energiespendern im Haus. Geben Sie ein hochwertiges Proteinpulver in Ihren Smoothie oder verwenden Sie Reis- oder Nussmilch. Beides sind gesunde Proteinalternativen.

Wenn Sie mit ein paar einfachen Änderungen beginnen – z. B. mit jeder Mahlzeit etwas Protein zu sich nehmen – wird der nächste Schritt schon einfacher sein. Dann müssen Sie auch nicht das Gefühl haben, über Nacht nichts anderes mehr essen zu dürfen als Salat und gegrilltes Fleisch. Vergessen Sie nicht, dass es nicht darum geht, sich perfekt zu ernähren. Führen Sie nach und nach hochwertige und gesunde Lebensmittel ein und der Erfolg wird nicht lange auf sich warten lassen.

Ideen für ein schnelles, gesundes Frühstück

Apfel mit Nussbutter
Reiswaffeln mit Nussbutter
Ein hart gekochtes Ei
Reste vom Vortag
Proteinpulver in einen Smoothie gemixt
Porridge mit Walnüssen und Rosinen
Porridge mit Erdnussbutter

Eine Sache, die mich sehr motiviert, ist der Gedanke, dass die Nahrung, die ich esse, Teil meines Körpers wird. Ihre Atome, also die winzig kleinen Partikel, aus denen Ihr Gewebe aufgebaut ist, bilden sich aus der Nahrung, die Sie essen, aus dem Wasser, das Sie trinken, und der Luft, die Sie atmen. Und ich möchte meinen Körper wirklich nicht unnötig belasten!

DAS KÖNNEN SIE SELBST TUN

- Frühstücken.
- Mehr hochwertiges Protein und gesunde Fette essen.
- Keine Mahlzeiten auslassen.
- Ihre Mitochondrien mit CoQ10, Alpha-Liponsäure und Acetyl-L-Carnitin unterstützen.
- Das Rauchen aufgeben.

DAS SOLLTEN SIE MIT IHREM ARZT BESPRECHEN

- Lassen Sie Ihren Vitamin-D-Spiegel bestimmen. Bestehen Sie darauf, kein verschreibungspflichtiges Vitamin D einzunehmen, sondern die frei erhältliche Variante. Synthetisches Vitamin D kann vom Körper nicht so gut aufgenommen werden.
- Wenn Sie blutverdünnende Medikamente einnehmen müssen, fragen Sie Ihren Arzt, bevor Sie mit CoQ10 supplementieren.

KAPITEL 14

REGENERATION: ENTZÜNDUNG

Eine Entzündung bedeutet die Aktivierung der Immunantwort und ist notwendiger Bestandteil eines jeden Heil- und Reparaturvorgangs im Körper. Diese Reaktion muss aber streng reguliert werden und der Körper verfügt über entzündungsfördernde und entzündungshemmende Substanzen. Bei der Fibromyalgie ist dieser Mechanismus aus dem Gleichgewicht geraten und verlagert sich zugunsten einer systemischen Entzündung, die grippeähnliche Symptome wie Schmerz und Müdigkeit führt, die jeder davon Betroffene gut kennt. Der Schlüssel zur Linderung der Symptome liegt darin, das verlorengegangene Gleichgewicht wiederherzustellen.

Die überschießende Entzündung bei Fibromyalgie ist auf mehrere Faktoren zurückzuführen, die alle mit der chronischen Aktivierung der Stressreaktion beginnen. Erstens sind – das habe ich in Kapitel 12 erörtert – die Faszien chronisch entzündet. Zweitens führt der Mangel an Tiefschlaf zu erhöhten Entzündungsmarkern im Körper. Das konnte an gesunden Freiwilligen nachgewiesen werden, denen im Rahmen eines Experiments die Tiefschlafphase gekürzt wurde (Haack 2007; Lentz 1999).

Ihnen ist es bereits gelungen, mithilfe von ausreichend Ruhe und Reparatur die entzündliche Belastung Ihres Körpers zu reduzieren. Je besser Sie schlafen, je gesünder Sie sich ernähren und Ihren Darm stärken, desto stärker werden die Entzündungsmarker im Körper zurückgehen. Auch angemessene Bewegung und Dehnen der Faszien wird dazu beitragen.

Wenn Sie all diese Schritte durchgearbeitet haben, aber immer noch unter Symptomen leiden, kann es durchaus sein, dass es noch andere Probleme gibt, die geklärt werden müssen. Zu den Symptomen einer überschießenden Entzündungsreaktion gehören Gelenkschmerzen, grippeartige Beschwerden, Hautausschläge, Hautreizungen,

Beschwerden der Nasenneben- und Stirnhöhlen, Kopfschmerzen und Reizdarm. Versteckte Infektionen, wie chronische Sinusitis oder Infektionen der Zähne, können potenzielle Trigger darstellen. Auch Nahrungsmittel können deutliche Symptome auslösen. An dieser Stelle möchte ich darauf eingehen, wie man Nahrungsmittelunverträglichkeiten aufspüren und entzündungshemmende Nahrungsergänzungsmittel und Medikamente einsetzen kann.

Die Ursachen der Entzündung bei Fibromyalgie

- Schlafmangel, besonders der Tiefschlafphase
- Verspannungen in den Faszien
- Nahrungsmittelunverträglichkeiten
- Niedrig-gradige Entzündungen

ENTZÜNDUNG - WAS IST DAS ÜBERHAUPT?

Jedes Mal, wenn das Immunsystem des Körpers aktiviert wird, spricht man von einer Entzündung. Das Immunsystem mobilisiert seine chemischen Botenstoffe, um die Bedrohung zu bekämpfen, was verschiedene Symptome – meist Muskelschmerzen und Müdigkeit – hervorruft. Wenn Sie jemals einen grippalen Infekt hatten, wissen Sie, wie es sich anfühlt. Dafür verantwortlich sind entzündliche Substanzen, die sogenannten Zytokine, und Immunzellen, die vom Körper in schneller Abfolge und in großen Mengen produziert werden, um das Virus zu bekämpfen. Mehrere Studien haben nachweisen können, dass bei Fibromyalgie-Patienten besonders viele entzündliche Zytokine im Blut zirkulieren. Die Werte waren vergleichbar mit denen von Grippepatienten (Bazzichi 2007; Wang 2008). Dabei sind bestimmte Varianten der Zytokine erhöht, andere dagegen niedriger als normal (tatsächlich wird dieses abnorme Verhalten der Zytokine als mögliches diagnostisches Instrument bewertet) (Sturgill 2014). Darüber hinaus zeigen die weißen Blutkörperchen von Fibromyalgie-Patienten abnorme Reaktionen, wenn man sie im Labor bestimmten Chemikalien aussetzt. Man weiß zurzeit noch nicht, warum das so ist, aber höchstwahrscheinlich ist die Immunfunktion aufgrund der Stressreaktion beeinträchtigt. Die Wissenschaftler, die diese Zusammenhänge entdeckten, haben ein diagnostisches Verfahren entwickelt, das sie selbst als „ersten objektiven diagnostischen Test" für Fibromyalgie bezeichnen, den FM/a (Behm 2012). Das Verfahren stützt sich allerdings auf nur eine Studie, d. h. die Ergebnisse müssen erst unabhängig reproduziert werden, bevor es als medizinisches Standardverfahren angewendet werden kann.

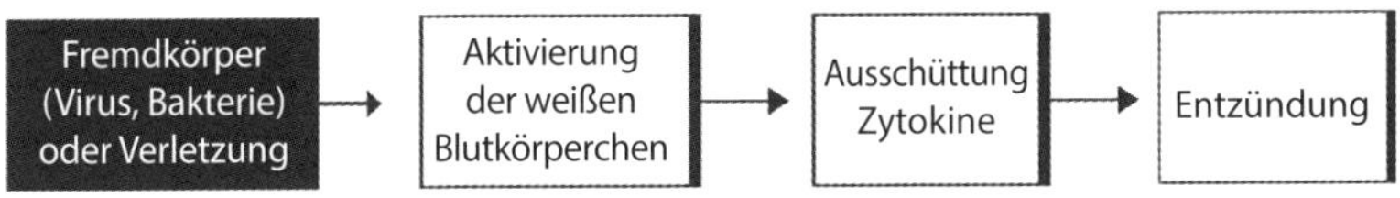

Die Entzündungsreaktion im Körper.

FAQ: Wenn ich doch eine Entzündung habe, warum sagt mein Arzt mir dann, dass meine Entzündungsmarker normal sind?

Die üblichen Entzündungsmarker, die bei einer Blutuntersuchung abgefragt werden, liegen bei Fibromyalgie im normalen Bereich. Die Ärzte untersuchen in der Regel die ESR (auch „Erythrozytensedimentationsrate" genannt) und das CRP (C-reaktives Protein). Bei Fibromyalgie-Patienten liegen sowohl die ESR als auch das CPR im Referenzbereich, was zu der falschen Annahme geführt hat, dass es keine Entzündung gibt. Speziellere Tests zur Untersuchung der Zytokine zeigen klare Hinweise auf eine Entzündung. Diese Tests werden aktuell aber nur im Rahmen von wissenschaftlichen Studien durchgeführt.

NAHRUNGSMITTELUNVERTRÄGLICHKEITEN AUSFINDIG MACHEN

Nahrungsmittelunverträglichkeiten sind eine der Hauptentzündungsquellen bei Fibromyalgie und können einen großen Einfluss auf die Symptomatik haben.

Bei einer Studie mit 40 Patienten testete jeder einzelne positiv auf multiple Unverträglichkeiten. Die Hälfte der Probanden führten ihre gewohnte Ernährung und ihren Lebensstil weiter (Kontrollgruppe), während die andere Hälfte die Ernährung umstellte und Allergene mied (Behandlungsgruppe). Nach drei und sechs Monaten fühlten sich die Probanden der Behandlungsgruppe deutlich besser, mit weniger Schmerzen und Müdigkeit (Deuster 1998).

Denken Sie daran, dass große, schwer zu verdauende Nahrungspartikel eher eine Immunreaktion auslösen. Die Schritte, die Sie unternehmen, um Ihre Verdauung zu stärken und Ihre undichte Darmwand zu reparieren, werden Ihre Sensitivität reduzieren. Leider können wir aufgrund der anhaltenden Stressreaktion nicht alle Vorgänge normalisieren. Es wird immer große Partikel geben, die durch die Darmwand schlüpfen und eine Immunreaktion auslösen werden. Die Symptome spürt man nicht immer sofort, denn die Reaktion (Müdigkeit, Gliederschmerzen, Kopfschmerzen oder grippale Symptome) kann nach Stunden oder Tagen erfolgen. Wenn die Symptome auch nach der Darmsanierung persistieren, müssen wir herausfinden, auf welche Nahrungsmittel Sie empfindlich reagieren, damit Sie diese meiden können. Meinen Patienten erkläre ich immer, dass die meisten Menschen mit Fibromyalgie zwar grundsätzlich Nahrungsmittelunverträglichkeiten haben, aber nicht alle Patienten auf die gleichen Nahrungsmittel reagieren. Um Ihre spezifischen Unverträglichkeiten eingrenzen zu können, werden wir mit den häufigsten Triggern beginnen: Gluten, Milchprodukte und Zucker. Als ich aufhörte Gluten zu essen, war ich sehr erstaunt, dass auch die ständigen Schmerzen in meinen Knien verschwanden. Heutzutage weiß ich es immer, wenn ich aus Versehen einmal Gluten gegessen habe, denn meine Knie melden sich umgehend zu Wort… man könnte sie guten Gewissens als Gluten-Sensoren bezeichnen!

FAQ: Ist die Sache mit dem Gluten nicht eine Modeerscheinung?

Gluten ist ein Protein, das in Weizen, Gerste, Roggen und allen Produkten enthalten ist, die aus diesen Getreidesorten hergestellt werden. In letzter Zeit war Gluten häufig in den Schlagzeilen, was bei vielen Ärzten eine gewisse Skepsis ausgelöst hat. Schließlich ist es schwer nachvollziehbar, dass so viele Menschen plötzlich eine Empfindlichkeit gegen Gluten entwickelt haben sollen. Ich kann zwar nicht für die Bevölkerung als Ganzes sprechen, aber was die Fibromyalgie betrifft, stelle ich fest, dass viele – aber nicht alle – Patienten über weniger Schmerzen und Müdigkeit kla-

gen, wenn sie kein Gluten mehr essen. Eine undichte Darmwand macht uns anfälliger für Unverträglichkeiten und somit auf überschießende Immunreaktionen auf Lebensmittel. Gluten ist eine sehr starke Reizsubstanz für das Immunsystem. Menschen ohne „Leaky Gut"-Syndrom oder Empfindlichkeiten, die eine Immunreaktion triggern könnten, vertragen Gluten vielleicht sehr gut. Bei Menschen mit Fibromyalgie empfehle ich eine zweimonatige Karenzzeit, damit sie selbst einschätzen können, wie und ob sie auf Gluten reagieren.

Methoden zur Erkennung von Nahrungsmittelunverträglichkeiten

- IgG-Antikörper-Test auf Nahrungsmittel
- Reaktionstest für weiße Blutkörperchen
- Ausschlussdiät/Allergenkarenz

Zunächst möchte ich auf den Unterschied zwischen Nahrungsmittelallergie und Nahrungsmittelunverträglichkeit eingehen. Lebensmittelallergien sind schnelle Immunreaktionen (Minuten bis wenige Stunden) unter Beteiligung der IgE-Antikörper, die durch den Kontakt mit Lebensmitteln ausgelöst werden. Das führt in der Regel zu Urtikaria (Nesselsucht), Schwellungen im Mundbereich oder Atembeschwerden, die als Anaphylaxie bezeichnet werden. Zur Diagnose von Allergien werden kleine Mengen des Allergens mit einer Nadel in die Haut eingebracht (Pricktest) und anschließend die lokale Reaktion (Rötung oder Schwellung) gemessen. IgE-Antikörper können auch mittels Blutuntersuchung gemessen werden. Nahrungsmittelunverträglichkeiten sind dagegen langsamer, d. h. die Reaktion auf ein bestimmtes Nahrungsmittel findet über Stunden oder gar Tage hinweg statt. Diese Reaktion wird durch den Kontakt der Nahrungspartikel mit bestimmten weißen Blutkörperchen und einem anderen Typ Antikörper, dem Immunoglobulin G (IgG), ausgelöst.

Während die IgE-Blutuntersuchungen bei Lebensmittelallergien ein fester Bestandteil der schulmedizinischen Diagnoseverfahren sind, wird das Konzept der Nahrungsmittelunverträglichkeit kontrovers diskutiert. Die Untersuchung auf und Behandlung von Unverträglichkeiten bleibt meist alternativmedizinischen Therapeuten wie Akupunkteuren, Chiropraktikern und ganzheitlichen Ärzten überlassen. Erschwerend kommt hinzu, dass es kein perfekt zuverlässiges Diagnoseverfahren zur Erkennung gibt. Die Immunantwort ist so komplex und kompliziert, dass es recht schwierig sein kann, Unverträglichkeiten aufzuspüren. Es gibt drei unterschiedliche Möglichkeiten, einer Nahrungsmittelunverträglichkeit auf die Spur zu kommen, aber jede einzelne für sich spiegelt nur einen Teil des Bildes wider. An erster Stelle steht die Ausschlussdiät, die heute als Goldstandard gilt, d. h. als zuverlässigste und wirksamste Methode. Bei einer Ausschlussdiät werden alle verdächtigen Lebensmittel (Milchprodukte, Gluten, Mais, Soja und Eier) für mindestens sechs Wochen aus dem Speiseplan gestrichen, dann einzeln wieder eingeführt und die Reaktion darauf beobachtet. Der größte Nachteil bei diesem Vorgehen ist, dass es schwierig sein kann, die sechs Wochen durchzuhalten. Außerdem kann man mit dieser Methode nur Lebensmittelgruppen als Ganzes erfassen und keine Empfindlichkeiten auf spezifische Lebensmittel wie bestimmte Obstsorten, Gemüse, Fleischsorten, Gewürze und Konservierungs-, Farb- und Zusatzstoffe differenzieren.

An zweiter Stelle steht der Bluttest für IgG-Antikörper auf verschiedene Nahrungsmittel, Konservierungs- und Zusatzstoffe. Auch der IgG-Test gibt uns nur Aufschluss über einen Teil des Puzzles, weil Antikörper nicht zwingend an jeder Nahrungsmittelunverträglichkeit beteiligt sind. Viele Reaktionen werden direkt durch die Interaktion mit den weißen Blutkörperchen ausgelöst. Das zuverlässigste und aussagekräftigste Testverfahren misst die Reaktion der weißen Blutkörperchen, wenn sie mit verschiedenen Substanzen in Kontakt gebracht werden. Antikörper werden von den weißen Blutkörperchen gebildet und deswegen trifft diese Methode direkt den Kern der Sache. Mit diesem Verfahren kann man sowohl Sensitivitäten in Bezug auf die Antikörper messen als auch die direkte Reaktion der weißen Blutkörperchen. Ich empfehle den ELISA/ACT (Enzyme-Linked Immunosorbent Assay/Advanced Cell Test) als zuverlässigen und durchaus nützlichen Test. Ich persönlich habe sehr davon profitiert. Nachdem ich meine Nahrungstrigger gefunden und eliminiert hatte, gingen meine grippeähnlichen Symptome deutlich zurück.

FAQ: Ich habe gehört, dass man bei Fibromyalgie kein Gemüse aus der Familie der Nachtschattengewächse essen sollte? Stimmt das?

Dieser Mythos hält sich schon seit Jahren. Tatsächlich ist es aber so, dass Nachtschattengewächse wie Auberginen, Paprikaschoten, Kartoffeln und Tomaten nicht häufiger Immunreaktionen auslösen als alle anderen Lebensmittel auch. Natürlich habe ich auch Patienten, die auf diese Frucht- und Gemüsesorten empfindlich reagieren – das wird durch eine Ausschlussdiät oder einen Bluttest bestätigt –, aber es handelt sich hier nicht um eine weitverbreitete Unverträglichkeit.

Hier ist die Vorgehensweise, die ich meinen Patienten empfehle: Versuchen Sie es zunächst mit einer leicht abgeänderten Ausschlussdiät, indem Sie die Trias der problematischsten Lebensmittel weglassen – Gluten, Zucker und Milchprodukte. Linda – Sie haben sie bereits kennengelernt – konnte mit einer Ernährungsumstellung auf die Paläo-Diät (viel Protein, keine Milch- und Getreideprodukte, wenig Kohlenhydrate und Zucker) ihre Schmerzen radikal reduzieren. Streichen Sie alle Lebensmittel, die viel Zucker enthalten, alle Milchprodukte und alle glutenhaltigen Getreidesorten wie Weizen, Gerste und Roggen ganz aus Ihrem Speiseplan. Achten Sie beim Einkaufen auf die Inhaltsstoffe und lesen Sie die Etiketten, denn viele abgepackte Lebensmittel enthalten Gluten oder Milchprodukte. Es dauert etwa sechs Wochen, bis alle alten IgG-Antikörper aus dem Körper verschwunden sind. Sie müssen sich also mindestens so lange (idealerweise acht Wochen) an diese Diät halten, bevor Sie die einzelnen Lebensmittelgruppen wieder nach und nach einführen. Wenn Sie eine Unverträglichkeit *haben*, werden Sie feststellen, dass es Ihnen während der Karenzzeit besser geht und die Symptome mit der Wiedereinführung der entsprechenden Nahrungsmittel deutlich schlimmer werden. Bitte beachten Sie, dass es Ihnen zu Beginn der Ausschlussdiät unter Umständen erst einmal schlechter gehen kann, bevor Sie sich besser fühlen. Sie sollten die acht Wochen durchhalten, bevor Sie sich ein Urteil bilden. Wenn die Ausschlussdiät keine eindeutigen Ergebnisse liefert, ich aber dennoch eine Nahrungsmittelunverträglichkeit vermute, ordne ich einen Bluttest an, meist einen IgG oder ELISA/ACT. Wird nun eine Unverträglichkeit festgestellt, empfehle ich, die jeweiligen Lebensmittel sechs Monate lang komplett zu meiden, um sie dann langsam wieder einzuführen.

Sobald das Immunsystem eine Pause einlegen und sich wieder erholen kann, ist es in vielen Fällen möglich, die entsprechenden Lebensmittel wieder zu konsumieren, ohne dass Symptome auftreten. Andere Unverträglichkeiten verschwinden möglicherweise nicht und Sie müssen die Trigger-Nahrungsmittel dauerhaft meiden. Mononatriumglutamat (MNG) und künstliche Süßstoffe wie Aspartam wirken oft als Katalysatoren für Immunreaktionen (ganz zu schweigen davon, dass sie für das Gehirn pures Gift sind). Man weiß, dass sie Schmerzschübe bei Fibromyalgie begünstigen, und ich rate allen meinen Patienten, sie komplett zu meiden (Smith 2011). Bei diesen Nahrungsmittelunverträglichkeiten handelt es sich nicht um etwas, was nach einer Zeit wieder verschwinden wird. Mehr über die giftige Wirkung von MNG und Aspartam auf das Gehirn mit Empfehlungen für gesündere Alternativen lesen Sie in Kapitel 19.

FAQ: Wenn ich empfindlich auf Gluten reagiere, habe ich dann eine Zöliakie?

Nicht alle Menschen, die empfindlich auf Gluten reagieren, haben eine Zöliakie. Die Zöliakie ist eine relativ seltene Erkrankung, bei der die Immunreaktion des Körpers auf Gluten die Darmwand zerstört. Die Diagnose erfolgt durch eine Untersuchung auf spezifische Antikörper gegen Gluten oder durch eine Dünndarmbiopsie. Mit einer Biopsie kann man feststellen, inwieweit eine Schädigung des Dünndarms vorliegt, die zu Problemen bei der Aufnahme von Nährstoffen führen kann. Bei Patienten mit sehr niedrigen Eisen- oder Vitamin B12-Werten lasse ich immer auf Zöliakie untersuchen.

Die Glutenintoleranz ist deutlich häufiger anzutreffen als die Zöliakie. Das bedeutet, dass Sie nach dem Verzehr von Gluten Beschwerden haben, aber keine Immunreaktion ausgelöst wird, die den Dünndarm schädigt. In der medizinischen Fachwelt ist sie nach wie vor umstritten, aber in der Forschung wird mittlerweile eine Nicht-Zöliakie-Glutensensitivität beschrieben, die sich durch Bauchschmerzen, Hautausschläge oder Ekzeme, Müdigkeit, Durchfall, Gelenkschmerzen und Sensibilitätsstörungen in Händen oder Füßen äußert (Sapone 2012).

ENTZÜNDUNGSHEMMENDE NAHRUNGSERGÄNZUNGSMITTEL

Omega-3-Fettsäuren (meist in Form von Fischöl oder Leinsamenöl erhältlich) und Kurkuma sind effektive Alternativen, um entzündliche Vorgänge zu reduzieren. Es ist bekannt, dass Fischöl die Symptomatik bei entzündlichen Erkrankungen wie rheumatoider Arthritis, Asthma und Morbus Crohn lindert (Simopoulus 2002). Mehrere Studien haben gezeigt, dass eine Supplementierung mit Omega 3 bei rheumatoider Arthritis zu einer Reduzierung der Gelenkschmerzen führt und den Bedarf an entzündungshemmenden Medikamenten verringert (Kremer 1995; Ruggiero 2009). Fischöl fördert auch die Bildung von Endocannabinoiden – natürliche Entzündungshemmer, die den in Marihuana enthaltenen Substanzen ähnlich sind – was ein weiterer Grund für die Schmerzlinderung sein könnte (Berger 2002).

Die wichtigste Quelle für Omega-3-Fettsäuren sind ölige Fische wie Sardellen, Sardinen und Makrelen. Fetthaltige Fische sind oft mit Quecksilber und Blei belastet, deshalb müssen Sie darauf achten, dass das Nahrungsergänzungsmittel keine Schwermetalle oder andere Verunreinigungen enthält. Ich empfehle eine Tagesdosis von 2000–3000 mg. Krill-Öl, das aus den kleinen, garnelenartigen Krebstierchen gewonnen wird, hat eine ähnliche Wirkung. 300 mg pro Tag können Entzündungen reduzieren und die Schmerzen bei Arthritis lindern (Deutsch 2007). Leinsamen- und Borretsch-Öl sind gute pflanzliche Alternativen.

FAQ: Ich muss nach der Einnahme von Fischöl immer unangenehm aufstoßen. Was kann ich dagegen tun?

Achten Sie darauf, Fischöl immer zusammen mit einer Mahlzeit einzunehmen und bewahren Sie die Kapseln im Kühl- oder Gefrierschrank auf. Durch die kühlere Temperatur bleibt das Öl in der Kapsel, bis es den Magen verlassen hat. Probieren Sie verschiedene Produkte aus. Ich habe festgestellt, dass meine Patienten ganz individuell reagieren und auch die Verträglichkeit unterschiedlich ist

Ein weiteres entzündungshemmendes Nahrungsergänzungsmittel ist Kurkuma, das in Indien seit Hunderten von Jahren für medizinische Zwecke eingesetzt wird. Die Gelbwurz (Kurkuma) ist mit Ingwer verwandt. Die Wurzeln werden getrocknet und zu einem würzigen, orange-gelben Pulver vermahlen. Der aktive Inhaltsstoff ist das Curcumin, das der Wurzel auch ihre tief gelbe Farbe verleiht. Die entzündungshemmende Wirkung von Curcumin ist vergleichbar mit der von NSAIDs (nichtsteroidalen Antiphlogistika) und wird in manchen Kreisen bereits als „pflanzliches Ibuprofen" bezeichnet (Deodhar 1980). In der Tat könnte Curcumin bei rheumatoider Arthritis möglicherweise wirksamer sein als NSAIDs und die Schmerzen und Schwellungen effektiver reduzieren (Chandran 2012). In einer achtmonatigen Studie mit einhundert Osteoarthritis-Patienten wirkte die Supplementierung mit Curcumin auf die arthritischen Schmerzen deutlich und konnte auch die Entzündung reduzieren (Belcaro 2010).

In der Regel wird Curcumin nicht gut vom Magen-Darm-Trakt aufgenommen und die orale Dosierung muss hoch sein, um eine Wirkung zu erzielen. Neuere Nahrungsergänzungsmittel enthalten zusätzlich zu dem Curcumin den Transportstoff Phosphatidylcholin, auf dem das Curcumin quasi huckepack in den Blutkreislauf transportiert wird. Die übliche Dosierung beträgt 1500–2000 mg täglich, in mehreren Dosen über den Tag verteilt mit den Mahlzeiten eingenommen, um Übelkeit zu vermeiden. Beginnen Sie mit einer niedrigen Dosierung und steigern Sie diese langsam. Sie können Curcumin jeden Tag einnehmen oder gezielt je nach Bedarf gegen Schmerzen. Curcumin hat den großen Vorteil, dass es im Vergleich zu den NSAIDs weniger Nebenwirkungen (Geschwüre) hat und es eine durchlässige Darmwand nicht verschlimmert. Allerdings hat das Curcumin, wie die nichtsteroidalen Entzündungshemmer auch, eine blutverdünnende Wirkung. Bitte sprechen Sie mit Ihrem Arzt, wenn Sie blutverdünnende Medikamente wie Marcumar nehmen müssen, bevor Sie mit Curcumin supplementieren.

ENTZÜNDUNGSHEMMENDE MEDIKAMENTE

Es gibt verschreibungspflichtige Medikamente, von denen ich bei Fibromyalgie abrate, vor allem, wenn Sie aufgrund einer Arthritis auch unter Gelenk- oder Rückenschmerzen leiden. Ich empfehle in der Regel keine NSAIDs, weil sie einen undichten Darm verschlimmern. Die lokale Anwendung kann aber bei arthritischen Gelenkschmerzen äußerst wirksam sein (siehe auch Kapitel 19 über die äußerliche Anwendung von NSAIDs gegen Schmerzen). Das oral einzunehmende Medikament Celebrex (ein NSAID mit dem Wirkstoff Celexocib) wirkt ein wenig anders und verursacht daher weniger Probleme mit dem Darm. Idealerweise sollte es nicht routinemäßig jeden Tag eigenommen werden, aber es ist eine bessere Alternative zur bedarfsgerechten Einnahme als gewöhnliche NSAIDs wie Ibuprofen oder Naproxen. Es hat sich vor allem bei Patienten bewährt, die auch unter starken arthritischen Schmerzen leiden.

Manchmal verordne ich auch Hydroxychloroquin (Plaquenil), das zur Behandlung von Autoimmunerkrankungen wie rheumatoide Arthritis, Lupus und Sjögren-Syndrom eingesetzt wird. Bei diesen Erkrankungen greift das Immunsystem das körpereigene Gewebe an und verursacht damit eine Entzündungsreaktion, die von Hydroxychloroquin blockiert wird. Obwohl die Fibromyalgie keine Autoimmunerkrankung ist, gibt es Patienten mit autoimmunähnlichen Entzündungen, die man anhand eines positiven Tests auf antinukleäre Antikörper (ANA) feststellen kann. Hohe ANA-Werte gibt es bei dem systemischen Lupus, sind die Werte aber nur leicht erhöht, gelten sie in der Regel als „normal" und finden keine Beachtung. Meiner Meinung nach sind positive ANA *immer* ein Hinweis auf entzündliche Vorgänge und Fibromyalgie-Patienten mit positiven ANA profitieren häufig von verschreibungspflichtigen Entzündungshemmern. Die Wirkung von Hydroxychloroquin stellt sich in der Regel nach etwa sechs Wochen ein und es dauert bis zu sechs Monate, bevor sich die volle Wirkung entfalten kann. Sie müssen das Medikament also für mindestens sechs Monate einnehmen. Es hat keine negativen Auswirkungen auf die Darmwand, aber in seltenen Fällen kann es zu Augenschäden führen, sodass Sie sich einmal im Jahr einer augenärztlichen Untersuchung unterziehen sollten. Frühzeitig erkannt, sind die Schäden am Auge reversibel. Das Medikament muss in diesen Fällen wieder abgesetzt werden.

Ein anderes entzündungshemmendes Mittel, das keine Schäden an der Darmwand verursacht, ist das Colchicin. Medizinische Schriften aus Ägypten haben über die Verwendung der Herbstzeitlose (*Colchicum autumnale*) zur Behandlung von Gelenkschmerzen bereits um 1500 v. Chr. geschrieben. Heute wird der Wirkstoff Colchicin meistens zur Behandlung der Gicht, einer Form der Arthritis, eingesetzt. Die tägliche Einnahme von sehr niedrig dosiertem Colchicin kann bei Patienten mit hartnäckig erhöhten Entzündungsmarkern sehr hilfreich sein. Die Dosierung ist hier entscheidend, weil der Wirkstoff in höheren Dosierungen toxisch für Leber und Nieren ist.

Sowohl für Colchicin als auch Hydroxychloroquin gibt es einige potenziell schwerwiegende Nebenwirkungen. Ich ziehe diese Medikamente erst in Betracht, wenn alle anderen entzündungshemmenden Behandlungen versagt haben. Sie werden in der Regel von Rheumatologen verordnet (die auf die Behandlung von Lupus und Gicht spezialisiert sind), nicht vom Hausarzt. Wenn Sie an einer Behandlung mit einem dieser Medikamente interessiert sind, sollten Sie sich an einen Rheumatologen überweisen lassen.

CHRONISCHE, NIEDRIG-GRADIGE ENTZÜNDUNGEN FINDEN UND BEHANDELN

Die fehlende Tiefschlafphase und chronische Stressreaktion bei Fibromyalgie beeinträchtigen die Fähigkeit des Körpers, Infektionen zu bekämpfen. Chronische subklinische Infektionen rauben vielen Patienten Energie, die an anderer Stelle fehlt. Chronische Beschwerden schwelen oft auf subklinischem Niveau, d. h. sie sind keine voll ausgeprägte Krankheit, wirken sich aber trotzdem negativ auf das Immunsystem aus und verursachen Entzündungen. Mandeln, Nebenhöhlen, Zahnfleisch, Zähne, Darm und Vagina gehören zu den Orten, an denen sich gern subklinische Infektionen ansiedeln. Ich hatte mehrere Patienten, deren Symptome nach der Behandlung eines chronischen Zahnabszesses oder einer anderen chronischen Entzündung der Mundhöhle deutlich besser wurden. Wenn Sie vermuten, dass Sie eine chronische Entzündung der Mundschleimhaut oder des Zahnapparats haben, sollten Sie das von einem Zahnarzt oder einem Kieferchirurgen abklären lassen. Moderne bildgebende Verfahren, wie z. B. das Dental-CT, liefern sehr gute Bilder des Zahnhalteapparats und können auch versteckte oder tief liegende Infektionen aufspüren, die man mit normalen Röntgenstrahlen nicht findet (Tyndall 2008).

Zu den anderen, häufig versteckt auftretenden Infektionen gehören Hefepilze, die chronische Sinusitis oder Vaginitis verursachen können. Der menschliche Körper wird von Hunderten verschiedener Bakterien- und Hefepilzstämmen besiedelt. Zu den Hefepilzen, die man am häufigsten antrifft, gehört der sogenannte *Candida albicans*, der sich im Körper bevorzugt an warmen, feuchten Orten wie Nebenhöhlen oder Vagina ansiedelt. Normalerweise herrscht zwischen den Hefepilzen und Bakterien ein sehr feines Gleichgewicht, damit keiner von beiden krank machen kann. Ist dieses Gleichgewicht aus den Fugen geraten, kann es zu einer Fehlbesiedelung durch Hefepilze (Candidose) kommen, die an den Schleimhäuten eine Entzündungsreaktion hervorruft und sich durch den ganzen Körper zieht. Bei Menschen mit Fibromyalgie gehört *Candida albicans* zu den zweitwichtigsten Erregern, die im ELISA/ACT-Test eine Immunantwort auslösten (Deuster 1998).

Die wichtigsten versteckten chronischen Infektionen bei Fibromyalgie

- Vaginitis
- Sinusitis
- Infektionen der Mundhöhle und des Zahnapparats

Der häufige Einsatz von Antibiotika tötet die Bakterien ab, die normalerweise den Hefepilzen als Futterkonkurrent dienen. Das und die Einnahme von Steroiden lässt die Hefepilze wuchern. Die in unserem Körper lebenden Hefen lieben – das haben sie mit der verwandten Backhefe gemeinsam – Zucker. Eine zucker- und kohlenhydratreiche Ernährung in Kombination mit Antibiotika oder Steroiden bieten den idealen Nährboden für eine aus dem Ruder geratene Hefepilzbesiedelung. Zu den Symptomen gehören chronische Sinusitis und hartnäckige vaginale Candida-Infektionen. Eine akute Sinusitis tritt oft als Folge einer bakteriellen Infektion auf. Sobald sie chronisch wird, sind in der Regel Hefepilze beteiligt. In der Tat konnte nachgewiesen werden, dass Patienten mit chronischer Sinusitis eine sehr starke Besiedelung der Nebenhöhlen mit Hefepilzen haben, die chronische Entzündungen auslösen (Taylor 2002; Ponikau 1999). Natürlich werden die meisten Menschen mit chronischer Sinusitis antibiotisch behandelt, was die Sache nur noch schlimmer macht. Eine Hefepilzbesiedelung kann durch eine Blutuntersuchung auf Antikörper gegen *Candida albicans* bestätigt werden. Jeder Mensch hat Candida, weil dieser Hefepilz ganz natürlich auf und in uns lebt. Ein hoher Antikörpertiter deutet jedoch auf eine Überbesiedelung hin.

Um eine Hefeüberbesiedelung effektiv behandeln zu können, müssen Sie den Anteil an Zucker und Kohlenhydraten in Ihrer Ernährung reduzieren. Probiotika, wie sie zum Beispiel in Joghurt enthalten sind, können helfen, eine Hefebesiedelung einzudämmen. In schweren Fällen kann auch eine Behandlung mit pilzhemmenden Medikamenten erforderlich sein.

Zur Behandlung einer chronischen Sinusitis empfehle ich in Ergänzung zu diesen Schritten eine tägliche Nasenspülung mit Salzwasser, damit Abfallstoffe aus der Nasenhöhle geschwemmt werden. Das gelingt am besten mit einem Nasenspülkännchen, ein kleiner Krug, den man mit Salzwasser füllt und womit man vorsichtig die Nase ausspült. Bitte verwenden Sie ausschließlich abgekochtes Wasser oder Mineralwasser aus der Flasche, um bakterielle Kontamination zu vermeiden. Die Nasenspülung erfordert etwas Übung und für viele Menschen ist es einfacher, ein Nasenspray mit Meerwasser zu benutzen.

Viele im westlichen System ausgebildeten Schulmediziner glauben nicht daran, dass eine Hefebesiedelung chronische Beschwerden verursachen kann. Wenn Sie der Meinung sind, dass Sie eine Hefeüberbesiedelung haben könnten, wenden Sie sich am besten an einen ganzheitlichen Arzt oder Heilpraktiker, der Sie mit der Diagnose und der Behandlung unterstützen kann.

DAS KÖNNEN SIE SELBST TUN

- Machen Sie eine achtwöchige Ausschlussdiät, bei der Sie gänzlich auf das Dreiergespann Gluten, Milchprodukte und Zucker verzichten, denn sie gehören zu den häufigsten entzündungsfördernden Lebensmitteln.
- Die Deutsche Gesellschaft für Ernährung e. V. (www.dge.de/ernaehrungspraxis/diaeten-fasten/paleo) stellt viele gute Informationen über glutenfreie Ernährung bereit. Weitere Rezepte und Ressourcen für eine Paläo-Diät ohne Getreide und Milchprodukte finden Sie auf www.paleo360.de oder www.foodspring.de/paleo-ernaehrung.
- Nehmen Sie Fischöl und Kurkuma (Curcumin) gegen Entzündungen ein.
- Lesen Sie Dr. William Crooks Buch über Hefepilzbesiedelung: *The Yeast Connection*.
- Nehmen Sie Probiotika ein, um das Hefewachstum zu hemmen und die gesunden Bakterien zu fördern. So kann das natürliche Gleichgewicht wiederhergestellt werden.
- Wenn Sie eine chronische Sinusitis haben, lesen Sie *Sinus Survival* von Dr. Robert Ivker.

DAS SOLLTEN SIE MIT IHREM ARZT BESPRECHEN

- Wenn Sie regelmäßig NSAIDs einnehmen, fragen Sie Ihren Arzt, ob Sie auf Celexocib umsteigen können, um die Belastung für den Darm zu verringern.
- Wenn Sie blutverdünnende Medikamente einnehmen müssen, besprechen Sie sich mit Ihrem Arzt, bevor Sie mit Kurkuma (Curcumin) supplementieren.
- Erkundigen Sie sich, welche Tests es zu Lebensmittelunverträglichkeiten gibt, z. B. hier: www.jameda.de/gesundheit/allergie/lebensmittelunvertraeglichkeiten-mit-tests-herausfinden.
- Bitten Sie Ihren Hausarzt um eine Überweisung an einen Rheumatologen, wenn Sie Colchicin oder Hydroxychloroquin ausprobieren möchten, insbesondere, wenn Sie erhebliche Gelenkschmerzen haben oder ANA, ESR oder andere Entzündungsmarker bei Ihnen dauerhaft erhöht sind.
- Konsultieren Sie einen ganzheitlichen Arzt oder Heilpraktiker, wenn Sie vermuten, eine Candidose zu haben.
- Gehen Sie zum Zahnarzt, um den Status Ihrer Zähne und Ihres Zahnhalteapparats bestimmen zu lassen.

KAPITEL 15

REGENERATION: NEBENNIERENHORMONE

Die hyperaktive Stressreaktion bei Fibromyalgie kann zu hormonellen Störungen in Nebenniere oder Schilddrüse führen. Probleme mit den Nebennieren- oder Schilddrüsenhormonen spielen bei vielen Patienten – aber bei Weitem nicht bei allen – eine wichtige Rolle. Wie Sie aus Kapitel 13 bereits wissen, verhindert die chronisch aktivierte Stressreaktion, dass die Mitochondrien als Energieproduzenten der Zellen effizient funktionieren können. Wenn die Mitochondrien der Nebennieren- und Schilddrüsenzellen nicht gut arbeiten, ist auch die Hormonreaktion dieser Zellen beeinträchtigt. Die Veränderungen, die Sie zur Verbesserung der mitochondrialen Funktion im Kapitel **Reparatur** eingeläutet haben, werden die Reaktionsfähigkeit Ihrer Hormone bereits stärken. Ein hohes Entzündungsniveau bringt auch den Hormonhaushalt aus dem Gleichgewicht, sodass die Schritte, die Sie zur Bekämpfung der entzündlichen Prozesse (im vorhergehenden Kapitel) unternommen haben, sich hier ebenfalls positiv auswirken werden. Für viele Patienten sind die Schritte unter **Ruhe** und **Reparatur** schon ausreichend, um die Hormone wieder ins Gleichgewicht zu bringen. Menschen mit komplexeren hormonellen Störungen benötigen möglicherweise eine zusätzliche Unterstützung. Insbesondere bei Patienten mit chronischem Erschöpfungssyndrom, Schilddrüsenunterfunktion oder langfristiger Einnahme von hoch dosierten Opioiden habe ich ausgeprägte Defizite feststellen können.

In Hinblick auf die sehr fein gewebte Vernetzung der verschiedenen Hormonsysteme wird der Ausgleich jeglicher Fehlfunktionen innerhalb dieser Systeme zum Drahtseilakt. Stellen Sie sich die drei wichtigsten Hormonsysteme – Nebennieren-, Schilddrüse- und Sexualhormone – als dreistöckiges Gebäude vor. Die Nebennieren bilden das solide Erdgeschoss, auf dem alles andere ruht. Geraten die Nebennieren aus dem Gleichgewicht, werden auch die Schilddrüsen- und Sexualhormone ins

Schleudern kommen. Ohne stabile Nebennieren können wir auch die Schilddrüsen- und Sexualhormone nicht richten. Deshalb liegt unsere erste Priorität in der Wiederherstellung der Nebennierenfunktion.

DIE NEBENNIEREN ALS WIEGE DER STRESSREAKTION

Die Nebennieren sehen aus wie zwei Trauben, die jeweils auf einer Niere sitzen. Die Hauptfunktion dieser Drüsen besteht darin, die Stresshormone Cortisol und Adrenalin zu produzieren. Außerdem schütten sie Aldosteron aus, ein Hormon, das den Nieren signalisiert, den Flüssigkeitshaushalt über die Retention von Salz im Gewebe zu regulieren, sowie geringe Mengen der Sexualhormone Testosteron, Östrogen und Progesteron.

Im Laufe des Tages schwankt der Cortisol-Spiegel und hilft so, den Schlaf-Wach-Rhythmus zu regulieren. Normalerweise sind die Werte morgens höher, fallen im Laufe des Tages ab und erreichen um Mitternacht ihren niedrigsten Wert. Ein Cortisol-Schub zwischen sechs und acht Uhr morgens weckt das Gehirn aus dem Schlaf und liefert uns Energie, die niedrigen Werte am Abend machen uns schläfrig. Ist das Cortisol aber insgesamt zu niedrig oder wird zur falschen Zeit ausgeschüttet, kommt es zu Müdigkeit und Erschöpfung. Das Cortisol kontrolliert auch, wie viel Glukose die Zellen für die Energieverbrennung bekommen. Sind die Werte zu hoch oder zu niedrig, haben die Zellen nicht genug Energie und auch das führt zu Erschöpfung.

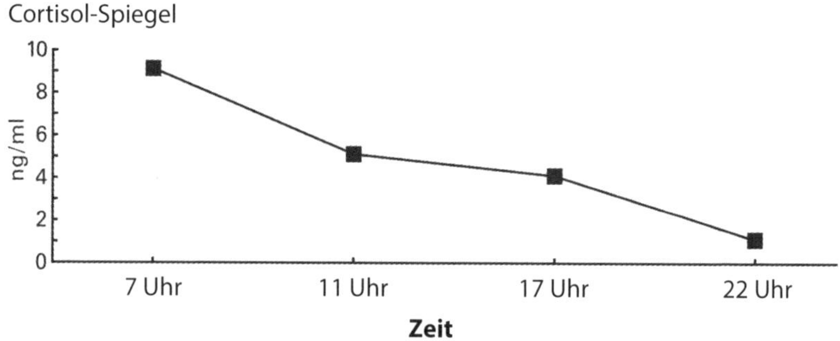

Die normale Ausschüttung von Cortison

DIE NEBENNIEREN BEI FIBROMYALGIE

Bei Fibromyalgie müssen die Nebennieren Schwerstarbeit leisten. Der ständige Beschuss durch die Stressreaktion zwingt sie dazu, kontinuierlich Cortisol auszuschütten, was die Nebennieren überlastet und dazu führt, dass die Drüsen nie zur Ruhe kommen, weil die Signale der Stressreaktion auch nachts abgefeuert werden. Das Ergebnis ist eine völlige Erschöpfung der Nebennieren, was bedeutet, dass sie ihre normalen Funktionen nicht mehr ausführen können. Bei langfristigem Stress können die Nebennieren nicht mehr genügend Cortisol ausschütten und es kommt zur Fehlfunktion. Ratten, die einem bestimmten Stressniveau ausgesetzt sind, schütten zunächst große Mengen an Cortisol aus. Hält dieser Stress aber über mehrere Wochen an, fällt der Cortisol-Spiegel mit zunehmender Erschöpfung ab (Reber 2007).

Um die Funktion der Nebennieren beurteilen zu können, müssen wir die Ausschüttung von Cortisol über einen Zeitraum von 24 Stunden beobachten. Alles, was hier von der Norm abweicht, deutet auf eine Belastung der Nebennieren hin. Die meisten Fibromyalgie-Patienten leiden unter einer leichten Nebennierenschwäche mit einer Abflachung der üblichen Verlaufskurve der Hormonausschüttung über den Tag verteilt. Mehrere Studien haben diese „Abstumpfung" des normalen Musters der Cortisol-Ausschüttung bei Fibromyalgie-Patienten belegen können (Mahdi 2011; Riedel 1998; Riva 2010).

BURNOUT DER NEBENNIEREN - DIE SYMPTOME

Zusätzlich zu Müdigkeit und Erschöpfung kann es zu Angstzuständen, niedrigem Blutdruck, Übelkeit und Libidoverlust kommen. Ein sehr wichtiger Hinweis ist Reizbarkeit und Zittern bei Hunger. Der Verlust der entzündungshemmenden Wirkung des Cortisols führt auch zu Empfindlichkeiten gegenüber Umwelteinflüssen und Nahrungsmittelunverträglichkeiten. Da die Nebennieren all ihre Energie in die Produktion von Cortisol stecken müssen, bleibt für die Sexualhormone nicht genug übrig und die Libido nimmt ab. Außerdem werden nicht genügend Hormone zur Regulierung des Salzhaushaltes gebildet, was zu niedrigem Blutdruck und anhaltender, leichter Dehydrierung führt.

Burnout der Nebennieren – Symptome

- Müdigkeit
- Niedriger Blutdruck
- Schwäche- und Ohnmachtsgefühl beim schnellen Aufstehen
- Übelkeit
- Schwindel
- Schwere Angstzustände
- Schwäche und Zittern bei Hunger
- Ständiger Durst
- Verlangen nach Salz
- Verlust der Libido
- Dunkle Ringe unter den Augen
- Multiple Umwelt- oder Nahrungsmittelunverträglichkeiten
- Keine Ausdauer beim Sport

BURNOUT DER NEBENNIEREN – DIE DIAGNOSE

Um einen Nebennieren-Burnout zu diagnostizieren, müssen wir das Muster der Cortisol-Ausschüttung begutachten, indem wir die Werte im Speichel an einem bestimmten Tag viermal messen, und zwar jeweils um 7 Uhr, 11 Uhr, 17 Uhr und um 22 Uhr. Die Cortisolwerte im Speichel sind mindestens so aussagekräftig wie ein Bluttest und es gibt Experten, die davon ausgehen, dass der Speichel die tatsächlichen Mengen des bioverfügbaren Hormons besser widerspiegelt (Aardal 1995). Mittels Speicheltest können auch die DHEA-Werte gemessen werden, ein wichtiges Hormon, das die Nebennieren zur Herstellung von Sexualhormonen benötigen. Dieser essenzielle Baustein gibt Auskunft darüber, ob die Nebennieren in der Lage sind, Sexualhormone zu produzieren. Niedrige DHEA-Werte sind ein Hinweis auf eine starke Nebennierenschwäche.

Jeder anormale Wert im Zyklus der Cortisol-Ausschüttung deutet auf eine Belastung der Nebennieren hin. Es gibt jedoch mehrere verschiedene Muster, die den Schweregrad oder das Stadium eines Burnouts anzeigen können. Bei einer leichten bis mittelschweren Nebennierenschwäche beobachten wir oft normale Cortisolwerte am Morgen, die aber nach der Mittagszeit deutlich absinken. In schweren Fällen bleiben die Werte durchgehend niedrig, auch die Morgenmessung zeigt keine

Spitze in der Cortisol-Ausschüttung. Dieser Dauertiefstand deutet auf stark belastete Nebennieren hin, bei denen alle Reserven aufgebraucht sind und die zu kämpfen haben, genügend Cortisol zu produzieren, um den Bedarf des Körpers zu decken. In schweren Fällen ist häufig auch ein anderes Muster anzutreffen: niedrige Tageswerte, die nur nachts in die Höhe schnellen (also das genaue Gegenteil von dem, was passieren sollte). Die betroffenen Patienten leiden oft unter Schlafstörungen.

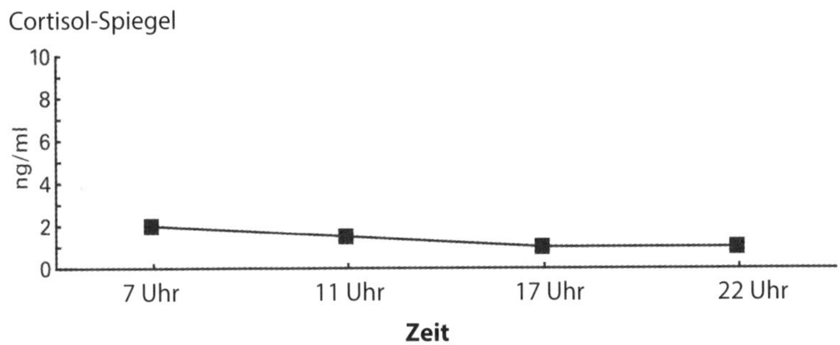

Muster bei schwerem Burnout der Nebennieren

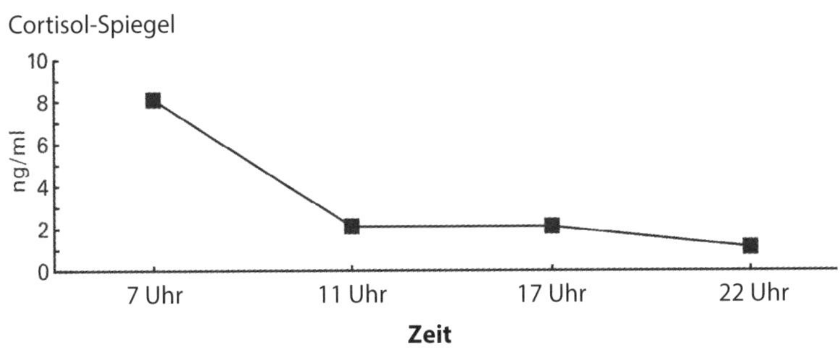

Muster bei leichtem bis mäßigem Burnout der Nebennieren.

Die meisten Ärzte haben noch nie von dem Konzept der leichten Nebennierenschwäche gehört bzw. glauben nicht, dass es so etwas überhaupt gibt. In der schulmedizinischen Diagnostik wird der Cortisol-Spiegel nur einmal am Tag gemessen, eine Momentaufnahme, die nicht den ganzen Tagesverlauf wiedergibt. Bei diesen einmaligen Messungen liegen die Werte oft im Normbereich, selbst bei Patienten, die ganz klar unter einer

Nebennierenschwäche leiden. Ein einzeln erhobener Wert kann aber bei jedem der vier möglichen von der Norm abweichenden Muster unauffällig sein. Mit diesem Testverfahren lässt sich nur ein vollständiger Zusammenbruch der Nebennierenfunktion diagnostizieren, also die klassische „Nebenniereninsuffizienz", die zu einem lebensbedrohlichen Zustand werden kann. Dieser Zustand entsteht meist infolge eines Schadens an den Nebennieren oder der Hirnareale, die die Nebennieren steuern. Selbst bei einem schweren Burnout sind die Nebennieren immer noch in der Lage, Cortisol zu produzieren, es ist also nicht dasselbe wie die Nebenniereninsuffizienz. Wenn Sie sich die Nebennieren als Pkw vorstellen, dann ist der Tank schon fast leer, aber das Auto immer noch fahrbereit. Bei der Nebenniereninsuffizienz ist der Tank komplett leer und das Auto kommt überhaupt nicht mehr vom Fleck.

FAQ: Kann sich ein Burnout der Nebennieren zur Insuffizienz entwickeln oder die Nebennieren ganz erschöpfen?

Nein, denn zu einem völligen Stillstand der Nebennierenfunktion kommt es nur, wenn diese durch ein Virus oder eine Immunreaktion beeinträchtigt werden oder die Gehirnregion verletzt ist, die die Nebennieren steuert. Auch die jahrelange Einnahme von Prednison oder anderen Glucocorticoiden kann die Nebennieren zum Abschalten bringen. Bei der Nebennieren-Erschöpfung, die wir bei Fibromyalgie-Patienten beobachten, kommt es nicht so weit. Die erschöpften Nebennieren werden eher bis ans Lebensende vor sich hin „dümpeln" und mit der Zeit immer größere Müdigkeit und Erschöpfung verursachen

Nach allem, was ich im Medizinstudium gelernt hatte, war ich anfangs ziemlich skeptisch, dass es überhaupt so etwas wie einen Nebennieren-Burnout geben kann. Aber ich wurde bekehrt, als ich beobachten konnte, wie so viele meiner Patienten von natürlichen, ganzheitlichen Behandlungsansätzen profitierten. Wenn Sie glauben, von einer Nebennieren-Erschöpfung betroffen zu sein, kann ich Ihnen nur empfehlen, mit Ihrem ganzheitlichen Arzt oder Heilpraktiker über einen Speicheltest zu sprechen, um ein möglichst akkurates Testergebnis zu bekommen. Die meisten Schulmediziner kennen dieses Konzept nicht und Sie werden wahrscheinlich mehr Erfolg haben, wenn Sie sich an einen ganzheitlichen Therapeuten wenden.

FAQ: Was kann ich tun, wenn ich niemanden finde, der bereit ist, einen Speicheltest durchzuführen?

Als Alternative können Sie einen Test online bestellen. Es gibt mehrere Labore, die entsprechende Kits verschicken, die Analyse durchführen und die Ergebnisse bereitstellen. Ich empfehle immer die Zusammenarbeit mit einem Therapeuten, der Ihnen nicht nur bei der Interpretation der Ergebnisse helfen, sondern auch Behandlungsoptionen mit Ihnen besprechen kann.

WER BEKOMMT ÜBERHAUPT EINEN NEBENNIEREN-BURNOUT?

Jeder Patient mit Fibromyalgie hat überlastete Nebennieren, aber nicht bei allen entwickelt sich eine schwere Nebennierenschwäche. Ich beobachte dies am häufigsten bei Patienten, die neben der Fibromyalgie auch eine Schilddrüsenunterfunktion oder ein chronisches Erschöpfungssyndrom haben. Auch Patienten, die langfristig Opioide einnehmen müssen, sind häufiger davon betroffen. Wenn nicht genügend Schilddrüsenhormone produziert werden, springen nicht selten die Nebennieren ein, um das Defizit auszugleichen, sodass auch eine unbehandelte Hypothyreose zu einem Burnout führen kann. Beim chronischen Erschöpfungssyndrom wird die Immunreaktion ständig aktiviert, was eine zusätzliche Belastung für die Nebennieren darstellt und eine deutlich stärkere Nebennierenschwäche auslösen kann.

Vom Burnout der Nebennieren sehr häufig betroffen sind Patienten, die über lange Zeit hinweg täglich hoch dosierte Opioide einnehmen müssen. Eine hoch angesetzte tägliche Dosis Opioide kann die Funktion der Nebennieren beeinträchtigen und die Ausschüttung von Cortisol reduzieren (Oltmanns 2005; Pullan 1983; Müssig 2007; Merza 2010). Bei allen meinen Patienten, die neben der Fibromyalgie auch Opioide nehmen müssen und unter chronischer Erschöpfung leiden, mache ich mir Sorgen, dass sie eine schwere Nebennierenschwäche haben könnten. Bitte lesen Sie auf Seite 215 nach, was man unter hoch dosierten

Opioiden versteht. In der Regel liegt die Dosis über 120 mg Morphin täglich (oder der entsprechenden Menge eines anderen Opiates).

WIE SIE IHRE ÜBERLASTETEN NEBENNIEREN BEI FIBROMYALGIE UNTERSTÜTZEN KÖNNEN

Jeder Mensch mit Fibromyalgie hat überlastete Nebennieren, die von einer zusätzlichen Unterstützung profitieren. Ganz unabhängig von der Schwere der Nebennierenerschöpfung gibt es zahlreiche Möglichkeiten, ihre Funktion auf natürlichem Wege zu unterstützen und zu verbessern. Die Schritte unter **Ruhe** und **Reparatur,** mit deren Hilfe Sie besser schlafen und Ihre Entspannungsreaktion aktivieren können, wirken allein schon regulierend auf die Nebennieren. Auch sanfte Bewegung und eine gute Ernährung unterstützen die gesunde Funktion. Essen Sie bei jeder Mahlzeit genügend Protein und schränken Sie Ihren Konsum von Stimulanzien wie Koffein, Zucker und Alkohol ein. Um leistungsstark zu bleiben, benötigen die Nebennieren die Vitamine C, B5, B6, Folsäure, Magnesium, Zink und Kupfer. Manche Menschen können Folsäure nicht sehr gut verwerten, deswegen empfehle ich die Einnahme von Folat, der aktivierten Variante der Folsäure.

FAQ: Wie schaffe ich es, genügend Magnesium einzunehmen?

Nahrungsergänzungsmittel sind der einfachste Weg, um ausreichende Mengen dieses für die Nebennierenfunktion so wichtigen Minerals aufzunehmen. Manche Formen von Magnesium, insbesondere Magnesiumoxid, werden nicht gut über den Darm aufgenommen. Magnesiummalat, Magnesiumcitrat und Magnesiumglycinat haben eine deutlich bessere Bioverfügbarkeit. Sie können Magnesium auch über die Haut aufnehmen, hier eignen sich Badezusätze mit Bittersalz und Magnesium-Öl oder Lotionen. Größere Mengen an Magnesium sind in Bananen, Nüssen, Samen, dunkler Schokolade und grünem Blattgemüse enthalten. Außerdem gibt es verschiedene Mineralwasser, in denen Magnesium in größeren Mengen enthalten ist.

Sie können Ihre Nebennieren weiter unterstützen, indem Sie viel Wasser trinken und mehr Salz zu sich nehmen, Meersalz eignet sich besonders gut. Am besten lösen Sie einen Viertel Teelöffel Salz in 470 ml Wasser auf und trinken Sie mindestens zweimal täglich davon (das Salz sollte so verdünnt werden, dass man das Salz nicht mehr schmecken kann). Salz hält die Flüssigkeit in Ihrem Blutkreislauf und nimmt Ihnen das Gefühl, ständig Wasser lassen zu müssen und immer Durst zu haben. Außerdem versorgt es die Nebennieren mit den notwendigen Mineralstoffen.

Salz wirkt blutdrucksteigernd. Wenn Sie hohen Blutdruck haben, sollten Sie erst mit Ihrem Arzt sprechen. Viele Patienten mit Bluthochdruck vertragen kein zusätzliches Salz, in diesen Fällen rate ich zur Supplementierung mit aufbauenden Vitaminen und Mineralen.

Unterstützung für die Nebennieren

- Trinken Sie mit Meersalz angereichertes Wasser.
- Nehmen Sie Vitamin C, B5 und B6 ein.
- Supplementieren Sie mit Magnesium und Zink, den wichtigsten Mineralstoffen.
- Nehmen Sie aktivierte Folsäure ein.
- Legen Sie sich eine gesunde Schlafroutine zu.
- Bleiben Sie mit sanfter Bewegung fit.
- Schränken Sie Ihren Konsum von Stimulanzien wie Zucker und Koffein ein.
- Essen Sie viel Protein

FAQ: Kann ich auch gewöhnliches Speisesalz in Wasser aufgelöst trinken?

Nein, es muss Meersalz sein. Gewöhnliches Speise- oder Kochsalz besteht aus reinem Salz, wogegen Meersalz viele Spurenelemente wie Magnesium, Zink, Kupfer, Mangan und Schwefel enthält. Es ist diese Kombination von Salz und Spurenelementen, die sich positiv auf die Nebennieren auswirkt. Bitte beachten Sie, dass in Meersalz nicht viel Jod enthalten ist. Jod ist wichtig für eine gesunde Schilddrüse, Sie sollten zum Kochen weiterhin jodiertes Salz verwenden.

FAQ: Was ist aktivierte Folsäure?

Es gibt häufig auftretende genetische Veränderungen, die dazu führen, dass der Körper extra zugeführte Folsäurenicht gut verwerten kann. L-5-Methyl-Tetrahydrofolat ist die universell aktivierte und aktive Form, die mehrere enzymatische Reaktionen umgeht und direkt vom Körper aufgenommen werden kann, unabhängig davon, ob funktionelle oder genetische Varianten bestehen. Zur Unterstützung der Nebennierenfunktion benötigen Sie eine Tagesdosis von ca. 400–800 mcg.

DIE BEHANDLUNG EINES NEBENNIEREN-BURNOUTS

Patienten mit einer schweren Nebennierenerschöpfung benötigen neben den im vorherigen Abschnitt besprochenen unterstützenden Maßnahmen möglicherweise auch eine gezielte Behandlung. Zunächst müssen wir uns mit allem befassen, was die Funktion der Nebennieren weiter beeinträchtigen könnte. Hoch dosierte Opiate stören die Ausschüttung von Cortisol und sollten – soweit möglich – in geringeren Dosierungen eingenommen werden. Eine unter- oder überbehandelte Hypothyreose kann die Nebennieren so sehr stimulieren, dass diese „leer" laufen. Bitte sprechen Sie mit Ihrem Arzt, damit Ihre Schilddrüse optimal eingestellt werden kann. Im nächsten Schritt sollten Sie sogenannte Adaptogene probieren, Heilpflanzen, die die Nebennieren unterstützen und die Stresstoleranz des Körpers erhöhen. Meine Favoriten sind Rhodolia und Ashwagandha. *Rhodolia rosea* ist eine Blühpflanze, deren beruhigende Wirkung auf die Stressreaktion gut dokumentiert ist. Zusätzlich wirkt sie angstlösend und reduziert die Erschöpfung (Olsson 2009; Panossian 2007; Ishaque 2012). Die Einnahme von Rhodolia hat sich bei Patienten mit schweren Angststörungen besonders bewährt. In der Regel werden zwischen 100 und 200 mg täglich eingenommen. Ashwagandha (*Withania somnifera*) ist eine Heilpflanze aus der indischen Tradition. Die stressreduzierende Wirkung dieser Pflanze wurde bei Ratten und Menschen nachgewiesen (Bhattacharya 2003; Chandrasekhar 2012). Die übliche Dosierung beträgt 150–300 mg täglich.

FAQ: Kann Rhodolia Nebenwirkungen haben?

Als häufigste Nebenwirkung kommt es hauptsächlich zu Übererregbarkeit und Nervosität, was sich in der Regel mit einer niedrigeren Dosierung bessert. Wenn ich Rhodolia einnehme, habe ich seltsame Träume, was meine Patienten ebenfalls oft berichten. Meist bessern sich die Nebenwirkungen mit der Zeit. Auch eine zeitliche Beschränkung der Einnahme auf morgens und mittags kann sich positiv auswirken.

Menschen mit fortgeschrittener Nebennierenschwäche benötigen unter Umständen eine offensivere Behandlungsstrategie mit Nebennieren-Extrakten und in sehr schweren Fällen sogar eine kurzzeitige Behandlung mit Glucocorticoiden. Die Supplementierung mit Drüsengewebe (Extrakte aus flüssigen oder pulverisierten Rindernebennieren) unterstützen auch beim Menschen die Funktion der Nebennieren. So können essenzielle Bausteine zur Reparatur der Nebennieren und konzentrierte Nährstoffe in optimaler Form zur Verfügung gestellt werden, die die Nebennieren für eine ordnungsgemäße Funktion benötigen. Es handelt sich dabei nicht um einen Hormonersatz, denn das bovine Drüsengewebe enthält nur eine sehr geringe Menge der Hormone, die in den Nebennieren enthalten sind.

Bei Patienten mit einem umgekehrten Cortisol-Muster, d. h. erhöhter Cortisol-Spiegel am Abend, muss der normale Zyklus wiederhergestellt werden. Das geschieht am besten durch die Supplementierung mit Phosphatidylserin (PS), einem natürlichen Phospholipid, das besonders in den stoffwechselaktiven Organen in hohen Konzentrationen vertreten ist. Dazu gehören Gehirn, Leber und Skelettmuskulatur. PS moduliert die auf Cortisol bezogene Aktivität von Rezeptoren und Signalmolekülen. Die Supplementierung mit PS senkt nachweislich die Cortisolwerte (Hellhammer 2014; Starks 2008; Monteleone 1990, 1992). Das Nahrungsergänzungsmittel nimmt man am besten eine Stunde vor der/den Tageszeit(en) ein, zu der/denen der Cortisol-Spiegel erhöht ist. Das Nahrungsergänzungsmittel Seriphos kann ich besonders empfehlen, denn es liefert die aktivierte Form von Phosphatidylserin.

Einen Nebennieren-Burnout behandle ich über einen Mindestzeitraum von drei Monaten mit einer Kombination der oben genannten

Nahrungsergänzungsmittel. Sobald sich die Symptome bessern, kann die Supplementierung wieder abgesetzt werden. Erwarten Sie bitte keine sofortigen Ergebnisse, denn es dauert mindestens einen Monat, bis die Müdigkeit nachlässt. Im Falle einer schweren Nebennierenschwäche kann es sein, dass Sie Ihre Nebennieren sechs bis zwölf Monate lang zusätzlich unterstützen müssen. Die Behandlung einer Nebennierenschwäche kann sehr kompliziert sein und ich empfehle Ihnen, vor der Einnahme von Nahrungsergänzungsmitteln mit Ihrem Arzt darüber zu sprechen. Er kann Ihren Behandlungsplan bei Bedarf anpassen und gegebenenfalls verschreibungspflichtige Medikamente einsetzen.

HYDROCORTISON BEI SCHWEREM NEBENNIEREN-BURNOUT

Sind die Nebennieren sehr stark geschwächt – wie wir es zum Beispiel bei den durchgehend niedrigen Werten in der Abbildung auf Seite 153–153 sehen – müssen wir dem Körper möglicherweise zusätzliches Cortisol geben, um die Nebennieren zu entlasten und ihnen Zeit für einen Neustart zu geben. Das verschreibungspflichtige Hydrocortison ist identisch mit der natürlichen Form des Cortisols und ahmt die Wirkung des natürlichen Hormons nach. Dazu wird es am besten in einer Dosierung von 20 mg täglich gegeben. Bei der Verschreibung von Hydrocortison handelt es sich um eine vorübergehende Maßnahme, mit der die Nebennieren unterstützt werden sollen, damit sie nicht ihre ganze Energie zur Ausschüttung von Cortisol aufbringen müssen. Die Nebennieren werden entlastet und haben Zeit, sich zu erholen und zu heilen.

Die meisten Schulmediziner akzeptieren diese Verwendung von Hydrocortison nicht, weil die Gefahr besteht, dass die Nebennieren komplett heruntergefahren werden. Das geschieht jedoch in der Regel erst, wenn pro Tag 20 mg oder mehr eingenommen werden. Es gibt keine Studien zur Wirkung von Hydrocortison speziell bei Nebennierenschwäche, aber es gibt Untersuchungen zu dessen Verwendung beim chronischen Erschöpfungssyndrom. In einer Studie konnte beobachtet werden, dass die Supplementierung mit 25–35 mg Hydrocortison über 28 Tage hinweg die Müdigkeit bei CFS zwar verbesserte, aber auch ein leichtes Herunterfahren der Nebennieren bewirkte (McKenzie 1998). Bei einer weiteren Studie, in der einen Monat lang zwischen 5 und 10 mg täglich verabreicht wurden, konnte eine Verringerung der Erschöpfungssymptome beobachtet werden, ohne dass die Funktion der Nebennieren beeinträchtigt wurde (Cleare 1999). Eine dritte Studie hingegen zeigte bei einer Dosierung von 5 mg täglich über drei Monate hinweg keine Verbesserung der Müdigkeit (Blockmans 2003).

Wegen des sehr realen Risikos für die Nebennieren (dass ihre Funktion zum Erliegen kommt) ist es wichtig, über einen Zeitraum von sechs Monaten oder weniger eine Tagesdosis von 15 mg einzunehmen, und das nur dann, wenn alle anderen Behandlungsstrategien versagt haben. Bei Patienten, die gleichzeitig eine Schilddrüsenunterfunktion haben, überwache ich die Schilddrüsenwerte engmaschig und passe die Schilddrüsenhormone bei Bedarf an. Cortisol regt die Aufnahme von Schilddrüsenhormonen in die Zellen an und kann unter Umständen zu einer Schilddrüsenüberfunktion führen. Wenn Sie eine Hypothyreose haben (Schilddrüsenunterfunktion), sollten Sie vor der Behandlung einer Nebennierenschwäche einen Arzt zu Rate ziehen. Schilddrüsen- und Nebennierenhormone sind eng miteinander verknüpft, worauf ich im nächsten Kapitel näher eingehen werde.

DAS KÖNNEN SIE SELBST TUN

- Stärken Sie Ihre Nebennieren, indem Sie mit Meersalz angereichertes Wasser trinken. Nehmen Sie Vitamine und Minerale ein, die Ihre Nebennieren unterstützen, und bleiben Sie in Bewegung.
- Wenn Sie eine leichte Nebennierenschwäche haben (und weder an einer Schilddrüsenunterfunktion oder chronischem Erschöpfungssyndrom leiden oder täglich Opiate zur Schmerzbehandlung einnehmen müssen), empfehle ich einen Speicheltest, den Sie selbst durchführen können. Nehmen Sie zur Unterstützung der Nebennieren mehrere Monate lang Nahrungsergänzungsmittel ein.
- **WICHTIG: Wenn Sie an einer Schilddrüsenunterfunktion leiden, wenden Sie sich bitte an einen Arzt für Naturheilverfahren oder einen ganzheitlich arbeitenden Therapeuten, *bevor* Sie einen Speicheltest machen und Nahrungsergänzungsmittel einnehmen.**

KAPITEL 16

REGENERATION: SCHILDDRÜSEN- UND SEXUALHORMONE

Im vorhergehenden Kapitel haben Sie viel über die Belastung erfahren, die eine Fibromyalgie-Erkrankung für die Nebennieren bedeuten kann. Bitte denken Sie immer daran, dass die Nebennieren das Fundament Ihres Hormonhaushalts darstellen. Wenn dieses aus dem Gleichgewicht gerät, bleiben auch die Schilddrüsen- und Sexualhormone nicht verschont. Alles ist miteinander verbunden. Zum Beispiel gehört die nicht diagnostizierte und unbehandelte Schilddrüsenunterfunktion zu den häufigsten Ursachen für die anhaltende Erschöpfung bei Fibromyalgie-Patienten. Niedrige oder schwankende Werte bei den Sexualhormonen beider Geschlechter wirken sich ebenfalls nachteilig auf die Fibromyalgie-Symptomatik aus.

Oft kommen die Schilddrüsen- und Sexualhormone wieder ins Gleichgewicht, sobald die Nebennierenfunktion normalisiert wird. Es gibt aber Patienten, die sowohl eine Fibromyalgie als auch eine Schilddrüsenunterfunktion haben und bei denen man sich möglicherweise stärker auf die Schilddrüse konzentrieren muss. In einer Studie hat sich gezeigt, dass 31 Prozent der Patienten mit einer Hypothyreose gleichzeitig an Fibromyalgie litten. Patienten mit beiden Erkrankungen berichteten von deutlich stärkeren Schmerzen und Müdigkeit als diejenigen, die ausschließlich an Fibromyalgie erkrankt waren (Soy 2007; Bazzichi 2007).

DIE GRAUZONE ZWISCHEN HYPOTHYREOSE UND FIBROMYALGIE

Ich möchte es an dieser Stelle sehr deutlich formulieren: Eine Hypothyreose verursacht keine Fibromyalgie und nicht jeder Patient mit Fibromyalgie hat eine Schilddrüsenunterfunktion. Aber bei Patienten mit beiden Erkrankungen kann es unter Umständen schwierig sein herauszufinden, ob die vorhandene Erschöpfung auf die niedrigen Schilddrüsenwerte zurückzuführen ist, denn die Symptome der beiden Beschwerdebilder überschneiden sich stark, darunter Müdigkeit, Depression und Gedächtnisstörungen. Es gibt jedoch bestimmte Dinge, die ausschließlich bei einer Schilddrüsenunterfunktion auftreten und somit wichtige Hinweise auf die Ursache der Erschöpfung geben.

Wegweisende Symptome der Hypothyreose (Schilddrüsenunterfunktion)

- Trockenes Haar und Haut
- Haarausfall
- Augenbrauen, die zum Ende hin ausdünnen
- Unerklärlicher Gewichtsverlust oder hartnäckiges Übergewicht
- Unregelmäßiger Menstruationszyklus
- Aufgedunsene, geschwollene Augenpartie, geschwollene Hände und Füße
- Frieren, auch wenn andere die Temperatur als warm empfinden
- Obstipation

Die Fibromyalgie kann die akkurate Diagnose und wirksame Behandlung einer Schilddrüsenunterfunktion sehr, sehr viel schwieriger machen. Schulmediziner haben in der Regel ein sehr schwarz-weißes Bild davon, wie eine Hypothyreose auszusehen hat und verlassen sich bezüglich der Diagnose ausschließlich auf Laborwerte. Wenn die Hypothyreose aber Seite an Seite mit Fibromyalgie auftritt, können diese Zahlen in die Irre führen. Für Patienten, die in dieser Grauzone feststecken, können die richtigen diagnostischen Untersuchungen und die richtige Behandlung einen großen Unterschied in Bezug auf die Müdigkeitssymptomatik machen.

WAS IST ÜBERHAUPT EINE HYPOTHYREOSE?

Die Schilddrüse sitzt unter dem Kehlkopf, direkt oberhalb des Schlüsselbeins und schüttet in Reaktion auf Botenstoffe aus dem Gehirn Hormone aus. Bei einer Hypothyreose, also einer Schilddrüsenunterfunktion, produziert sie einfach nicht genug davon. Die Schilddrüsenhormone bestimmen, wie schnell Ihre Zellen Energie verbrennen und regulieren damit den Stoffwechsel. Wenn Sie nicht genügend dieser Hormone haben, fährt Ihr Körper den Stoffwechsel herunter, Ihnen ist ständig kalt und Sie können Kalorien nicht effizient verwerten. Ihre Haut und Ihr Haar werden trocken und spröde. Ihre Darmfunktion verlangsamt sich, es kommt zu Verstopfung. Zu den häufigsten Ursachen der Schilddrüsenunterfunktion gehört die Hashimoto-Thyreoiditis, eine Autoimmunkrankheit, bei der das Immunsystem Antikörper gegen das Schilddrüsengewebe bildet und sie somit zerstört.

Die Schilddrüse wird im Gehirn über den Hypothalamus gesteuert, indem dieser der Hypophyse signalisiert, das schilddrüsenstimulierende Hormon TSH (Thyreoidea-stimulierendes Hormon) zu bilden. Über den Blutkreislauf kommt das TSH zur Schilddrüse und stimuliert dort die Ausschüttung zweier Hormone: T3 und T4. T4 ist das wichtigste Hormon, das von der Schilddrüse ausgeschüttet wird. Eigentlich handelt es sich hier um die Vorstufe eines Hormons, denn in unseren Zellen wird es in das aktive T3 umgewandelt. Erst dann kann es vom Körper verwendet werden. Zur Diagnose einer Hypothyreose orientieren sich die Ärzte in der Regel an einem erhöhten TSH-Wert. Wenn es im Körper zu wenig von den Schilddrüsenhormonen gibt, fängt das Gehirn an, vermehrt TSH zu produzieren, damit die Werte wieder steigen. Wenn die Schilddrüse also nicht genügend Hormone produziert, kommt es zu abnorm erhöhten TSH-Werten, denn das Gehirn versucht mit allen Kräften, die Produktion anzukurbeln. Zur Behandlung der Schilddrüsenunterfunktion nehmen die Patienten dann eine synthetische Variante des Hormons T4 ein: Levothyroxin oder L-Thyroxin genannt. Diagnose und Behandlung gelten als klare und unkomplizierte Angelegenheit.

Die Fibromyalgie erschwert die Diagnose einer Schilddrüsenunterfunktion. Der Hypothalamus – das gleiche Hirnareal, über das die Stressreaktion gesteuert wird – kontrolliert auch die Ausschüttung der Schilddrüsenhormone. Die chronisch hyperaktive Stressreaktion wirkt sich auf die Signalübertragung zwischen Gehirn und Schilddrüse aus und führt zu einer abgeschwächten Reaktion des TSH auf niedrige Schilddrüsenhormone. Ärzte orientieren sich zur Diagnose einer Hypothyreose an einem erhöhten TSH-Wert, der aber bei einem Fibromyalgie-Patienten aufgrund der abgeschwächten TSH-Reaktion und trotz niedriger Schilddrüsenhormone im Normbereich liegen kann. Wenn Ärzte sich ausschließlich auf die TSH-Werte verlassen, können sie unter Umständen eine vorliegende

Schilddrüsenunterfunktion nicht erkennen. Man sollte immer auch die T3- und T4-Werte überprüfen (Riedel 1998). Die Diagnose Hypothyreose ist immer dann angemessen, wenn niedrige T3- und T4-Werte vorliegen und es zuverlässige klinische Anzeichen einer Schilddrüsenunterfunktion gibt. Das trifft auch dann zu, wenn die TSH-Werte im Normbereich liegen.

DIE BEHANDLUNG DER HYPOTHYREOSE BEI FIBROMYALGIE

Die Therapie einer Schilddrüsenunterfunktion bei Fibromyalgie ist heikel. Man muss hier immer berücksichtigen, dass fast alle Fibromyalgie-Patienten zumindest eine leichte Nebennierenschwäche haben und oftmals nicht in der Lage sind, T4 in die aktive Form T3 umzuwandeln. Als Erstes muss man die Nebennierenerschöpfung beheben, denn wenn die Nebennieren nicht gut funktionieren, können auch die Schilddrüsenhormone nicht von den Zellen aufgenommen werden. So kommt es ja in erster Linie zur Schilddrüsenunterfunktion. Stellen Sie sich das Cortisol als Generalschlüssel vor, der den Schilddrüsenhormonen die Tür zu den Zellen öffnet. Außerdem unterstützt es die Umwandlung des Vorhormons T4 in die aktive Form T3. Sowohl niedrige als auch hohe Cortisol-Werte können diese Reaktion beeinträchtigen.

Fibromyalgie-Patienten, die nicht angemessen auf eine Substitution mit Schilddrüsenhormonen reagieren, haben oft eine Nebennierenschwäche und produzieren nicht genügend Cortisol. Die Schilddrüsenhormone können ihre Arbeit in den Zellen nicht aufnehmen, wenn nicht genügend Cortisol vorhanden ist, um sie in die Zellen zu transportieren. Michelle – meine Patientin, die eine schlimme Scheidung durchmachen musste – nahm korrekt dosiertes L-Thyroxin ein und hatte einwandfreie Laborbefunde. Trotzdem litt sie unter extremer Erschöpfung und zeigte auch sonst Symptome einer Schilddrüsenunterfunktion. Erst als wir ihre Nebennieren unterstützten, verschwand die Müdigkeit und ihre Augenbrauen wuchsen wieder nach!

Darüber hinaus ist die klassische Behandlung der Hypothyreose mittels T4-Substitution allein möglicherweise nicht ausreichend, da die anhaltend hyperaktive Stressreaktion die Umwandlung von T4 in das aktive T3 blockieren kann (Tsigos). (Auch Menschen ohne Fibromyalgie können damit Probleme haben.) In einer Studie stellte man fest, dass 16 Prozent der Patienten mit Hypothyreose eine genetische Variante für ein weniger aktives Enzym zur Umwandlung von T4 zu T3 hatten. Diese Patienten fühlten sich deutlich besser, als sie T3 und T4 in Kombination einnahmen, anstatt wie üblich nur T4 (Panicker 2009).

Ich habe viele Patienten mit Fibromyalgie und Hypothyreose, die genug T4 (L-Thyroxin) einnehmen und trotzdem unter Erschöpfung und anderen Anzeichen einer Schilddrüsenunterfunktion leiden. Bei diesen Patienten sind die T4- und TSH-Werte meist normal, weil der Hypothalamus registriert, dass im Blut ausreichend T4 zirkuliert. Dieses T4 wird aber nicht in T3 umgewandelt und folglich haben auch die Zellen nicht genügend verwertbares T3. Aus diesem Grund lasse ich immer auch T3 testen.

In vielen Fällen verschreibe ich niedrig dosiertes T3 (Liothyronin) zusätzlich zu T4, um diese ungenügende Umwandlung von T4 zu T3 zu kompensieren. T3 hat eine kürzere Halbwertzeit als T4 und sollte daher zweimal täglich eingenommen werden. Dieses T3 macht bei meinen Patienten einen großen Unterschied. Wichtig ist, dass man so niedrig wie nur möglich dosiert, weil es in größeren Dosen zu Angstzuständen oder Nervosität und Fahrigkeit kommen kann.

Eine weitere Behandlungsoption ist die Einnahme von Medikamenten, die aus der Schilddrüse des Schweins hergestellt werden und sowohl T4 als auch T3 enthalten (zu den handelsüblichen Produkten gehört z. B. Armour Thyroid). In einer Studie fühlte sich fast die Hälfte der Probanden mit der Einnahme von Trockenextrakten aus der Schweineschilddrüse besser als mit der Einnahme von T4 allein (Hoang 2013). Die Behandlung stellt kein anerkanntes medizinisches Verfahren dar und die Kosten werden von den Krankenkassen in der Regel nicht übernommen. Egal, für welchen Behandlungsansatz Sie sich entscheiden, wichtig ist immer, dass eine engmaschige Überwachung stattfindet, damit die Symptome einer möglichen Schilddrüsenüberfunktion rechtzeitig erkannt werden können. Dazu gehören Herzrasen und zügige Entkalkung der Knochen, die zu Osteoporose führt.

Empfohlene Nahrungsergänzungsmittel zur Unterstützung der Schilddrüsenfunktion (mit Tagesdosierungen)

- Selen 200–400 mcg
- Zink 15–30 mg
- Vitamin D 2000 I. E.
- Vitamin A 2000 I. E.
- Jod 150 mcg
- Entsprechende Supplementierung mit Eisen, damit ein Ferritin-Wert von 50–100 erreicht wird

NÄHRSTOFFE FÜR DIE SCHILDDRÜSE

Sie können Ihren Körper bei der Umwandlung des T4 zu T3 auch mit Nahrungsergänzungsmitteln unterstützen. Selen, Zink, Eisen und Jod sind Minerale, die die Schilddrüse benötigt, um Hormone ausschütten zu können (Zimmermann 2002). Leider sind unsere Böden so ausgelaugt, dass diese Nährstoffe oft nicht mehr über die Nahrung allein aufgenommen werden können. Das Enzym, das T4 zu T3 umwandelt, benötigt dafür das Spurenelement Selen und Menschen, die dieses Element nicht in ausreichender Menge mit der Nahrung aufnehmen, können auch nur eingeschränkt aktives T3 bilden (Olivieri 1996). Mäuse, die mit einer selen- und zinkarmen Diät gefüttert wurden, hatten im Vergleich zu Mäusen, die normal ernährt wurden, niedrigere T4- und T3-Werte. Außerdem hatten sie geringere Mengen des Enzyms, das die Konvertierung der beiden Formen vornimmt (Kralik 1996). Auch ein Eisenmangel beeinträchtigt die Produktion der Schilddrüsenhormone. Deshalb sollte bei einer vorliegenden Hypothyreose immer auch der Eisenspiegel überprüft werden. Der empfindlichste Marker für das Speichereisen im Körper ist Ferritin. Für eine optimale Schilddrüsenfunktion sollte der Ferritin-Wert zwischen 50 und 100 liegen, von Ferritin-Mangel spricht man aber erst, wenn der Wert bei 10 oder niedriger liegt. Auch die Vitamine A und D unterstützen die Schilddrüsenfunktion.

Meine Empfehlungen zur Nahrungsergänzung für eine optimale Schilddrüsenfunktion habe ich oben aufgeführt. Bitte denken Sie daran, dass die Nährstoffe synergistisch wirken, vor allem Jod und Selen. Das heißt, Sie sollten Jod und Selen immer in Kombination einnehmen. Am Ende des Kapitels habe ich einige Komplexmittel aufgelistet, die alle relevanten Nährstoffe enthalten. Auch hohe Entzündungswerte führen dazu, dass der Körper die Schilddrüsenhormone nicht oder nicht ausreichend verwerten kann. Einer der häufigsten unerkannten Übeltäter ist die Nahrungsmittelunverträglichkeit, insbesondere gegenüber Gluten. Wenn Sie eine Schilddrüsenunterfunktion haben, lege ich Ihnen sehr ans Herz, acht Wochen konsequent auf Gluten zu verzichten, um zu sehen, ob sich Ihre Symptomatik und hier besonders die Müdigkeit bessert.

ALTERNATIVE BEHANDLUNGSANSÄTZE VS. KONVENTIONELLE THERAPIE DER HYPOTHYREOSE

Die Behandlung der Hypothyreose ist wahrscheinlich das größte medizinische Thema, bei dem die Meinungen der Schulmedizin und der Naturheilkunde weit auseinander klaffen. Die Verabreichung des Trockenextrakts aus der Schweineschilddrüse und die zusätzliche Gabe von T3 zum üblichen T4 bleibt umstritten. Die American Thyroid Association empfiehlt zur Behandlung der Hypothyreose ausschließlich T4 (L-Thyroxin). Die meisten Schulmediziner halten die Verschreibung des Schweineschilddrüsen-Extrakts für unzuverlässig, weil das Verhältnis von T4 zu T3 im tierischen Schilddrüsengewebe zwischen 5:1 und 2:1 variieren kann. Tatsächlich wird in der medizinischen Literatur das Produkt Armour Thyroid als „überholt" bezeichnet und von der Verwendung desselben wird abgeraten.

Naturheilkundliche Therapeuten orientieren sich bei der Behandlung einer Schilddrüsenunterfunktion meist an der vorliegenden Symptomatik und nicht ausschließlich an Laborwerten. Sie passen die Hormonersatztherapie anhand der Symptome an. In der Schulmedizin werden Hormone streng nach TSH-Werten verordnet, spezifische Symptombilder spielen dabei kaum eine Rolle. Die Therapie wird mit L-Thyroxin (T4) durchgeführt. Ein Beispiel: Der TSH-Wert eines Patienten hat durch die Substitution mit T4 wieder den Normalwert erreicht, aber der Patient hat immer noch Symptome einer Schilddrüsenunterfunktion. Ein Schulmediziner würde hier nicht eingreifen und die Dosierung nicht verändern. Ein ganzheitlicher Therapeut würde eventuell das T4 höher dosieren und zusätzlich ein niedrig dosiertes T3 verschreiben. Auch der Wechsel zu einem Trockenextrakt aus Schweineschilddrüsengewebe, das beide Hormone T3 und T4 enthält, wäre möglich.

Da die chronisch aktivierte Stressreaktion bei Fibromyalgie die Laborwerte zur Schilddrüsenfunktion verfälschen und die Umwandlung von T4 zu T3 beeinträchtigen kann, ist es hier besonders wichtig, eine umfassende Untersuchung durchzuführen. Dazu gehört die Erhebung aller Werte, einschließlich T4, T3 und TSH. Ich habe festgestellt, dass der naturheilkundliche Blick bei der Feineinstellung der Schilddrüsenhormone und der entsprechenden Diagnostik sehr hilfreich sein kann. Wenn Sie den Verdacht haben, an einer nicht erkannten oder unzureichend behandelten Schilddrüsenunterfunktion zu leiden, wenden Sie sich am besten an einen ganzheitlich arbeitenden Allgemeinmediziner oder einen Therapeuten für Alternativmedizin.

SEXUALHORMONE

Bei Patienten mit Fibromyalgie können die Sexualhormone Testosteron, Östrogen und Progesteron aus dem Gleichgewicht geraten und die Symptomatik verschlimmern. Fast die Hälfte der menstruierenden Frauen mit Fibromyalgie berichtete von einer Verschlimmerung der Schmerzen und der Erschöpfung während der Menstruation (Pamuk 2005). Etwa ein Viertel der Patientinnen hatte das Gefühl, die Symptomatik habe sich während oder nach der Menopause verschlimmert (Pamuk 2005).

Da die Nebennieren das Fundament Ihres Hormonhaushaltes bilden, bringt eine Nebennierenschwäche auch Ihre Sexualhormone ins Wanken. Oft bessern sich die Symptome von selbst, sobald die Funktion der Nebennieren wiederhergestellt ist, und deswegen setzen wir an diesem Punkt an. Ich habe festgestellt, dass Frauen, deren Fibromyalgie-Symptome während der Menopause schlimmer wurden, meist auch an einer Nebennierenschwäche leiden. Diese Beobachtung wird von mehreren Studien untermauert. Auch die Schwere einer PMS kann mit einer Nebennierenfehlfunktion in Zusammenhang stehen (Woods 1998). Frauen in den Wechseljahren mit schweren Fibromyalgie-Symptomen haben in der Regel niedrige DHEA-Werte, ein wichtiger Hinweis auf die gesunde Funktion der Nebennieren. Wenn Ihre Symptome also zu bestimmten Zeiten Ihres Menstruationszyklus oder während der Wechseljahre schlimmer werden, sollten Sie Ihren Nebennieren besondere Aufmerksamkeit schenken (Miller 2013).

Wenn diese Maßnahmen nicht greifen, ist die Substitution mit Sexualhormonen eventuell eine sinnvolle Option. Bei manchen Frauen schlägt die Hormonersatztherapie während der Wechseljahre gut an, bei anderen wiederum nicht. Wenn nächtliche Hitzewallungen oder Schweißausbrüche Ihren Schlaf während der Wechseljahre zu sehr stören, kann eine Hormonersatztherapie unter Umständen Linderung bringen und die Qualität des Schlafes verbessern (Gambacciani 2005). In meiner klinischen Erfahrung habe ich beobachten können, dass manche Patientinnen von einer Ersatztherapie profitieren. Die einzige Studie, die zu diesem Thema durchgeführt wurde, kam jedoch zu der Schlussfolgerung, dass eine Hormonersatztherapie mit Östrogen die Fibromyalgie-Schmerzen bei postmenopausalen Frauen nicht verbessert (Stening 2011). Die Verschlimmerung der Symptome in den Wechseljahren, in denen die Hormone absacken und sich dauerhaft auf niedrige Werte einspielen, ist vorübergehend und hält in der Regel etwa ein bis zwei Jahre an. Eine Hormonersatztherapie birgt immer auch ein gewisses Risiko für Brust- und Gebärmutterkrebs. Deshalb rate ich im Allgemeinen dazu, das Ganze auszusitzen.

Wenn Sie Ihren Nebennieren aber schon die maximale Unterstützung bieten und trotzdem starke Schmerzen haben, unter Erschöpfung leiden oder nicht gut schlafen können, kann es sich unter Umständen lohnen, mit Ihrem Arzt über eine Hormonersatztherapie zu sprechen.

FAQ: Sind bioidentische Hormone sicherer?

Bei vielen verschreibungspflichtigen Präparaten handelt es sich um synthetische Hormone, die dem vom Körper gebildeten Östrogen und Progesteron ähnlich sind, aber nicht damit identisch. Bioidentische Hormone hingegen entsprechen denen, die vom weiblichen Körper hergestellt und verstoffwechselt werden, und sind somit austauschbar. Sie werden in der Regel besser vertragen und können ein geringeres Krebsrisiko mit sich bringen als synthetische Hormone (L'hermite 2008; Holtorf 2009). Als bioidentisch gelten nur die verschreibungspflichtigen Hormone Östradiol und Progesteron, die in dieser Form auch vom Körper ausgeschüttet werden. Lokale Anwendungen gelten als besonders sicher und werden in der Form von Pflastern oder individuell angefertigten Cremes verabreicht.

Bei Männern mit Fibromyalgie sind es niedrige Testosteronwerte, die das Symptombild verschlimmern (Traish 2009). Es ist normal, dass der Testosteronspiegel mit zunehmendem Alter sinkt, aber bei meinen Patienten ist der Testosteronspiegel generell niedriger als man für die entsprechenden Altersgruppen erwarten würde. Es ist jedoch noch nicht geklärt, ob alle Männer mit Fibromyalgie gleichzeitig niedrige Testosteronwerte haben. In einer kleinen Studie konnte man keinen Unterschied im Vergleich zu gesunden Männern feststellen (Yoshikawa 2010). Ein komplizierender Faktor ist, dass viele Männer mit Fibromyalgie opiathaltige Schmerzmittel einnehmen, die die Testosteronproduktion unterdrücken. Eine Studie hat gezeigt, dass 74 Prozent der Männer, die hoch dosierte Opiate einnehmen, einen niedrigen Hormonspiegel haben (Smith 2012; Daniell 2002).

Symptome eines niedrigen Testosteronspiegels

- Wenig Energie
- Lethargie
- Traurigkeit/Verdrießlichkeit
- Schwindende Muskelmasse mit Schwäche
- Wenig Ausdauer mit Kräfteverlust
- Erektionsstörungen
- Fehlende Libido

Eine Hormonersatztherapie mit Cremes, Gels, Buccaltabletten oder Injektionen baut Muskelmasse auf, steigert die Ausdauer und wirkt sich positiv auf den Gleichgewichtssinn bei Anstrengung aus (Brill 2002). Ich habe feststellen können, dass dies bei meinen männlichen Patienten mit niedrigem Testosteronspiegel Müdigkeit und Muskelschmerzen reduziert. Wie bei der Hormonersatztherapie für Frauen ist auch hier noch nicht abschließend geklärt, ob die Therapie langfristig sicher ist oder nicht. Es gibt Studien, die gezeigt haben, dass die Testosteronsubstitution bei Männern zu einem erhöhten Risiko für Herzinfarkt und Schlaganfall führen kann. Andere Studien wiederum belegen, dass es eine gewisse Schutzwirkung gibt und die Therapie das Risiko für Herzinfarkt und Schlaganfall senkt (Vigen 2013; Xu 2013; Malkin 2010; Schwarz 2011). Unter Umständen ist das Risiko für Prostatakrebs erhöht, obwohl es mehrere größere Studien gibt, die keine erhöhte Gefährdung feststellen konnten (Roddam 2008; Rhoden 2004). Wenn Sie Testosteron einnehmen, sollten Sie sich vor und während der Behandlung auf Prostatakrebs untersuchen lassen.

Am sichersten ist es immer noch, den Testosteronhaushalt wieder ins Gleichgewicht zu bringen, indem Sie Ihre Nebennieren stärken. Wenn hoch dosierte Opiate für die Unterdrückung der Hormonproduktion verantwortlich sind, kann der Testosteronspiegel durch das Absetzen der Medikamente oder eine Reduzierung der Dosierung wieder angehoben werden. Wenn Ihnen eine Linderung der Symptome nicht ausreicht, können Sie Ihre Hormonausschüttung auch durch Bewegung und Sport ankurbeln (Hough 2011). Wenn aber alle diese Maßnahmen versagen, können Sie Ihre Testosteronwerte über Ihren Hausarzt bestimmen lassen und eine Hormonersatztherapie in Erwägung ziehen.

DAS KÖNNEN SIE SELBST TUN

- Unterstützen Sie die Funktion Ihrer Nebennieren (siehe Kapitel 15).
- Wenn Sie eine Hypothyreose und Fibromyalgie haben:
- Verzichten Sie zwei Monate lang konsequent auf Gluten.
- Nehmen Sie ein qualitativ hochwertiges Nahrungsergänzungsmittel zur Unterstützung der Schilddrüsenfunktion ein. Selen, Jod und Zink sollten enthalten sein.
- Ziehen Sie eine Behandlung durch einen ganzheitlich arbeitenden Therapeuten in Betracht, der Sie zum Thema Hypothyreose beraten kann.

DAS SOLLTEN SIE MIT IHREM ARZT BESPRECHEN

- Bitten Sie Ihren Arzt darum, zusätzlich zum TSH-Wert auch T4 und T3 bestimmen zu lassen.
- Wenn Sie glauben, an einer unerkannten oder nicht ausreichend behandelten Schilddrüsenunterfunktion zu leiden, wenden Sie sich an einen Arzt für Naturheilkunde oder einen Heilpraktiker.
- Wenn Sie ein Mann sind und Symptome eines Testosteron-Mangels haben, bitten Sie um eine Abklärung des Hormonspiegels.
- Wenn Sie eine Frau sind, sich in den Wechseljahren befinden und Ihre Fibromyalgie-Symptome deutlich schlimmer werden, fragen Sie Ihren Arzt, ob eine Hormonersatztherapie für Sie infrage kommt.

KAPITEL 17

REGENERATION: STIMMUNG

Das ist das Schlimmste an der Depression: Ein Mensch kann fast alles ertragen, solange er oder sie Licht am Ende des Tunnels sieht. Eine Depression ist aber so heimtückisch und macht jeden Tag zu einer so großen Last, dass man das Ende nicht sehen kann. Der Nebel ist wie ein Käfig, für den es keinen Schlüssel gibt.

—ELISABETH WURTZEL

Die Schritte, die Sie bereits unternommen haben, um Entzündungen zu beheben und Ihren Hormonhaushalt wieder ins Gleichgewicht zu bringen, werden sich auch positiv auf Ihren Gemütszustand auswirken. Man weiß, dass erhöhte Entzündungswerte Depressionen verschlimmern können, genauso wie hormonelle Schwankungen z. B. bei Hypothyreose und Nebennierenschwäche (Tsao 2006; Krueger 2011). Ich hoffe also sehr, dass es Ihnen inzwischen schon deutlich besser geht. Sollten Stimmungsschwankungen und Depressionen für Sie immer noch ein Thema sein, möchte ich diese Probleme jetzt ansprechen. Es ist wichtig, in ein emotionales Gleichgewicht zu finden, denn Stimmungsschwankungen können alle anderen Aspekte zum Erliegen bringen und es Ihnen schwer machen, die entscheidenden Schritte auch umzusetzen.

Seien wir ehrlich – Schmerzen können depressiv machen. Wenn man sich in einem Stimmungstief befindet oder vor Angst wie gelähmt ist, kann es so gut wie unmöglich sein, sich selbst wieder auf den richtigen Weg zu bringen. Chronische Schmerzen wirken sich nicht nur auf das körperliche und emotionale Wohlbefinden aus, sondern lösen tatsächlich Veränderungen in der Gehirnstruktur und -funktion aus, indem sie die Areale stimulieren, die mit Angst und Depression verknüpft sind (Gustin 2013). Chronische Schmerzen verschieben auch die chemische Zusammensetzung des Gehirns zugunsten der Stoffe, die mit Ängsten und Depressionen in Verbindung stehen. So haben Forscher zum

Beispiel festgestellt, dass „chronische Rückenschmerzen die chemische Zusammensetzung des Gehirns verändern“ (Grachev 2000). Die guten Nachrichten sind, dass die neuronalen Pfade im Gehirn formbar sind, d. h. mit dem richtigen Training kann man neue Verknüpfungen und Muster bilden. Ernährung, heilsame Bewegung, Nahrungsergänzungsmittel und verschreibungspflichtige Medikamente können die Chemie unseres Gehirns positiv verändern.

Im Vergleich zu anderen chronischen Erkrankungen tritt die Fibromyalgie häufiger zusammen mit Depressionen, Angstzuständen und PTBS auf. Man geht davon aus, dass 60 Prozent der Patienten mit Fibromyalgie auch die Kriterien für eine schwere Depression erfüllen, im Vergleich zu 28 Prozent der Patienten mit rheumatoider Arthritis (Walker 1997). Depressionen und Ängste sind bei Menschen mit traumatischen Erfahrungen überdurchschnittlich stark vertreten, verglichen mit der allgemeinen Bevölkerung, und viele Betroffene entwickeln eine PTBS (Maes 2000). Ein Großteil der Menschen, bei denen eine Fibromyalgie diagnostiziert wurde, haben schwere Traumatisierungen hinter sich. Tatsächlich gaben 90 Prozent der Frauen mit Fibromyalgie an, körperlich oder sexuell misshandelt worden zu sein (Walker 1997).

In der Schulmedizin gibt es sehr gute Ansätze zur Behandlung affektiver Störungen und ich möchte Sie ermutigen, mit Ihrem Arzt offen darüber zu sprechen. Mein Behandlungsprotokoll ist integrativ und ich kombiniere konventionelle, schulmedizinische Therapien mit alternativen Methoden. Dieses Kapitel soll Ihnen einen Überblick geben über die integrativen Behandlungsansätze, die sich bei meinen Patienten bewährt haben, die neben Fibromyalgie auch unter Depressionen, Angststörungen oder PTBS leiden.

DEPRESSION

Nicht jeder Mensch mit Fibromyalgie ist klinisch depressiv und eine Depression macht noch lange keine Fibromyalgie. Aber wenn eine Fibromyalgie in Verbindung mit einer Depression auftritt, kann es den Betroffenen sehr schwerfallen, sich mit Bewegungstherapie oder Ernährungsumstellung auseinanderzusetzen. Unter einer Depression versteht man eine anhaltend bedrückte Stimmung begleitet von Gefühlen der Wertlosigkeit und Schuld. Ein depressiver Mensch zeigt keine oder wenig Freude oder Interesse an fast allen Aktivitäten und kann wiederkehrende Gedanken an den Tod oder Selbstmord haben.

Es handelt sich um einen komplexen Zustand, der viel mit den individuellen Lebensumständen, der chemischen Zusammensetzung des Gehirns und der genetischen Disposition zu tun hat. Die Region des Gehirns, in der die Schmerzempfindung angesiedelt ist, befindet sich direkt neben dem Areal, das die Stimmung reguliert, und es gibt viele Überschneidungen. Im Klartext soll das heißen, dass Schmerzen eine Depression verschlimmern können, eine Depression in der Umkehrung aber auch Schmerzen verstärkt. Die meisten Ärzte können Depressionen sehr gut mit verschreibungspflichtigen Antidepressiva behandeln. Manche Psychopharmaka erhöhen sowohl den Serotonin- als auch den Noradrenalin-Spiegel. Dazu gehören Duloxetin (Cymbalta), Milnacipran (Jonica) und Venlafaxin (Effexor), die gleichzeitig die Stimmung heben und Schmerzen lindern können. Es gibt aber auch Patienten, bei denen Antidepressiva nur eingeschränkt wirken. Ich habe festgestellt, dass diese Patienten von bestimmten Folsäurepräparaten profitieren können. Manche Menschen produzieren nicht genügend MTHFR, ein Enzym, das Folsäure in die aktive Form L-Methylfolat umwandelt. Das Gehirn benötigt L-Methylfolat zur Herstellung stimmungsaufhellender Botenstoffe, insbesondere Serotonin. Bei Menschen, die aufgrund einer genetischen Variation nicht in der Lage sind, Folsäure in die aktive Form umzuwandeln, ist das Risiko einer Depression höher. Tatsächlich stellte sich im Rahmen einer Untersuchung heraus, dass bei depressiven Patienten 70 Prozent Träger eines Gens mit dysfunktionalem MTHFR-Enzym waren (Kelly 2004; Lewis 2006). Probleme mit dem MTHFR-Gen wurden außerdem mit einem erhöhten Risiko für Herzinfarkte und Schlaganfälle in Verbindung gebracht.

FAQ: Sollte ich mich auf eine MTHFR-Mutation testen lassen?

Es gibt etwa 40 verschiedene MTHFR-Mutationen, aber nur zwei davon werden durch die üblichen Tests abgedeckt, nämlich C677T und A129C. C677T ist die schwerwiegendere und am besten untersuchte Mutation. Wenn Sie heterozygot sind (d.h. Sie haben ein anormales und ein normales Gen), ist Ihre Folat-Produktion um 30 Prozent reduziert. Wenn Sie homozygot für C677T sind (d.h. Sie besitzen das veränderte Gen in doppelter Ausführung), steigt das Risiko auf 70 Prozent. Gibt es bei Ihnen bestimmte

Risikofaktoren, wie z.B. früher Schlaganfall oder Herzinfarkt in der Familiengeschichte, lohnt sich eine Untersuchung in jedem Fall. Leiden Sie „nur" unter einer Depression, ist ein solcher Test nicht automatisch sinnvoll, denn er ist teuer und die Kosten werden nicht von der Krankenkasse übernommen. In diesen Fällen empfehle ich erst eine Supplementierung mit aktivem Folat, um zu sehen, ob sich auch so die seelische Verfassung des Patienten verändert.

Depressionen sprechen positiv auf eine Nahrungsmittelergänzung mit aktivem Folat an. Patienten, die Antidepressiva einnehmen und zusätzliche Unterstützung benötigen, verordne ich oft L-Methylfolat (z. B. Deplin). Mit L-Methylfolat kann man das MTHFR-Enzym ausklammern, sodass die aktive Form auf direktem Wege in das Gehirn gelangt, wo es in stimmungsaufhellende Neurotransmitter wie Serotonin umgewandelt wird. Mehrere Studien konnten eine Verbesserung der Depression mit L-Methylfolat allein oder in Kombination mit anderen Antidepressiva nachweisen (Coppen 2000; Passeri 1993; Godfrey 1990). Ich habe bei einigen Patienten mit schweren Depressionen durch eine Supplementierung mit aktiver Folsäure wunderbare Ergebnisse beobachten können, wenn diese in Kombination mit Antidepressiva eingenommen wird. Die empfohlene Tagesmenge beträgt 15 mg, eine Wirkung zeigt sich nach drei bis vier Wochen (Miller 2008).

Eine weitere Option ist die Supplementierung mit 5-Hydroxytryptophan (5-HTP), das vom Körper in Serotonin umgewandelt wird. In Kombination mit anderen Antidepressiva, die den Serotoninspiegel erhöhen, kann die Einnahme aber zu einem Serotonin-Überschuss führen, der unter Umständen toxisch sein und ein Serotoninsyndrom auslösen kann. Die Symptome reichen von Schüttelfrost und Durchfall über Muskelstarre und Fieber bis hin zu Krampfanfällen. Unbehandelt kann das Syndrom tödlich verlaufen. (Weitere Informationen über das Syndrom finden Sie auf Seite 78.) Wenn Sie Antidepressiva einnehmen, müssen Sie mit Ihrem Arzt sprechen, bevor Sie mit 5-HTP supplementieren.

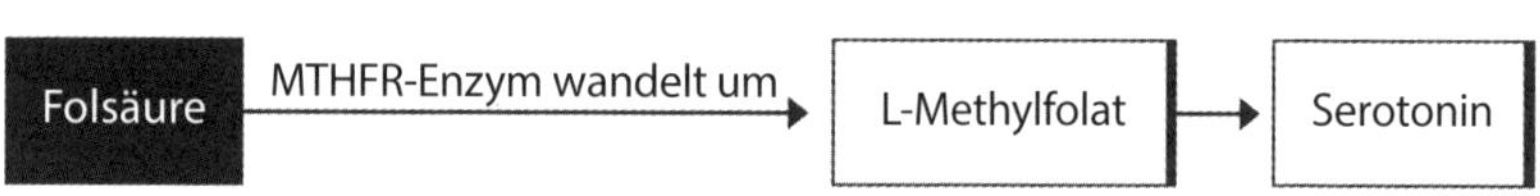

Umwandlung von Folsäure.

FAQ: Ist L-Methylfolat das Gleiche wie #ltetrahydrofolat?

Bei beiden handelt es sich um die aktivierte Form der Folsäure, die vom Gehirn genutzt werden kann, nur die chemische Zusammensetzung ist leicht unterschiedlich. L-Methylfolat (Deplin) hat eine stärkere Wirkung und ist nur auf Rezept erhältlich. Es ist auch am besten erforscht. L-5-Methyltetrahydrofolat ist rezeptfrei erhältlich, in der Wirkung aber auch etwas milder

ÄNGSTE

Die emotionale Erfahrung in Reaktion auf ein System, in dem die Stressreaktion dauerhaft aktiviert ist und auf Rot steht, ist oft von Angst oder Panik geprägt. Zusätzlich zu den körperlichen Symptomen der Fibromyalgie empfinden viele Betroffene ein allgemeines Gefühl des Unbehagens oder fühlen sich nie so richtig sicher. Dies steht meiner Meinung nach in direktem Zusammenhang mit der emotionalen Erfahrung eines Gehirns, das permanent kampf- und fluchtbereit ist.

Für Angstzustände werden in der Regel Benzodiazepine verschrieben, aber wie Sie in Kapitel 8 gelesen haben wirken sich diese Medikamente negativ auf die Tiefschlafphase aus. Sie sind für Menschen mit Fibromyalgie also nicht wirklich geeignet. Wenn Sie wegen einer Angststörung Benzodiazepine einnehmen müssen, versuchen Sie, diese möglichst nichts abends einzunehmen und den Abstand zur Schlafenszeit so groß wie nur möglich zu halten. Ich lege Ihnen auch nahe, andere Formen der Stress- und Angstbewältigung für sich zu finden.

Das Protokoll, das ich in den Kapiteln über die Bedeutung der Ruhe zur Reduzierung der Stressreaktion beschrieben habe, wird Sie auch dabei unterstützen, mit Ihren Ängsten umzugehen. Viele meiner Patienten reagieren sehr gut auf das pflanzliche Mittel Rhodolia, dessen angstlösende Eigenschaften durch Studien belegt worden sind (Ishaque 2012). Die übliche Dosierung liegt bei 100 mg zwei- bis dreimal täglich. Es gibt auch ganzheitlich arbeitende Therapeuten, die sublinguales Oxytocin verordnen. Oxytocin ist der chemische Botenstoff, der auf das Bindungsvermögen und Sozialverhalten wirkt. Dieser Botenstoff wird nach einem Orgasmus und nach der Geburt ausgeschüttet und wird deshalb auch „Kuschelhormon" genannt. Es kann Angstzustände lindern (Dodhia 2014; Labuschagne 2010; Kirsch 2005).

Behandlung von Angststörungen ohne Benzodiazepine

- Entspannungsreaktion fördern
- Rhodolia-Nahrungsergänzungsmittel
- Oxytocin
- Betablocker
- Buspiron
- Antidepressiva - SSRIs (Selektive Serotonin-Wiederaufnahmehemmer)
- Gabapentin

Es gibt einige wirksame rezeptpflichtige Medikamente für Angstzustände, die den Serotonin-Spiegel im Gehirn erhöhen. Dazu gehören die Selektiven Serotonin-Wiederaufnahmehemmer (SSRI) wie z. B. Fluoxetin (Prozac) und Sertralin (Zoloft). Buspiron (Buspar) ist kein SSRI, wirkt aber ebenfalls auf die Serotoninrezeptoren im Gehirn. Ich habe schon sehr gute Ergebnisse damit erzielen können. Gabapentin haben Sie im Kapitel über den Schlaf bereits kennengelernt, es kann auch Angstzustände reduzieren (Lavigne 2012). Die übliche Dosierung bei Angstzuständen beträgt 100–300 mg zweimal täglich. Eine andere Möglichkeit bieten die Betablocker Pindolol oder Propanolol in niedriger Dosierung (Khadke 2012; Dyck 1991). Diese Medikamente wirken blutdrucksenkend und verlangsamen den Herzschlag und dürfen deshalb nur unter Vorbehalt eingenommen werden. Sie sind aber eine gute Wahl für Patienten, die unter Bluthochdruck und Angstzuständen leiden.

POSTTRAUMATISCHE BELASTUNGSSTÖRUNG (PTBS)

Etwa ein Viertel der Patienten mit Fibromyalgie haben auch eine Posttraumatische Belastungsstörung. Die PTBS ist eine Angststörung, die durch Albträume, wiederkehrende Erinnerungen an traumatische Ereignisse und Vermeidungsverhalten gekennzeichnet ist (Arnold 2004). Besonders die Albträume wirken sich sehr negativ auf das natürliche Schlafmuster aus und müssen deshalb unbedingt behandelt werden.

Zu den geeigneten Optionen gehört ein sogenannter Alpha-Blocker, der die „Kampf-oder-Flucht"-Reaktion im Gehirn und die begleitenden Angstzustände teilweise blockiert und abends zur Schlafenszeit eingenommen wird. In der Regel verschreibe ich den Alpha-Blocker Prazosin, weil er gründlich untersucht ist und bei PTBS als wirksam befunden wurde (Taylor 2008).

Fragekatalog zu PTBS-Symptomen

Haben Sie in den vergangenen Monaten eine Erfahrung gemacht, die so erschreckend, furchtbar oder beunruhigend war, dass Sie

- deswegen Albträume hatten?
- Situationen aus dem Weg gegangen sind, weil diese Sie an den Vorfall erinnern?
- ständig wachsam und auf der Hut waren oder leicht zu erschrecken waren?
- sich wie taub fühlten oder von anderen Menschen und Aktivitäten oder Ihrer Umgebung distanziert?

Wenn Sie eine oder mehrere Fragen mit Ja beantwortet haben, sollten Sie mit Ihrem Arzt über eine mögliche PTBS sprechen.

Weitere Möglichkeiten bietet die Psychotherapie. Zu den wirksamsten Methoden gehört dabei die EMDR-Therapie (**E**ye **M**ovement **D**esensitization and **R**eprocessing oder Desensibilisierung und Aufarbeitung durch Augenbewegungen). Dabei denkt und spricht der Patient über das erlebte Trauma, während er oder sie mit den Augen dem Finger des Therapeuten folgt, der sich vor dem Gesichtsfeld des Patienten hin- und herbewegt. Die Theorie dahinter besagt, dass die seitlichen Augenbewegungen dem Gehirn helfen, die mit dem Trauma verbundenen Emotionen zu verarbeiten (Cloitre 2009).

Ich verwende zur Bewältigung der emotionalen Auswirkungen eines Traumas gern einen energetischen Ansatz. Hier greift die Theorie, dass ein Trauma, ein Unfall oder ein Angriff auf die körperliche Unversehrtheit Spuren im Energiefeld des Betroffenen hinterlässt. Eine Patientin, die von ihrem Bruder sexuell missbraucht wurde, erzählte mir, dass sie immer das Gefühl hatte, er sei „mir unter die Haut gegangen". Das Trauma hinterlässt energetische Spuren, die außerhalb der

Sprach- und Denkzentren des Gehirns liegen und deshalb über die traditionelle Gesprächstherapie nur schwer zugänglich sind. Es gibt verschiedene Techniken, die ein Therapeut einsetzen kann, um Zugang zu dem energetischen Zentrum des Patienten zu gewinnen und die Spuren des Traumas zu verwischen. Zuerst „liest" oder interpretiert der Therapeut die Energiefelder des Patienten, um anschließend die von ihm wahrgenommene dysfunktionale Energie mithilfe seiner eigenen Intentionen oder bestimmter Bewegungen zu entfernen. Dieser Vorgang kann vom Patienten gespürt werden oder so subtil sein, dass der Patient nichts davon merkt.

Hätte ich mit dieser Methode nicht selbst so wunderbare Erfolge erleben können, wäre ich vielleicht auch skeptisch geblieben. Während meines ersten Besuchs bei einer Energieheilerin sprachen wir kurz über die sexuellen Übergriffe, die ich in meiner Jugend erlitten hatte. Nachdem sie mich um Erlaubnis gefragt hatte, legte sie eine Hand auf meinen Oberschenkel und die andere auf meinen Bauch. Sie bat mich darum, der Energie des Mannes, der mich damals angegriffen hatte, zu befehlen, meinen Körper zu verlassen. Ich kam mir lächerlich vor, sprach es aber trotzdem laut aus. Wenige Minuten später verspürte ich so etwas wie Energiewellen, die aus meinem Abdomen aufstiegen, es fühlte sich an wie eine leichte Übelkeit. Ich verspürte einen Würgereiz und anschließend den Impuls, diese Energie – diesen Menschen – hochzuwürgen und ihn auszuspucken. Innerlich hatte ich das Gefühl, so etwas wie Krampfanfälle zu haben, nach außen hin war ich jedoch vollkommen still. Im Anschluss fühlte ich mich so viel leichter und ruhiger. Ich vergleiche dieses Gefühl hier einmal mit einem Kühlschrank, der plötzlich aufhört zu brummen. Während der Kühlschrank läuft, fällt einem meist nicht auf, dass er dabei Geräusche macht. Schaltet er sich aber ab, spürt man förmlich, wie sich Ruhe und Stille ausbreiten. Ich habe mehrere Sitzungen mit dieser einen Heilerin gehabt und sie haben mein Leben verändert. Die Erfahrung hat mich stärker, ruhiger und glücklicher gemacht.

Meine Neugierde war geweckt, ich vertiefte mich in die Fachliteratur und besuchte mehrere Fortbildungen bei Experten auf diesem Gebiet. Ich lernte, dass die elektrischen Ströme in unserem Körper subtile biomagnetische Felder um uns herum erzeugen. Diese biomagnetischen Felder haben eine „Strahlweite" von ungefähr einem Meter und können mit empfindlichen Geräten gemessen werden. Man hat festgestellt, dass die Hände von Energieheilern stärkere Energieströme aussenden als entsprechende Kontrollpersonen (Zimmermann 1991; Seto 1992). Die Ergebnisse stützen die Theorie, dass Menschen lernen können, diese Energie bewusst zu steuern und einzusetzen. Glauben Sie mir: Ich weiß, dass es sich wirklich außerweltlich und wischi-waschi anhört (meine Professoren an der medizinischen Hochschule würden bestimmt genau das dazu sagen), aber ich habe bei vielen traumatisierten Menschen beobachten können, wie kraftvoll und ausgleichend diese Form der emotionalen Heilung sein kann.

Mein wissenschaftlich denkendes Gehirn kann immer noch nicht begreifen, wie energetische Heilung vonstattengehen soll. Aber nach meinen sehr tief greifenden persönlichen Erfahrungen wurde mir klar, dass Dinge nicht automatisch nicht real sind oder nicht existieren, nur weil ich sie nicht verstehen kann. Ein gutes Beispiel hierfür ist das Infrarotlicht, das mit bloßen Augen nicht sichtbar ist. Wir können Infrarotlicht nur sehen, wenn wir eine spezielle Nachtsichtbrille tragen. Vielleicht gibt es ja Menschen, die besondere Pupillen haben, mit denen sie Energie „sehen" oder gar manipulieren können? Ein Wissenschaftler, der intensiv über Energieheilung forscht, vergleicht diese Fähigkeit mit allen anderen Sinnen, die ein Mensch weiterentwickeln und ausbauen kann – wie ein Weinkenner zum Beispiel, der seinen Gaumen so geschult hat, dass er geschmackliche Unterschiede in Jahrgängen erkennen kann, die für den Durchschnittsmenschen alle gleich schmecken (Oschmann 2000).

Auch manuelle Therapien können emotionales Trauma heilen, weil sie energetische Blockaden lösen, die im Körper feststecken. Die berühmte Heilerin und Lehrerin Rosalyn Bruyere fasst es so zusammen: „Probleme und Beschwerden bleiben im Gewebe verankert". Vor allem die Faszien gelten als „Speichermedium" für emotionale Energie. Viele Therapeuten, die Myofasziale Triggerpunkttherapie praktizieren, berichten, dass sich während der Sitzungen oft Emotionen und Erinnerungen entladen. Der Entdecker der Myofaszialen Triggerpunkttherapie, John F. Barnes, sagt, dass es während einer traumatischen Erfahrung zu einem Energieverlust im Körper kommen kann, d. h. Energie tritt aus dem Körper aus. Der Körper tut das, um zu überleben. Im Laufe einer Myofaszialen Therapie kann es deswegen passieren, dass der Therapeut Sie dazu ermutigt, die verloren gegangene Energie wieder in Ihren Körper einzuladen. Eine Definition des Wortes „Heilung" ist „wieder ganz werden". Wenn Sie das Gefühl haben, wieder ganz oder „heile" werden zu müssen, dann möchte ich Sie dazu ermutigen, einen Therapeuten aufzusuchen. Vielleicht ist energetische Heilarbeit oder Myofasziale Triggerpunkttherapie nicht das Richtige für Sie, aber bitte haben Sie den Mut, den Weg einzuschlagen, der sich für Sie richtig anfühlt. So können Sie Ihr emotionales und seelisches Trauma am besten heilen.

DAS KÖNNEN SIE SELBST TUN

- Weiterführende Literatur zur energetischen Heilarbeit: *Das Geheimnis der Chakras: Unsere Licht- und Energiezentren* von Rosalyn L. Bruyere und *Afterwards, You're a Genius: Faith, Medicine and the Metaphysics* von Chip Brown
- Einen Therapeuten für Myofasziale Triggerpunkttherapie finden Sie auf www.triggerpunkt-therapie.eu und www.therapeuten.de/therapien/triggerpunkttherapie.html.

DAS SOLLTEN SIE MIT IHREM ARZT BESPRECHEN

- Wenn Sie trotz der Einnahme eines Antidepressivums anhaltende Depressionen haben, bitten Sie Ihren Arzt, Ihnen L-Methylfolat (Deplin) zu verschreiben.
- Fragen Sie Ihren Arzt oder Apotheker zu den Risiken und Nebenwirkungen, bevor Sie 5-HTP einnehmen. Das sollten Sie vor allem dann tun, wenn Sie bereits verschreibungspflichtige Antidepressiva nehmen.
- Erkundigen Sie sich, ob Ihre Angstzustände auch ohne Benzodiazepine behandelt werden können.
- Wenn Sie im Fragenkatalog zur PTBS eine oder mehrere Fragen mit Ja beantwortet haben, bitten Sie Ihren Arzt zur Abklärung der Diagnose um eine Überweisung zu einem Spezialisten.

KAPITEL 18

REDUZIERUNG: MÜDIGKEIT UND FIBROFOG

Die beste Möglichkeit, die für die Fibromyalgie typische Müdigkeit zu lindern, ist es, die Qualität des Nachtschlafes zu verbessern. Manchmal dauert es eine Weile, bis die richtige Kombination von medikamentöser Behandlung und Lebensrhythmus gefunden ist, aber wenn es so weit ist, stelle ich in der Regel eine deutliche Abnahme der Erschöpfungssymptome fest. Deshalb konzentrieren wir uns zuerst darauf, die Tiefschlafphase zu stärken und anschließend die Energieproduktion der Zellen anzukurbeln. Hoffentlich ist es Ihnen auch gelungen, Ihre Hormone samt Nebennierenschwäche wieder ins Gleichgewicht zu bringen und eine unterbehandelte Hypothyreose zu justieren. Aber auch, wenn alle Punkte unter **Ruhe**, **Reparatur** und **Regeneration** abgehakt werden konnten, ist vielleicht noch ein Rest Erschöpfung vorhanden. Das kann eventuell an den Medikamenten liegen, die Sie wegen der Schmerzen einnehmen müssen. Überlegen Sie, den Zeitpunkt der Einnahme zu verlegen (nicht unbedingt tagsüber) oder die Medikamente ganz abzusetzen. Als letzter Ausweg kann ein stimulierendes Medikament, wie es zur Behandlung eines Aufmerksamkeitsdefizitsyndroms (ADS) eingesetzt wird, die noch vorhandene Müdigkeit verringern. Bei Patienten, die unter Fibromyalgie und chronischem Erschöpfungssyndrom gleichzeitig leiden, ist unter Umständen ein anderer Ansatz nötig (siehe Kapitel 23).

Oft geht bei Fibromyalgie die Müdigkeit einher mit Konzentrations- und Gedächtnisstörungen, die man allgemein als „Fibrofog" bezeichnet. Der medizinische Begriff dafür lautet „Dyscognition" und beschreibt die Schwierigkeit, klar zu denken. Viele Menschen mit Fibromyalgie empfinden die Denkstörung als sehr schwerwiegend und besonders belastend. Zu den Symptomen gehören Schwierigkeiten, die richtigen Worte zu finden, und Probleme mit Multitasking. In einer Studie berichteten 88 Prozent der Probanden von kognitiven Funktionsstörungen mit zumindest einigen Einschränkungen in der Konzentration und im Entscheidungs-, Denk- und Erinnerungsvermögen (Schaefer 2011). Die Patienten schneiden auch bei bestimmten kognitiven Funktionstests schlechter ab, insbesondere beim Kurzzeitgedächtnis und bei der Bewältigung von Aufgaben unter Ablenkung. Diese Beeinträchtigungen der Gedächtnisleistung entsprechen in etwa einem Alterungsprozess von 20 Jahren (Leavitt 2006; Park 2001). Der Fibrofog ist zum großen Teil auf den permanenten Schlafentzug und die reduzierte Energieproduktion im Gehirn zurückzuführen. Die unter **Ruhe** und **Reparatur** aufgeführten Schritte werden auch hier sinnvoll sein. Eine bessere Durchblutung des Gehirns, gezielt eingesetzte Medikamente und Nahrungsergänzungsmittel sowie regelmäßiges Gehirn-Training können dazu beitragen, Fibrofog zu lichten.

Leider haben viele Medikamente zur Behandlung der Fibromyalgie Nebenwirkungen, darunter Schläfrigkeit und Benommenheit. Zu den Medikamenten mit stark sedierender Wirkung gehören Pregabalin (Lyrica), Gabapentin (Neurontin) und die Muskelrelaxantien. Wenn ich diese Medikamente verschreibe, achte ich darauf, dass sie nur abends oder in viel niedrigeren Dosierungen als üblich eingenommen werden, um Tagesmüdigkeit zu vermeiden. Ich erlebe oft, dass Patienten zu mir kommen, die Gabapentin in höchster Dosierung (dreimal täglich 1200 mg) einnehmen und praktisch durchs Leben schlafwandeln. In diesen Fällen hilft meist eine reduzierte Dosierung und veränderte Einnahme: 300 mg Gabapentin morgens, 600 mg nachmittags und 1200 mg abends zur Schlafenszeit eingenommen, verringern die Schläfrigkeit am Tag und lindern dennoch die Schmerzen.

Wenn Sie eines der unten aufgeführten Medikamente einnehmen und tagsüber sehr müde und schläfrig sind, sollten Sie mit Ihrem Arzt sprechen und ihn bitten, entweder die Dosierung herabzusetzen oder die Einnahme ganz abzusetzen, um zu sehen, ob Sie sich tagsüber dann besser fühlen. Auch hoch dosierte Opiate können stark sedieren und manche Patienten profitieren sehr davon, wenn man die Dosierung tagsüber auf ähnliche Weise anpasst.

Sedierende Medikamente, die bei Fibromyalgie oft zur Schmerzbehandlung eingesetzt werden

- Pregabalin (Lyrica)
- Gabapentin (Neurontin)
- Cyclobenzaprin (Flexeril)
- Tizanidin (Sirdalud)
- Metaxalon (Skelaxin)
- Methocarbamol (Robaxin)
- Carisoprodol (Soma)
- Baclofen (Lioresal)
- Hoch dosierte Opiate

STIMULIERENDE MEDIKAMENTE GEGEN MÜDIGKEIT

Wenn alle anderen Maßnahmen versagen, gibt es noch Stimulanzien, die einigen Patienten helfen können. Es gibt ein rezeptfreies Stimulans, das Sie sicher alle kennen, und das ist Koffein. Verschreibungspflichtige Stimulanzien sind meist Derivate des Amphetamins, dazu gehören Amphetamin/Dextroamphetamin (Adderall) und Methylphenidat (Ritalin). Diese Medikamente binden sich an die Rezeptoren für die stimulierenden Botenstoffe Dopamin und Noradrenalin und machen dadurch wacher und reduzieren Müdigkeit. Sie werden aber auch mit Nebenwirkungen wie Angstzuständen, Herzrasen und Bluthochdruck in Verbindung gebracht und können süchtig machen. Ich verordne diese Medikamente ausschließlich in sehr niedrigen Dosierungen. Um Schlafstörungen zu vermeiden, nehmen meine Patienten die Medikamente nur vormittags ein. Retardkaspeln oder Medikamente mit Depotwirkung verschreibe ich in diesem Zusammenhang grundsätzlich nicht.

Die neueren Stimulanzien Modafinil (Provigil) und Armodafinil (Nuvigil) wirken anders als die klassischen Amphetaminderivate. Sie machen wach, indem sie die Areale des Gehirns stimulieren, die unsere Wachphasen steuern. Sie machen nicht süchtig und sind in der Anwendung viel sicherer als Medikamente auf Amphetaminbasis. Trotzdem können Nebenwirkungen wie Angst, Schlaflosigkeit und Bluthochdruck auftreten. Modafinil und Armodafinil werden zur Behandlung der Tagesschläfrigkeit bei Narkolepsie und Schlafapnoe verschrieben.

Es gibt Hinweise, dass Modafinil und Armodafinil auch die Müdigkeit bei Fibromyalgie positiv beeinflussen können, große klinische Studien liegen aber bisher nicht vor. Patienten berichten, dass sie durch die Medikamente tagsüber viel wacher sind und deshalb aktiver sein können (Schwartz 2007, 2010; Schaller 2001; Pachas 2003). Beide Medikamente sind teuer und die Krankenkassen übernehmen die Kosten bei Fibromyalgie in der Regel nicht. In den USA sind Modafinil und Armodafinil zur Behandlung der Schlafapnoe zugelassen (in Deutschland nicht; Anm. d. V.). Sollten Sie also unter einer Schlafapnoe leiden, kann es sich unter Umständen lohnen, die Kostenübernahme bei Ihrer Krankenkasse zu beantragen.

Bestimmte Aminosäuren (Eiweißbausteine), auch verzweigtkettige Aminosäuren genannt, können sich ebenfalls positiv auf die Müdigkeit auswirken (Greer 2011). Diese Aminosäuren blockieren die Aufnahme von Tryptophan, einem der wichtigsten Botenstoffe, die dem Gehirn das Signal geben, müde zu sein (an jedem Erntedankfest sind wir alle kurz dankbar dafür). Zu diesen Aminosäuren gehören Leucin, Isoleucin und Valin. Diese können als Nahrungsergänzungsmittel eingenommen werden, zwischen 1200 und 3000 mg pro Tag, über den Tag verteilt und zwischen den Mahlzeiten eingenommen. Die Form der Aminosäuren macht auch das Muskelgewebe weniger anfällig für Verletzungen und kann die Muskulatur entlasten, die unter Umständen selbst im Ruhezustand sehr hart arbeitet (Greer 2007).

Wie man die Müdigkeit bei Fibromyalgie reduzieren kann

- Die Qualität des Nachtschlafs verbessern
- Die Energieproduktion der Zellen unterstützen
- Nebennierenschwäche behandeln
- Sedierende Medikamente nicht tagsüber einnehmen, die Dosierung reduzieren oder ganz absetzen
- Eventuell stimulierende Medikamente einnehmen
- Mit verzweigtkettigen Aminosäuren supplementieren

FIBROFOG REDUZIEREN

Es gibt mehrere Gründe für Fibrofog. Einer der wichtigsten Faktoren ist sicherlich die gestörte Tiefschlafphase, was das Denkvermögen deutlich beeinträchtigt. Auch gesunde Menschen mit Schlafmangel schneiden bei Aufmerksamkeits- und Gedächtnistests ähnlich schlecht ab wie Menschen mit Fibromyalgie. Auch ein Gehirn, das sich ständig mit Schmerzsignalen auseinandersetzen muss, ist nicht wirklich in der Lage, sich um andere Dinge zu kümmern. Bei Patienten mit Fibromyalgie sind die Regionen des Gehirns schlechter durchblutet, die für kognitive Funktionen wichtig sind. Dafür werden die schmerzverarbeitenden Areale stärker durchblutet (Glass 2011).

Meines Erachtens der beste Weg, Fibrofog zu reduzieren, ist es, dafür zu sorgen, dass der Patient ausreichend und tief genug schlafen kann. Aber es gibt natürlich noch andere Wege, die sinnvoll sein können. Das Gehirn lebt, wie jedes Organ, von der Durchblutung. Alles, was die Durchblutung des Gehirns fördert, verbessert somit auch dessen Funktion. Es ist wissenschaftlich nachgewiesen, dass Menschen, die sich regelmäßig bewegen, weniger oft an Demenz erkranken, und dass auch Menschen mit Fibromyalgie nach sieben Monaten regelmäßiger Bewegung bei kognitiven Tests besser abschneiden (Jedrziewski 2010; Mungía-Izquierdo 2007; Etnier 2009). Die sanfte Bewegungstherapie, die Sie im Kapitel Reparatur begonnen haben, wird die Durchblutung Ihres Gehirns fördern und somit Ihr Gedächtnis und Ihr Denkvermögen verbessern.

Viele Menschen mit Fibromyalgie haben einen niedrigen Blutdruck (weniger als 100/60). Um genügend Blut in das Gehirn zu pumpen, sollte der Blutdruck bei 120–140/60–90 liegen. Liegt der Blutdruck dauerhaft darunter, wird das Gehirn nicht gut genug durchblutet und die Leistung sackt ab. Sie können Ihren Blutdruck auf natürliche Art und Weise erhöhen, indem Sie ausreichend trinken und mehr Salz zu sich nehmen. Auch Medikamente wie Fludrocortison (Florinef) wirken blutdrucksteigernd. Wenn Sie unter Bluthochdruck leiden und blutdrucksenkende Medikamente einnehmen müssen, sollten Sie darauf achten, dass dieser nicht zu niedrig wird. Anzeichen eines zu niedrigen Blutdrucks sind Schwindel oder Schwächegefühl beim Aufstehen. Ich rate Ihnen auch dringend, sich von Ihrem Arzt ein Blutdruckmessgerät verschreiben zu lassen, damit Sie Ihren Blutdruck auch zuhause messen können. Bitte sprechen Sie mit Ihrem Arzt, wenn Ihr Blutdruck zu niedrig eingestellt ist.

Das Gehirn kann wie jeder andere Muskel auch trainiert werden. Regelmäßiges „Muskeltraining“ wirkt Fibrofog entgegen. Mithilfe eines Videospiels zum kognitiven Training gelang es Forschern, die Fähigkeit zum Multitasking auch bei älteren Erwachsenen zu verbessern (Abbott 2013). Das Erfreuliche an diesem Ergebnis war, dass die Steigerung der Gehirnleistung nicht nur während des Spiels anhielt, sondern auch bei anderen kognitiven Aufgaben zu beobachten war. Auf der Webseite Lumosity finden Sie Spiele, die Ihre kognitiven Fähigkeiten verbessern können.

Auch mit niedrig dosierten Stromstößen oder Lichttherapie können Sie Ihrem Gehirn einen Energieschub geben. In der Cranialen Elektrostimulation (CES) werden Elektroden an den Ohren befestigt und dann ein Mikrostrom durch das Gehirn geschickt. Man hat festgestellt, dass diese Methode die Gehirnfunktion bei Probanden verbessern kann, deren kognitiven Fähigkeiten durch langfristigen Drogenmissbrauch beeinträchtigt waren (Schmitt 1984). Lichttherapie-Kabinen, wie sie zur Behandlung jahreszeitlich bedingter Funktionsstörungen eingesetzt werden, können ebenfalls helfen. Eine meiner Patientinnen, die in den Wintermonaten regelmäßig mit schweren Depressionen zu kämpfen hatte, bemerkte, dass sich mit einer Lichttherapie nicht nur Ihre Stimmungslage, sondern auch der Fibrofog besserte. Wenn auch Sie von einer saisonbedingten affektiven Störung oder Depressionen betroffen sind, ist es sicherlich einen Versuch wert. In der Regel werden zwanzig Minuten sehr früh am Morgen empfohlen – stellen Sie die Kabine einfach auf den Küchentisch und lassen Sie sich beim Frühstück bestrahlen oder während Sie Ihren Kaffee genießen.

Sie wissen bereits, dass Nährstoffe die Energieproduktion ankurbeln können und das Gleiche gilt auch für die Gehirnfunktion. Zu den wichtigsten „Kraftwerk“-Nährstoffen gehören Alpha-Liponsäure, Acetyl-L-Carnitin und CoQ10. Sie schützen die Nervenzellen, stärken das Gedächtnis und steigern die Leistungsfähigkeit des Gehirns (Packer 1997; Liu 2008; Kobayashi 2010; Orsucci 2011). Auch die aktivierten B-Vitamine und die Omega-3-Fettsäuren unterstützen die Funktion der Nerven (Suchy 2009). Die gute Nachricht ist, dass diese Nahrungsergänzungsmittel sowohl bei Fibrofog als auch gegen die Schmerzen helfen. Es kann allerdings eine gewisse Zeit dauern, bis sich der volle Nutzen zeigt. Die Nährstoffe sollten mindestens drei Monate lang eingenommen werden, bevor man ihre Wirksamkeit beurteilen kann.

Die wichtigsten Nährstoffe gegen Fibrofog

- Acetyl-L-Carnitin 1000 mg täglich
- Alpha-Liponsäure 400-600 mg täglich
- CoQ10 200-400 mg täglich

MEDIKAMENTE GEGEN DEN FIBROFOG

In meiner Klinik haben sich unterschiedliche Kategorien von Medikamenten zur Behandlung des Fibrofog bewährt. Das erste ist Memantin (Namenda), das oft in der Alzheimer-Therapie eingesetzt wird, aber auch bei schwerem Fibrofog helfen kann. Steve, der Veteran, bemerkte nach der Einnahme von Memantin eine große Verbesserung in der Gedächtnisleistung und Denkfähigkeit. Das Medikament wirkt auch schmerzlindernd. In Kapitel 19 werde ich näher darauf eingehen. Auch Steve konnte damit seine extreme Schmerzempfindlichkeit reduzieren. Auch Antidepressiva, die eine stimulierende Wirkung auf das Gehirn haben, können gegen Fibrofog wirken. Bupropion (Wellbutrin) und Aripiprazol (Abilify) eignen sich hier besonders.

Bei Fibromyalgie-Patienten finden wir ähnliche kognitive Defizite wie bei der Aufmerksamkeitsdefizitstörung (Glass 2008). Die ADS-Patienten zeichnen sich dadurch aus, dass sie leicht abzulenken sind, Konzentrationsschwierigkeiten haben, Aufgaben nicht zu Ende führen und Informationen nicht verarbeiten können. Sie sehen, dass diese Symptome sehr an Fibrofog erinnern und viele Patienten profitieren von Medikamenten, die auch zur Behandlung der ADS eingesetzt werden. In der Regel werden hier Stimulanzien wie Methylphenidat (Ritalin) oder Amphetamin/Dextroamphetamin (Adderall) verordnet. Leider gibt es keine Studien über die Anwendung dieser Arzneimittel bei Fibrofog. Aber es gibt erwachsene Patienten, die mit Stimulanzien behandelt wurden und bei denen sich Fibrofog und Müdigkeit deutlich besserten (Young 2007). Es gibt Ärzte, die diesem Behandlungsprotokoll eher skeptisch gegenüberstehen und sich möglicherweise wohler fühlen, wenn die Diagnose ADS gestellt werden kann. Auf die meisten meiner Fibromyalgie-Patienten mit schwerem Fibrofog treffen die diagnostischen Kriterien der ADS tatsächlich zu. Wenn Sie glauben, eine Aufmerksamkeitsstörung zu haben, lohnt es sich unter Umständen, einen Facharzt aufzusuchen, der die Diagnose stellen und eine Behandlung in die Wege leiten kann.

Was bei Fibrofog hilft

- Bewegung
- Denkspiele, mit denen die kognitiven Fähigkeiten trainiert werden
- Lichttherapie
- Nahrungsergänzungsmittel zur Unterstützung der Hirnfunktionen
- NDMA-hemmende Medikamente
- Stimulierende Medikamente
- Anregende Antidepressiva

DAS KÖNNEN SIE SELBST TUN

- Wenn Ihr Blutdruck unter 100/60 misst, sollten Sie mehr Salz zu sich nehmen und mehr Wasser trinken, um den Blutdruck anzuheben. Idealerweise sollte dieser bei 120/80 liegen.
- Wenn Sie blutdrucksenkende Medikamente einnehmen müssen, empfehle ich Ihnen ein Blutdruckmessgerät für zu Hause, damit Sie Ihren Blutdruck regelmäßig kontrollieren können. So können Sie sichergehen, dass der Blutdruck nicht zu stark abfällt.
- Auf www.lumosity.com/de finden Sie Denkspiele für das Gehirn.
- www.neuroces.de gibt Ihnen Informationen zur Elektrostimulation (CES).

DAS SOLLTEN SIE MIT IHREM ARZT BESPRECHEN

- Fragen Sie ihn, ob Sie die Einnahme von Medikamenten mit sedierender Wirkung tagsüber reduzieren oder ganz absetzen können. Dazu gehören insbesondere Pregabalin (Lyrica), Gabapentin (Neurontin) und/oder Muskelrelaxanzien.
- Die Einnahme von verschreibungspflichtigen Stimulanzien, insbesondere bei Müdigkeit und Schlafapnoe.
- Wenn Sie ADS-Medikamente zur Behandlung Ihres Fibrofog in Betracht ziehen möchten, lassen Sie sich zu einem Facharzt für Psychiatrie überweisen.
- Die Einnahme stimulierender Antidepressiva wie Wellbutrin oder Abilify.

KAPITEL 19

REDUZIERUNG: SCHMERZEMPFINDLICHKEIT

Ich fühle mich wie die Prinzessin auf der Erbse, die selbst mit vierzig Matratzen die Erbse noch spüren kann.

—Eine Patientin mit Fibromyalgie

Ein einheitlicher Behandlungsansatz funktioniert bei Fibromyalgie-Schmerzen nicht. Bei der Fibromyalgie gibt es drei verschiedene Arten von Schmerzen und jede dieser Schmerzqualitäten erfordert einen eigenen Ansatz. Zuerst gibt es den vagen, grippeartigen Schmerz, der durch die hohe Konzentration an entzündlichen Substanzen im Blutkreislauf entsteht. In den Kapiteln über die Regeneration haben wir gesehen, welche Möglichkeiten es gibt, die Entzündung zu senken und diesen Schmerz zu behandeln. Als Zweites kommt der Muskelschmerz, der von den verspannten und entzündeten Faszien verursacht wird, die jeden Muskel im Körper umhüllen. Unter „Reparatur" haben Sie gelernt, wie dieser Schmerz mithilfe von manuellen Therapien, sanften Dehnungsübungen und Myofaszialer Triggerpunkttherapie behandelt werden kann. An dritter Stelle steht die allgemeine Empfindlichkeit, die infolge des überreizten Nervensystems entsteht. Diese Schmerzqualität ist komplex und nicht so leicht zu verstehen, aber gerade hier haben wir zahlreiche Behandlungsmöglichkeiten, weil von den Pharmafirmen auf diesem Gebiet besonders intensiv geforscht wurde.

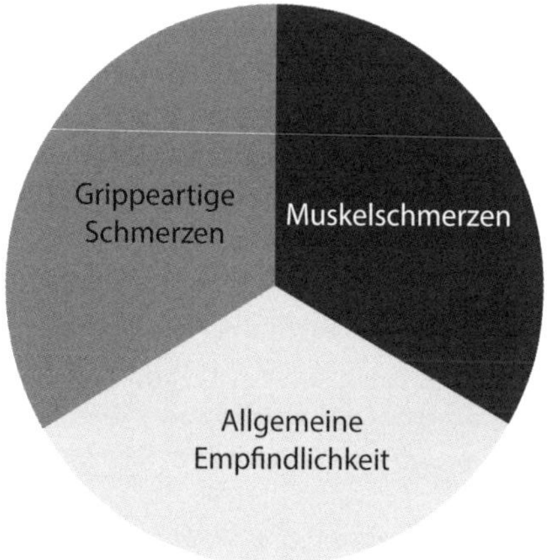

Die drei Schmerzqualitäten bei Fibromyalgie

Glücklicherweise wirken sich bereits die Senkung der Entzündungswerte und die Lockerung der verspannten Faszien positiv auf die allgemeine Schmerzempfindlichkeit aus. Aber es gibt immer wieder Patienten mit einer sehr hartnäckigen Überempfindlichkeit und ich werde in diesem Kapitel näher auf mögliche Behandlungsoptionen eingehen. (Medizinisches Marihuana und Opiate sind sehr komplexe Themen und werden jeweils in einem eigenen Kapitel besprochen.) Bevor wir uns jedoch der eigentlichen Behandlung zuwenden, sollten wir verstehen, warum sich eine leichte Berührung am Arm wie ein heftiger Schlag anfühlen kann.

WARUM IST DIE SCHMERZEMPFINDLICHKEIT BEI FIBROMYALGIE SO GROSS?

Schmerz ist ein elektrisches Signal, das von den Nerven durch das Rückenmark bis zum Gehirn übertragen wird. Bei Fibromyalgie werden die von den schmerzempfindlichen Nerven ausgehenden Signale so sehr verstärkt, dass selbst ein leichtes Unwohlsein als äußerst schmerzhaft wahrgenommen wird. Empfindungen, die normalerweise nicht als Schmerz interpretiert werden, z. B. Kleidung, die auf der Haut aufliegt, kann unter Umständen so starke Signale auslösen, dass diese dann als Schmerz wahrgenommen werden.

Normalerweise werden die Schmerzsignale auf ihrem Weg zum Gehirn verarbeitet und zum Teil heruntergefahren. Würde man Schmerzsignale mit Radiowellen vergleichen, könnte man sagen, dass die Lautstärke dieser Wellen vom Rückenmark zurückgedreht wird und das Gehirn sich gegen die ankommenden Schmerzsignale mit „Ohrstöpseln" schützt.

Stellen Sie sich nun vor, Sie betreten einen Raum, in dem ein Radio spielt. Sie drehen die Lautstärke bis zum Anschlag auf und halten Ihr Ohr direkt an den Lautsprecher. Der Krach ist im wahrsten Sinne des Wortes ohrenbetäubend. Genau das Gleiche passiert bei Fibromyalgie: Rückenmark und Gehirn drehen die Lautstärke auf, anstatt herunter, wie es eigentlich sein sollte. (Lee 2011; Murphy 2012; Cagnie 2014). Man nennt diesen Vorgang zentrale Sensibilisierung (weil eben das zentrale Nervensystem sehr empfindlich auf Schmerz reagiert).

Warum ist die Schmerzempfindlichkeit bei Fibromyalgie so sehr erhöht? Das haben wir unserem alten Freund, dem sympathischen Nervensystem („Kampf-oder-Flucht"-Reaktion), zu verdanken. Die ständigen „Kampf-oder-Flucht"-Signale reizen die schmerzempfindlichen Nerven und macht sie hyperempfindlich gegenüber Schmerzen. Der andere Auslöser sind die überdrehten Schmerzsignale, die von den Muskeln und anderem Gewebe gesendet werden und die Lautstärkeregelung in Rückenmark und Gehirn überfordern.

DIE SCHMERZLAUTSTÄRKE REGULIEREN

Um die von den empfindlichen Nerven ausgehenden Schmerzen zu reduzieren, müssen wir die Laustärke der Signale, die von den Nerven über das Rückenmark bis in das Gehirn geschickt werden, herunterregeln. Der erste Schritt besteht darin, die Signale, die vom ganzen Körper aus zum Rückenmark gesendet werden, zu beruhigen. Sie können sich die Schmerzüberempfindlichkeit auch als Feuer vorstellen, das man am besten unter Kontrolle bekommt, indem man alles Entzündliche entfernt. Die Faszien – das die Muskeln umgebende Bindegewebe – sind bei der Fibromyalgie der größte Schmerzverursacher. Deshalb sind die in Kapitel 12 diskutierten Behandlungsstrategien zur Lockerung der Faszien auch so wichtig. Bei vielen Menschen mit Fibromyalgie gibt es noch andere Schmerzquellen, die das Feuer und damit die Überempfindlichkeit schüren. Dazu gehören zum Beispiel durch Arthritis bedingte Gelenkschmerzen oder Neuropathie (siehe auch Kapitel 22 für weitere Informationen).

Die wichtigsten Schmerzsignale, die in das Rückenmark strömen, stammen jedoch aus den überreizten Nervenenden in Muskeln und Faszien. Um diese Signale beruhigen zu können, müssen wir die Entzündungen in den Muskeln reduzieren, die „Kampf-oder-Flucht"-Reaktion blockieren und die schmerzempfindlichen Nerven schützen, damit sie keinen Schaden nehmen. Das hypersensibilisierte Rückenmark dreht die Lautstärke der Schmerzsignale in Reaktion auf entzündliche Vorgänge und hohe Konzentrationen an schmerzfördernde Substanzen auf. Alles, was diese Substanzen reduziert und die Entzündung im Rückenmark verringert, reguliert auch die Lautstärke des Schmerzes. Zusätzlich gibt es Behandlungsansätze, die das Gehirn in die Lage versetzen, Schmerzen besser zu filtern und so die Lautstärke der ankommenden Signale zu reduzieren.

Wo Schmerzsignale unterbrochen werden können

Schmerzempfindliche Nerven in den Muskeln

- Betablocker
- Lokale NSAIDs
- Individuell hergestellte Cremes zur lokalen Schmerzbehandlung
- Nahrungsergänzungsmittel zum Schutz der Nerven

Rückenmark

- Antikonvulsiva
- Anregende Toxine in der Nahrung meiden
- NMDA-hemmende Medikamente
- Lidocain/Mexiletin
- Niedrig dosiertes Naltrexon

Gehirn

- Serotonin-Noradrenalin-Wiederaufnahmehemmer (SNRIs)
- Medikamente, die Dopamin enthalten
- Craniale Elektrostimulation
- Denkmuster verändern

MUSKELN: DIE NERVEN DER „KAMPF-ODER-FLUCHT"-REAKTION BERUHIGEN

Die chronische Stressreaktion bei Fibromyalgie bedeutet, dass die „Kampf-oder-Flucht"-Nerven ständig aktiv sind und die schmerzempfindlichen Nerven dazu anhalten, immer lautere Signale aus den Muskeln zu senden. Wir können die entsprechenden Beschwerden verringern, indem wir dafür sorgen, dass diese Nerven weniger aktiv sind und die Schmerzrezeptoren nicht mehr so stark reizen. Dafür kommen verschiedene Medikamente infrage. Am häufigsten werden Betablocker verordnet, die normalerweise zur Behandlung von Bluthochdruck eingesetzt werden. Bei Fibromyalgie hemmen sie die Botenstoffe, die bei der „Kampf-oder-Flucht"-Reaktion ausgeschüttet werden. Es gibt Betablocker, die in erster Linie auf das Herz wirken, darunter Atenolol und Metoprolol, während andere zusätzlich die entsprechenden Nerven in den Muskeln blockieren. Diese Betablocker setzen wir auch zur Behandlung der Fibromyalgie ein. Pindolol und Propranolol reduzieren nachweislich die Schmerzen bei Fibromyalgie (Wood 2005; Light 2009). Linda, meine Patientin mit Lyme-Borreliose, konnte mit Pindolol eine deutliche Reduzierung ihres Schmerzniveaus erreichen.

Betablocker stören die Ausschüttung von Melatonin im Gehirn (Stoschitzky 1999). Melatonin ist wichtig für einen gesunden Schlaf. Wenn Sie also Betablocker einnehmen, sollten Sie darauf achten, dass Sie vor dem Zubettgehen zusätzlich Melatonin einnehmen. Außerdem wirken sie blutdrucksenkend und verlangsamen den Herzschlag. Wenn Sie niedrigen Blutdruck haben oder Ihre Herzfrequenz langsam ist, dürfen Sie möglicherweise keine Betablocker einnehmen. Normalerweise verschreibe ich nur minimale Dosierungen und steigere diese allmählich, was die Verträglichkeit deutlich verbessert. Wenn Sie ein anderes Medikament gegen Bluthochdruck einnehmen, sollten Sie mit Ihrem Arzt besprechen, ob Sie auf Pindolol oder Propranolol umsteigen können.

Eine weitere Möglichkeit, die „Kampf-oder-Flucht"-Signale in der Muskulatur herunterzufahren, ist die lokale Anwendung von Alphablockern. Hier wird Clonidin am häufigsten verordnet. Ich verschreibe bei Fibromyalgie meist eine individuell angerührte Creme, die unter anderem den Wirkstoff Clonidin enthält. Meiner Erfahrung nach ist das eine effektive lokale Schmerzbehandlung (Campbell 2012). (Siehe auch den Abschnitt über individuell zusammengestellte Medikamente unten und auf den folgenden Seiten.)

MUSKELN: ENTZÜNDUNGEN REDUZIEREN

Entzündungen in den Muskeln und Faszien reizen auch die schmerzempfindlichen Nerven. Orale nichtsteroidale entzündungshemmende Medikamente (NSAIDs) helfen bei Fibromyalgie meist nicht sehr gut, aber wenn sie auf die Haut aufgetragen werden, können sie tief in das Muskelgewebe eindringen. Die Wirksamkeit wird dadurch deutlich gesteigert (Yunus 1989). NSAIDs sind nach lokaler Verabreichung in einer vier- bis siebenmal höheren Konzentration im Muskelgewebe vorhanden als nach oraler Einnahme (Tegeder 1999; Dominkus 1996).

Darüber hinaus können orale NSAIDs die Magenschleimhaut reizen und andere Nebenwirkungen haben. Von den lokal aufgetragenen Cremes gelangt nur wenig in den Blutkreislauf, weswegen es seltener zu Nebenwirkungen kommt (Heyneman 2000). Nichtsteroidale entzündungshemmende Cremes sind nicht rezeptpflichtig und werden in Europa schon seit vielen Jahren therapeutisch eingesetzt. In den USA gibt es drei verschreibungspflichtige Cremes. Zugelassen sind sie von der FDA eigentlich nur zur Behandlung von osteoarthritisch bedingten Knie- und Handschmerzen, sie können aber lokal für alle Muskel- oder Faszienschmerzen eingesetzt werden (Hsieh 2010; Argoff 2002).

Verschreibungspflichtige NSAIDs zur lokalen Anwendung

- Diclofenac Schmerzpflaster
- Diclofenac Gel
- Diclofenac Spray (1,5 Prozent Diclofenac)

NSAIDs können auch in speziell zusammengesetzte Cremes eingerührt werden, die noch andere schmerzlindernde Wirkstoffe enthalten. Jede Apotheke kann individuell auf Ihre Bedürfnisse zugeschnittene Cremes herstellen. Ideal sind Cremes, die neben den NSAIDs auch schmerzstillende Medikamente wie z. B. Clonidin (blockiert die „Kampf-oder-Flucht"-Signale) und Gabapentin und Ketamin (wirken lokal schmerzhemmend) enthalten (Lynch 2005; Uzaraga 2012; Finch 2009).

Häufige Wirkstoffe zur lokalen Anwendung bei Fibromyalgie

- Lidocain oder Tetracain - betäubende Wirkung
- Diclofenac oder Ketoprofen - NSAID
- Clonidin - blockiert die „Kampf-oder-Flucht"-Reaktion in den Nerven
- Gabapentin - blockiert die Nervenschmerzen
- Ketamin - blockiert Nervenschmerzen und stimuliert die Opiatrezeptoren

MUSKELN: DIE SCHMERZEMPFINDLICHEN NERVEN SCHÜTZEN

Schmerzempfindliche Nerven, die anhaltenden Entzündungen und starken Reizen durch „Kampf-oder-Flucht"-Signale ausgesetzt sind, können dabei tatsächlich Schaden nehmen und noch mehr Schmerzen auslösen. Bei der Fibromyalgie kommt erschwerend hinzu, dass durch die chronische Muskelverspannung die Muskelzellen ihre Energiespeicher sehr schnell aufbrauchen und so den Teufelskreis der Entzündung verstärken. Jüngste Untersuchungen zeigen, dass bei fast 50 Prozent der Fibromyalgie-Patienten Anzeichen einer Nervenschädigung oder einer Neuropathie vorlagen, ähnlich wie es bei Diabetikern zu beobachten ist (Üçeyler Jun 2013 Juni 2013; Oaklander 2013). Die Nervenschäden bringen Schmerzen, Taubheit und Kribbeln, in schweren Fällen kommt es sogar zu Sensibilitätsausfällen.

Es ist deswegen essenziell wichtig, die Nerven vor den schädlichen Folgen der entzündlichen Vorgänge zu schützen. Das erreichen wir, indem wir die Mitochondrien – also die Kraftwerke der Muskelzellen – mit Nahrungsergänzungsmitteln unterstützen. In den Kapiteln unter Reparatur haben Sie bereits gesehen, wie man die Funktion der Mitochondrien mit Alpha-Liponsäure, CoQ10 und Acetyl-L-Carnitin stärken kann. Alpha-Liponsäure ist ein hochwirksames Antioxidans, das Nervenschäden vorbeugt bzw. reduziert und so schmerzlindernd wirken kann (Ametov 2003; Ziegler 2004, 2006).

Legen wir jetzt einmal die Blockierung der Schmerzsignale in den Muskeln beiseite und konzentrieren uns auf die Verstärkung dieser

Signale auf ihrem Weg nach oben durch das Rückenmark. Eine Möglichkeit wäre, die Menge der schmerzverstärkenden Botenstoffe im Rückenmark mit Medikamenten wie Pregabalin (Lyrica) und Gabapentin (Neurontin) zu reduzieren. Beide verringern nachweislich die Schmerzen der Fibromyalgie (Üçeyler Oct 2013; Arnold 2007). Nur Pregabalin ist von der FDA für diese Anwendung zugelassen, aber Gabapentin – ein Medikament, das es schon viel länger gibt und sehr viel billiger ist – hat eine ähnliche Wirkung. Beide können Nebenwirkungen wie Benommenheit, Gewichtszunahme, Wassereinlagerung und Schwindel verursachen. In klinischen Studien brachen zwischen 19 und 33 Prozent der Probanden, die Pregabalin einnahmen, die Behandlung wegen der Nebenwirkungen ab (Prescrire Int. 2009). In der Regel achte ich darauf, dass diese Medikamente nur abends vor dem Schlafengehen eingenommen werden. Oder ich passe die Einnahme so an, dass die Medikamente tagsüber in einer niedrigen Dosierung und nur abends zur Schlafenzeit in höherer Dosierung eingenommen werden, damit die sedierende Wirkung etwas abgefedert wird. Wie Sie bereits in Kapitel 9 erfahren haben, wirken sich beide Medikamente positiv auf die Tiefschlafphase aus, die abendliche Einnahme ist für die Verbesserung der Schlafqualität also ideal. Zur Behandlung der Fibromyalgie wurden bislang nur Pregabalin und Gabapentin untersucht, aber ein anderes, ähnliches Medikament, Topiramat (Topamax), kann ebenfalls gute Ergebnisse erzielen (Kararizou 2013).

FAQ: Was soll ich tun, wenn Pregabalin oder Gabapentin meinen Schmerzen gut hilft, ich aber unter den Nebenwirkungen leide?

Die Nebenwirkungen können reduziert werden, indem man die Dosierung so niedrig wie möglich hält. In diesen Fällen versuche ich, die Dosierung langsam zurückzufahren, bis die niedrigste wirksame Dosierung erreicht ist. Wenn Sie eines der beiden Medikamente einnehmen und unter Nebenwirkungen leiden, kann es sich auch lohnen, das andere auszuprobieren. Manchmal ist es so, dass Patienten mit einem der beiden Medikamente Nebenwirkungen haben, das andere aber sehr gut vertragen. Wenn die Medikamente im Allgemeinen gut wirken, der Patient aber Wasser einlagert, verordne ich zusätzlich ein niedrig dosiertes Antidiuretikum (Wassertablette)

Es ist wichtig, Medikamente zu vermeiden, die schmerzverstärkende Botenstoffe im Rückenmark fördern. Dazu gehören Medikamente, die üblicherweise zur Behandlung von hohem Blutdruck verordnet werden. ACE-Hemmer senken den Blutdruck, indem sie die Produktion von gefäßverengenden Botenstoffen blockieren. Gleichzeitig hemmen sie aber auch den Abbau von schmerzfördernden Botenstoffen im Rückenmark (de Mos 2009). Normalerweise stelle ich meine Patienten, die ACE-Hemmer einnehmen, auf AT1-Antagonisten um. Die Wirkung ist vergleichbar, nur ohne die genannten Beschwerden.

ACE-Hemmer (verstärken die Schmerzen bei Fibromyalgie)

- Lisinopril (Zestril, Prinivil)
- Captopril (Capoten)
- Enalapril (Xanef)
- Ramipril (Vasotop)
- Quinapril (Accupro)
- Benazepril (Lotrel)
- Trandolapril (Gopten)
- Perindopril (Coversum)
- Moexipril (Fempress)
- Fosinopril (Dynacil)
- AT1-Antagonisten (wirken sich nicht auf die Schmerzen bei
- Fibromyalgie aus)
- Candesartan (Blopress)
- Eprosartan (Teveten)
- Irbesartan (Aprovel)
- Telmisartan (Micardis)
- Valsartan (Diovan)
- Losartan (Lorzaar)
- Olmesartan (Votum)

Sie sollten auch wissen, dass Opiate – wenn sie über lange Zeit hinweg täglich in hoher Dosierung eingenommen werden – den Zellen im Rückenmark signalisieren, vermehrt schmerzverstärkende Botenstoffe herzustellen. Sie können Schmerzen also sogar verstärken (Watkins 2007). Man bezeichnet dies als opiat-induzierte Hyperalgesie. In Kapitel 20 beschreibe ich, wie man sie vermeiden kann.

RÜCKENMARK: ERNÄHRUNGSUMSTELLUNGEN ZUR REDUZIERUNG SCHMERZVERSTÄRKENDER BOTENSTOFFE

Erstaunlicherweise haben die Lebensmittel, die wir essen, Einfluss auf die schmerzverstärkenden Botenstoffe in unserem Rückenmark. Glutamat sticht hier besonders hervor und kommt in unserer Ernährung am häufigsten in Form von Mononatriumglutamat (MNG) vor. MNG wird als Geschmacksverstärker und Konservierungsmittel eingesetzt. Der Süßstoff Aspartam wiederum wird im Körper zu Aspartat umgewandelt, was nicht nur schlecht für die Figur, sondern auch für die Schmerzen ist. Aspartat und Glutamat sind diätetische Excitotoxine, was bedeutet, dass sie Rückenmark und Gehirn zu sehr reizen. Auch die Schmerzen bei Fibromyalgie können sie verschlimmern, weshalb ich Ihnen rate, MNG und Aspartam ganz und gar zu meiden (Smith 2011).

In einer Studie verzichteten die Probanden vier Wochen lang auf Aspartam und MNG. 80 Prozent der Studienteilnehmer berichteten von einer signifikanten Verringerung der Symptome. In der anschließenden blinden Challenge-Studie wurde den Teilnehmern entweder MNG oder ein Placebo verabreicht. Diejenigen, die MNG einnahmen, berichteten von einer signifikanten Verschlimmerung ihrer Symptomatik (Holton 2012). Ich habe mehrere Patienten gehabt, deren Schmerzen deutlich nachließen, nachdem sie keine Diät-Cola mehr tranken. Sie erinnern sich vielleicht an Pam, die sich selbst als „Cola-Süchtige" bezeichnete. Ich merke immer sofort, wenn ich etwas gegessen habe, das MNG enthält. Innerhalb weniger Stunden verspüre ich ein seltsames, juckendes und brennendes Gefühl am ganzen Körper. Habe ich zu dieser Zeit irgendwo leichte Schmerzen, werden diese sofort sehr stark. Die Erfahrung ist für mich so unangenehm, dass ich mich sehr bemühe, mit MNG überhaupt nicht erst in Kontakt zu kommen!

AQ: Machen alle künstliche Süßstoffe meine Fibromyalgie-Schmerzen schlimmer?

Neben Aspartam können fast alle künstlichen Süßstoffe, einschließlich Sucralose (Splenda) und Saccharin, die Schmerzen bei Fibromyalgie verstärken. Maissirup ist ebenfalls ein entzündungsförderndes Lebensmittel und man sollte daher wirklich versuchen, ausschließlich Rohr- oder Rübenzucker zu konsumieren. Auch wenn es schwer zu glauben ist – essen Sie am besten nur echten Zucker! Der beste zuckerfreie Süßstoff ist Stevia, ein aus Blättern gewonnener Pflanzenextrakt, der nicht als Excitotoxin gilt.

Schmerzfördernde Lebensmittel, die man meiden sollte

- Mononatriumglutamat (MNG)
- Monokaliumglutamat
- Glutamat
- Hydrolysiertes Protein
- Texturierte Proteine
- Natriumcaseinat
- Calciumcaseinat
- Autolysierte Hefe (Hefeextrakt)
- Gelatine
- Aspartam
- Saccharin
- Sucralose

RÜCKENMARK: DIE WIRKUNG SCHMERZFÖRDERNDER STOFFE BLOCKIEREN

Wir können die Belastung durch schmerzfördernde Substanzen nicht nur verringern, sondern auch die Wirkung schmerzauslösender Botenstoffe mit Medikamenten blockieren. Wir können die Übertragung der Schmerzsignale reduzieren, indem wir verhindern, dass sich Glutamat an den NMDA-Rezeptor andockt. Medikamente, die genau das tun und als NMDA-Rezeptorblocker bekannt sind, sind zur Behandlung der Alzheimerdemenz zugelassen. Man hat nachweisen können, dass sie auch bei anderen Erkrankungen wirksam sind, die sich durch hyperaktive Schmerzsignale auszeichnen (Recla 2009; Kleinböhl 2006; Amin 2003). Dazu gehören Memantin (Axura) und Amantadin (PK-Merz). In einer Studie konnte festgestellt werden, dass Memantin die Schmerzen bei Fibromyalgie über einen Zeitraum von sechs Monaten reduzierte, außerdem berichteten die Probanden von einer verbesserten kognitiven Funktion, was durchaus Sinn ergibt, wurde das Medikament ursprünglich dafür entwickelt, die Hirnfunktion bei Demenzkranken wiederherzustellen (Olivan-Baquez 2014). Der Veteran Steve, den Sie bereits früher im Buch kennengelernt haben, konnte mithilfe von Memantin nicht nur seine Schmerzen reduzieren, sondern auch seinen Fibrofog verbessern.

Nicht wenige meiner Patienten haben mit Memantin eine signifikante Schmerzreduzierung feststellen können. In der Regel ist das Medikament sehr gut verträglich, solange man mit einer niedrigen Dosierung beginnt und diese langsam steigert. Memantin ist derzeit noch recht teuer und nur zur Behandlung von Demenz zugelassen. Der off-label-use bei Fibromyalgie ist nicht im Leistungskatalog der Krankenkassen enthalten. Sollte die Wirksamkeit bei Fibromyalgie jedoch durch weitere Studien bestätigt werden, könnte die Zulassung erweitert werden. Amantadin ist ebenfalls ein NMDA-Hemmer, in der Wirkung aber etwas schwächer. Es ist in jedem Fall eine kostengünstige Alternative zu Memantin.

FAQ: Was bedeutet „Off-label"?

„Off-label" bedeutet, dass ein Medikament zur Behandlung einer Erkrankung eingesetzt wird, für die es nicht zugelassen ist. Wenn in den USA ein Medikament von der FDA (Food and Drug Administration) zugelassen wird, dann geschieht dies ausschließlich auf der Basis wissenschaftlicher Daten, d.h. sie werden nur für Krankheiten zugelassen, für die ein Nutzen nachgewiesen werden konnte. Für Diabetes zugelassene Medikamente dürfen zum Beispiel nur zur Behandlung von Diabetes eingesetzt werden. Für viele Medikamente gibt es wissenschaftliche Daten, die darauf hinweisen, dass sie auch für andere Krankheiten nützlich sein können. In vielen Fällen entscheiden die Hersteller aber, keine gesonderte Lizenz zu beantragen, weil die entsprechenden Verfahren sehr kostenintensiv sind. Unter Umständen weigern sich die Krankenversicherungen, die Kosten off-label verschriebener Medikamente zu übernehmen, wobei das auf ein Viertel aller Verschreibungen in den USA zutrifft (Radley 2006). Prega-balin (Lyrica) zum Beispiel hat eine FDA-Zulassung für Fibromyalgie, das sehr ähnliche und häufig verordnete Gabapentin hingegen nicht.

RÜCKENMARK: DIE SCHMERZSIGNALE IM RÜCKENMARK BETÄUBEN

Wir können die Schmerzsignale im Rückenmark auch blockieren, indem wir sie betäuben. Lidocain ist ein gängiges Medikament zur lokalen Betäubung, das bei chirurgischen und zahnärztlichen Eingriffen eingesetzt wird. Intravenös verabreicht senkt es die Schmerzsignale im Rückenmark und kann den Fibromyalgie-Schmerz temporär lindern. Einige meiner Patienten konnten feststellen, dass Infusionen mit Lidocain ihre Schmerzen für etwa eine Woche lindern konnte. Anhand einer Studie konnte nachgewiesen werden, dass Lidocain die Schmerzen besser reduzieren kann als intravenös verabreichtes Morphin. Auch andere Studien haben signifikante – wenn auch vorübergehende – Ergebnisse bestätigen können (Sörensen 1995; McCleane 2000; Schafranski 2009). Der Nachteil dieser Therapie sind die Nebenwirkungen, zu denen eine gefährlich erhöhte oder verlangsamte Herzfrequenz gehören kann (Raphael 2003). Diese Bedenken bezüglich der sicheren Anwendung und die relativ kurze Wirkung haben dazu geführt, dass dieses Medikament nur begrenzt bei Fibromyalgie eingesetzt wird. Daneben gibt es ein oral eingenommenes Medikament namens Mexiletin (Namuscla), das eine längere Schmerzfreiheit verspricht und in der Anwendung als sicher, wenn auch nicht risikofrei gilt.

Mexiletin wird normalerweise zur Behandlung von Herzrhythmusstörungen eingesetzt, kann aber off-label auch zur Schmerzbehandlung verwendet werden. Es gibt neue Studien, die die Wirksamkeit von Mexiletin bei durch Nervenschäden entstandenen Schmerzen belegen (Tremont-Lukats 2005). Bislang wurden noch keine Forschungsergebnisse bezüglich Mexiletin und Fibromyalgie veröffentlicht, aber ein Schmerzspezialist und Kollege von mir setzt es bei einigen seiner Fibromyalgie-Patienten erfolgreich ein. Es verschreibt es allerdings nur für Patienten, die positiv auf eine stationär durchgeführte, kontrollierte „Challenge" mit intravenösem Lidocain reagieren, um sicherzustellen, dass es zu keinen unerwünschten Nebenwirkungen kommt. Mexiletin kann bei Menschen mit Herzproblemen gefährliche Herzrhythmusstörungen verursachen, sodass viele Ärzte dieses Medikament nur ungern verschreiben. Es ist jedoch möglich, dass diese Sicherheitsbedenken etwas übertrieben sind. Eine Analyse von 30 Studien zur intravenösen Anwendung des Lidocains kam zu dem Schluss, dass „systemische Lokalanästhetika sicher sind, es wurden keine Todesfälle oder lebensbedrohliche Vergiftungen verzeichnet" (Challapalli 2005). Dennoch empfehle ich die Zusammenarbeit mit einem in der Risikoanalyse versierten Anästhesisten, wenn Sie sich für diese Behandlungsstrategie entscheiden.

RÜCKENMARK: ENTZÜNDUNG REDUZIEREN

So wie eine Entzündung die schmerzempfindlichen Nerven reizt, setzt sie auch die schmerzübertragenden Zellen im Rückenmark zusätzlich unter Druck. Indem wir die Entzündung im Rückenmark reduzieren, können wir auch die Lautstärke der Schmerzsignale zurückdrehen, die an das Gehirn gesendet werden. Curcumin, der aktive, entzündungshemmende Wirkstoff der Gewürzpflanze Kurkuma, kann diesen entzündlichen Reiz beruhigen (Choi 2011). Siehe auch Kapitel 14 für mehr Information zu diesem Nahrungsergänzungsmittel.

Die wirksamste Methode, die Entzündung im Rückenmark zu verringern, ist niedrig dosiertes Naltrexon. Naltrexon wird zur Behandlung von Suchterkrankungen eingesetzt, weil es die Opioid-Rezeptoren blockiert. Außerdem wirkt es im Rückenmark als Entzündungshemmer. Forscher an der Standford University fanden in zwei getrennten Studien heraus, dass Naltrexon im Niedrigdosisbereich die Schmerzen bei Fibromyalgie um bis zu 30 Prozent reduzierte (Younger 2013,2014). Dabei kam es nur selten zu Nebenwirkungen wie Kopfschmerzen, lebhaften Träumen, Schlafstörungen oder Angstzuständen. Meiner Erfahrung nach sind die Nebenwirkungen minimal, solange man die Dosierung langsam steigert. Es kann 28 Tage dauern, bis die maximale Wirksamkeit erreicht ist. Sollte es zu Schlafstörungen kommen, kann das niedrig dosierte Naltrexon auch morgens eingenommen werden.

Ich hatte mehrere Patienten, denen es mit niedrig dosiertem Naltrexon besser ging. Die Verschreibung stellt den Arzt vor zwei unterschiedliche Herausforderungen. Erstens muss das Medikament in der Apotheke speziell angefertigt werden. Viele Ärzte wissen nicht, wie man das entsprechende Rezept ausstellt. Zweitens verträgt sich Naltrexon nicht sehr gut mit Schmerzmitteln auf Opiatbasis. Als Opioidantagonist wirkt es der schmerzstillenden Wirkung der Opiate entgegen.

FAQ: Kann ich Opiate und niedrig dosiertes Naltrexon gleichzeitig zur Schmerzbehandlung einnehmen?

Naltrexon ist ein Opioidantagonist und kann dazu führen, dass Schmerzmittel auf Opiatbasis nicht wirken und bei Patienten, die diese täglich einnehmen, sogar Entzugserscheinungen auslösen (Durchfall, Schwitzen und Übelkeit). Ich verschreibe niedrig dosiertes Naltrexon in der Regel nicht für Patienten, die lang wirkende Opiate nehmen müssen (Fentanyl-Pflaster, MS Contin, Methadon, Oxycontin, Buprenorphin-Pflaster, Tramadol Retard). Patienten, die gelegentlich kurz wirkende Schmerzmittel einnehmen müssen, empfehle ich, Naltrexon in einem Mindestabstand von 6 Stunden einzunehmen.

GEHIRN: SCHMERZSIGNALE BESSER FILTERN KÖNNEN

Wenn wir uns vom Rückenmark nach oben bewegen, gibt es verschiedene Möglichkeiten, das Gehirn dabei zu unterstützen, das „Schmerzrauschen" herauszufiltern. Medikamente, die den Serotonin-, Noradrenalin- und Dopamin-Spiegel erhöhen, können die Schmerzen bei Fibromyalgie nachweislich verringern. Ein nichtmedikamentöser Ansatz ist die Craniale Elektrostimulation (CES), die dem Gehirn helfen kann, Schmerzsignale herauszufiltern. Probanden, bei denen CES angewendet wurde, verzeichneten eine stärkere Schmerzreduktion als Probanden, bei denen Placebo-Geräte zur Anwendung kamen. Zusätzlich zeigten bildgebende Verfahren, dass die schmerzverarbeitenden Regionen im Gehirn bei Probanden, die ein CES-Gerät nutzten, weniger aktiv waren als bei Probanden, die ein Placebo-Gerät nutzten (Taylor 2013).

Zu den Medikamenten, die die Fähigkeit des Gehirns, Schmerzen zu filtern, verbessern, gehören die Serotonin-Noradrenalin-Wiederaufnahmehemmer (SNRI), die den Serotonin- und Noradrenalin-Spiegel im Gehirn erhöhen: Duloxetin (Cymbalta), Milnacipran (Jonica), und Venenlafaxin (Effexor). SNRIs haben sich zur Verringerung der Schmerzüberempfindlichkeit als recht effektiv erwiesen. Sowohl Duloxetin als auch Milnacipran sind von der FDA für die Behandlung der Fibromyalgie zugelassen (Clauw 2008). Einige meiner Patienten berichten, dass sich ihre Schmerzwerte um 40 Prozent gebessert haben. SNRIs wirken gleichzeitig stimmungsaufhellend und sind eine besonders gute Wahl für Patienten, die auch unter Depressionen leiden. Im Allgemeinen sind sie gut verträglich, zu den häufigsten Nebenwirkungen gehören Übelkeit, starkes Schwitzen und Herzrasen. Wenn die Medikamente gut gegen die Schmerzen wirken, es aber zu unangenehmem Schwitzen kommt, verordne ich noch das Medikament Prazosin, um das Schwitzen zu reduzieren.

Andere Medikamente, die das Gehirn bei der Schmerzfilterung unterstützen, erhöhen den Dopamin-Spiegel und werden üblicherweise für das Restless-Leg-Syndrom verordnet: Ropinirol (Requip), Pramipexol (Mirapexin) und Carbidopa/Levodopa (Madopar). Eine Studie zu Pramipexol konnte eine Verbesserung der Schmerzen, der Müdigkeit und der Funktionsfähigkeit bei Fibromyalgie feststellen. Zu den Nebenwirkungen gehörten Gewichtsverlust, Übelkeit und Angstzustände (Holman 2005). Zu den eher beängstigenden Nebenwirkungen gehören das plötzliche Auftreten von Störungen in der Impulskontrolle, wie z. B. zwanghaftes Glücksspiel, zwanghaftes Einkaufen oder Hypersexualität. Einer meiner Patienten begann, zwanghaft Steine zu sammeln und ein anderer konnte nicht aufhören, im Fernsehen bei Shoppingsendungen Dinge zu bestellen. Diese Nebenwirkungen schränken den Nutzen der Medikamente in der Behandlung von Fibromyalgie ein, aber man sollte sie zumindest in Betracht ziehen, wenn man gleichzeitig unter einem Restless-Leg-Syndrom leidet.

GEHIRN: BEWUSSTES DENKEN KANN SCHMERZEN VERÄNDERN

Forschungsergebnisse bestätigen, dass die Art und Weise, wie wir über Schmerzen denken, tatsächlich beeinflussen kann, wie viel Aufmerksamkeit unser Gehirn diesen Signalen schenkt. Bildgebende Verfahren wie Neuroimaging zeigen, dass die schmerzverarbeitenden Areale des Gehirns umso aktiver werden, je mehr die Schmerzerfahrung als Katastrophe empfunden wird (der Schmerz wird als „unerträglich“, „furchtbar“ oder „schrecklich“ beschrieben) (Gracely 2004). Das ist wohl ein Bereich, in dem wir unser Gehirn getrost sich selbst überlassen können!

Es gibt viele Methoden, die wir einsetzen können, um unsere eigene Schmerzwahrnehmung zu verändern. Es kann eine sehr konstruktive Erfahrung sein, den inneren Dialog so zu lenken, dass der Schmerz positiv beeinflusst wird. Am einfachsten funktionieren die positiven

Affirmationen. Zu Beginn kann es einem ein wenig lächerlich vorkommen, aber Sätze wie „Diese Schmerzwelle wird bald vorüber sein" zu denken oder laut auszusprechen können wirklich effektiv sein. In einer Studie wurde jedem Patienten einfach ein kurzes Skript gegeben, das er in wöchentlichen Sitzungen laut vorlesen musste. Diejenigen, die laut vorlasen „Ich kann gut mit Schmerzen umgehen", berichteten im Laufe der Zeit über weniger Schmerzen als die Patienten, die den Satz „Ich kann mit Schmerzen nicht umgehen" vorlesen mussten (Gilliam 2013).

Wenn man die eigene Schmerzwahrnehmung bewusst verändert, kann man den Schmerz von einem Schrei in ein leises Flüstern verwandeln. Ein auf Schmerztherapie spezialisierter Psychologe oder Psychotherapeut kann Sie unterstützen, ungesunde Denkmuster zu erkennen und zu verändern. Die kognitive Verhaltenstherapie (KVT) hat sich bei negativen Denkmustern besonders bewährt. Dazu gehört das Verallgemeinern und negative Verstärken von Dingen, das Abwerten von Positivem und das Katastrophendenken. Es hat sich auch gezeigt, dass diese Form der Therapie bei Patienten mit unterschiedlichen chronischen Schmerzzuständen die Schmerzen reduzieren und die Lebensqualität verbessern kann (Hoffman 2007). Ganz besonders mag ich die Mastering Pain Methode, ein Ansatz, der von einer Schmerzpsychologin entwickelt wurde, die selbst an chronischen Schmerzen leidet. Die Online-Selbsthilfekurse haben schon mehreren meiner Patienten geholfen.

Ich habe Ihnen auch in diesem Kapitel wieder sehr viele Optionen und Möglichkeiten an die Hand gegeben. Bitte setzen Sie sich nicht unter Druck. Sie müssen nicht alles ausprobieren und umsetzen. Sprechen Sie mit Ihrem Arzt darüber, welche Behandlungen für Sie am sinnvollsten sein können. Jede Behandlung, die die Schmerzsignale auf ihrem Weg von den Nerven über das Rückenmark und zum Gehirn verringern kann, wird auch die Überempfindlichkeit dämpfen können – damit Sie sich nicht mehr wie eine Prinzessin (oder Prinz) auf der Erbse fühlen müssen.

DAS KÖNNEN SIE SELBST TUN

- Meiden Sie alle Excitotoxine in der Ernährung (MNG und künstliche Süßstoffe).
- Ziehen Sie eine Craniale Elektrostimulation (CES) in Betracht; mehr darüber finden Sie in Kapitel 7.

- Arbeiten Sie an Ihrem inneren Dialog, um die Katastrophenstimmung bezüglich der Schmerzen zu minimieren. Unterstützung finden Sie in *Master Your Pain* von Jill Fancher und *Managing Pain Before It Manages You* von Margaret Caudill.

DAS SOLLTEN SIE MIT IHREM ARZT BESPRECHEN

- Wenn Sie ACE-Hemmer gegen Bluthochdruck einnehmen, fragen Sie, ob auch ein AT1-Antagonist für Sie infrage kommt.
- Ziehen Sie die Behandlung mit SNRIs in Betracht, besonders, wenn Sie unter Depressionen leiden.
- Auch ein Dopamin-Agonist könnte Ihnen helfen, vor allem, wenn Sie gleichzeitig ein Restless-Leg-Syndrom haben.
- Ziehen Sie eine Behandlung mit Naltrexon in Erwägung, solange Sie nicht täglich Opioide einnehmen müssen (am besten wenden Sie sich hierfür an einen naturheilkundlichen oder ganzheitlichen Arzt).
- Wenn Sie Interesse an einer Behandlung mit Mexiletin haben, bitten Sie Ihren Hausarzt um eine Überweisung zu einem Facharzt für Anästhesie.
- Eventuell kommen Antikonvulsiva für Sie infrage.
- Versuchen Sie es mit NMDA-Rezeptorblocker, insbesondere, wenn Sie sehr unter Fibrofog leiden.

KAPITEL 20

REDUZIERUNG: OPIATE ZUR SCHMERZBEHANDLUNG

Der Einsatz von Schmerzmitteln auf Opiatbasis (auch Opioide genannt) bei Fibromyalgie ist sehr umstritten. In der Tat raten alle gängigen Richtlinien davon ab. Für Patienten kann das verwirrend und frustrierend sein und sie fragen sich oft, warum ihre Ärzte diese Schmerzmittel so zurückhaltend verschreiben. Im Grunde genommen läuft es darauf hinaus, dass der Nutzen von Opioiden in den veröffentlichten Studien nicht ausreichend nachgewiesen werden konnte. Eine medizinische Fachzeitschrift schrieb, dass „von der Verwendung von Opioiden zur Behandlung der Schmerzen bei Fibromyalgie dringend abgeraten und diese von keiner aktuellen Praxisrichtlinie unterstützt wird" (Fitzcharles 2011). Da die Ärzte ihren Patienten aber nicht viel mehr zu bieten haben, verordnen viele Mediziner ihren Patienten doch schlussendlich Opiate, wenn auch widerwillig (Berger 2010).

Die Richtlinien, die Ärzten von der Verordnung von Opioiden abraten, sind von kleineren Studien abgeleitet, die keinen eindeutigen Nutzen bei Fibromyalgie-Schmerzen belegen konnten. Bitte beachten Sie, dass es keine groß angelegten Studien gibt, die diese Problemstellung untersuchen, und dass Ärzte ihre Entscheidungen treffen, ohne die entsprechenden Informationen zur Hand zu haben. Das meiste, was ich über die Schmerztherapie bei Fibromyalgie gelernt habe, stammt aus meiner umfangreichen praktischen Erfahrung mit vielen Patienten. Ich habe gelernt, wie man Opiate richtig verordnet, aber auch, was man unbedingt vermeiden sollte. Vielen Ärzten fehlen diese klinischen Erfahrungswerte und sie müssen sich auf die spärlichen Forschungsergebnisse verlassen, die es zu diesem Thema gibt.

Opioide haben deshalb eine medizinische Wirkung auf uns Menschen, weil wir in unserem Gehirn und im Körper Rezeptoren haben, an die natürliche Botenstoffe andocken können, die den Opioiden ähnlich sind. Diese Botenstoffe nennt man Endorphine. Sie blockieren Schmerzsignale und regulieren Entzündungen. Medikamente auf Opiatbasis aktivieren die gleichen schmerzblockierenden Rezeptoren und können akuten oder kurzfristigen Schmerz sehr effektiv lindern. Wenn sie langfristig bei chronischen Beschwerden verordnet werden, können sie unter Umständen die gegenteilige Wirkung haben und die Schmerzen sogar verschlimmern. Richtig angewendet, sind sie sehr nützliche Hilfsmittel. In diesem Kapitel möchte ich die Vor- und Nachteile dieser Medikamente erörtern und Ihnen zeigen, was ich aus meinen eigenen Erfahrungen mit dem Einsatz dieser Arzneien gelernt habe.

OPIATE IN DER SCHMERZBEHANDLUNG BEI FIBROMYALGIE - DIE STUDIENLAGE

Uns liegen nicht viele Daten über den Einsatz von Opiaten zur Behandlung von Fibromyalgie-Schmerzen vor. Die wenigen, die wir haben, unterstützen die Verordnung dieser Arzneimittel nicht. In einer multidisziplinären Schmerzklinik zeigte sich, dass Fibromyalgie-Patienten, denen Opiate verschrieben wurden, im Laufe der Zeit schlimmere Symptome hatten als eine Gruppe von Patienten, die keine Opiate einnahmen (Fitzcharles 2013).

In zwei großen Studien hat sich das schwach wirkende Opiat Tramadol bei Fibromyalgie-Schmerzen als wirksam erwiesen. Wahrscheinlich ist der Nutzen hier zum Großteil nicht auf die klassische Opiat-Aktivität zurückzuführen, sondern auf die Wirkung des Medikaments auf andere Botenstoffe im Gehirn, die Schmerzsignale unterdrücken (Bennett 2003; Russell 2000). Die wenigen Studien, die zu stärkeren Opiaten durchgeführt worden sind, zeigen, dass diese nicht so gut wirken. Ein Beispiel: Eine einmalige Dosis von intravenös verabreichtem Morphin brachte keine nennenswerte Schmerzreduktion bei 31 Patienten (Sörensen 1995). Eine weitere Studie beobachtete 43 Patienten über einen Zeitraum von vier Jahren, in denen sie mit Opiaten therapiert wurden. Die Schmerzen gingen leicht zurück (auf einer Skala von 7,8 auf 7), aber Funktionstüchtigkeit und Stimmung der Patienten verschlechterten sich (Kemple 2003).

Da noch keine großen randomisierten und kontrollierten Studien durchgeführt wurden, stützen sich die Empfehlungen gegen Opiate auf Daten, die von weniger als hundert Probanden erhoben wurden! In viele medizinische Richtlinien fließen Ergebnisse aus anderen Studien mit ein, die nachweisen, dass Opiate bei anderen chronischen Schmerzzuständen wie Rückenschmerzen und periphere Neuropathie nicht wirksam sind. Mit der Übertragung dieser Daten auf die Fibromyalgie sollten wir vorsichtig sein – es handelt sich hier immerhin um eine für sich allein stehende Krankheit, die auf andere Behandlungsstrategien anspricht.

Schmerzmittel auf Opiatbasis

- Morphin
- Morphin Retardkapseln (MS Contin)
- Codein
- Hydrocodon-/Paracetamol-Kombipräparate
- Oxycodon
- Oxycodon-/Paracetamol-Kombipräparate
- Oxycodon Retardkapseln (OxyContin)
- Methadon
- Fentanyl Pflaster
- Hydromorphon (Dilaudid)
- Buprenorphin-Pflaster
- Tramadol Retard
- Tapentadol (Palexia)

UNERWÜNSCHTE NEBENWIRKUNGEN BEI LANGFRISTIGER EINNAHME VON OPIATEN

Langfristig können Opiate bei täglicher Einnahme verschiedene Probleme mit sich bringen. Einmal entwickelt der Körper eine gewisse Toleranz, sodass die Medikamente mit der Zeit an Wirkung verlieren. Außerdem können Opiate abhängig machen, d. h. wenn Sie die Medikamente plötzlich absetzen, kann es zu unangenehmen Entzugserscheinungen kommen, wie z. B. stärkeren Schmerzen, Angstzuständen, Übelkeit, Erbrechen, Schwitzen und Durchfall. Die Langzeiteinnahme kann auch hormonelle Veränderungen im Körper bewirken und insbesondere die Testosteron-Werte senken. Auch eine Nebennierenschwäche mit verringerter Cortisol-Ausschüttung ist möglich. Die berauschende Wirkung der Opiate erhöht das Risiko des Missbrauchs und falscher Einnahme (Benyamin 2008).

Das größte Problem ist jedoch, dass Opiate die Schmerzen mit der Zeit tatsächlich verstärken können. Wenn sie für chronische Beschwerden langfristig eingenommen werden, können sie zu einer sogenannten opiat-induzierten Hyperalgesie führen, d. h. zu verstärkten Schmerzen, die durch das Medikament selbst verursacht werden. Dieser Zustand ist gekennzeichnet von einer paradoxen Reaktion, bei der die Schmerzen schlimmer werden, je höher die eingenommene Dosis ist. Eine Studie mit chronischen Schmerzpatienten, die hoch dosierte Opiate einnahmen, zeigte, dass 21 von 23 Patienten nach Absetzen der Medikamente von einem deutlichen Rückgang der Schmerzen berichteten (Baron 2006). Wie kann es sein, dass Medikamente zur Schmerzlinderung eine so markante gegenteilige Wirkung haben? Nun, wir wissen, dass hoch dosierte Opioide im Laufe der Zeit die schmerzverstärkenden Botenstoffe im Rückenmark anregen. Darüber hinaus aktivieren sie die Gliazellen im Rückenmark und erhöhen so die Empfänglichkeit für Schmerzsignale. Im Grunde genommen wird dadurch die Lautstärke der Schmerzsignale im Rückenmark weiter aufgedreht. Da der Körper bei Fibromyalgie das sowieso schon tut, können Sie sich sicher gut vorstellen, dass Opiate buchstäblich vom Regen in die Traufe führen (Lee 2011).

FAQ: Ab wann spricht man von hoch dosierten Opiaten?

Ärzte orientieren sich an der „Opioid Vergleichstabelle", um die Wirkstärke verschiedener Opiate einschätzen zu können. Die Tabelle nimmt die Tagesdosierung von Morphin als Ausgangswert. Jede Tagesdosis, die einer 120-mg-Dosis Morphin oder höher, entspricht gilt als hoch dosiert. Es gibt Online-Rechner, mit denen Sie die Dosierungen unterschiedlicher Opioide berechnen können. Alternativ können Sie mit Ihrem Arzt darüber sprechen. Bitte denken Sie daran, niemals die Dosierung Ihrer Medikamente anzupassen, ohne vorher mit Ihrem Arzt darüber zu sprechen.

Hohe Dosierungen für Opiate (Tagesmenge) im Vergleich

- Fentanyl-Pflaster 50 mcg
- Morphin 120 mg
- Oxycodon 80 mg
- Hydrocodon 100 mg
- Methadon 30 mg
- Hydromorphon 25 mg
- Oxymorphon 40 mg

WIE MAN OPIATE BEI FIBROMYALGIE EFFEKTIV EINSETZT

Selbst in Hinblick auf die Tatsache, dass Opioide sich nur bedingt zur langfristigen Schmerzbehandlung eignen, können sie, solange wir keine wirksameren symptomatischen Therapien haben, immer noch eine wichtige Rolle spielen. Wie bei jedem anderen Werkzeug auch ist es dabei wichtig zu wissen, wie man richtig damit umgeht. Ich habe festgestellt, dass niedrig dosierte Opiate bei Schmerzschüben sehr hilfreich sein können, wenn man sie in kleinen Mengen verordnet. So kann eine mögliche Hyperalgesie vermieden werden. Ich versuche immer, eine regelmäßige Einnahme von Opioiden wie Oxycodon und Hydrocodon zu vermeiden, weil diese schnell zu Toleranz führen und mit der Zeit die Schmerzen verstärken. Solange man diese Medikamente nicht täglich, sondern ab und zu nach Bedarf verschreibt, ist die Anwendung weniger bedenklich. Als gute Faustregel gilt: Opioide an höchstens zehn Tagen pro Monat oder für weniger als 30 Prozent der Zeit einnehmen. Diese Strategie scheint unerwünschte Nebenwirkungen zu verhindern. Meistens geht es meinen Patienten insgesamt besser, wenn sie nicht jeden Tag Opiate einnehmen müssen. Deshalb versuche ich in jedem Fall, die Medikamente so zu verordnen, dass das Risiko einer opiatinduzierten Hyperalgesie so gering wie möglich bleibt. Ich entscheide mich in der Regel für Tramadol, Tapentadol, Buprenorphin oder niedrig dosiertes Methadon. Vergessen Sie bitte nicht, dass Opiate sich nachteilig auf die Schlafqualität auswirken und nicht innerhalb von vier Stunden vor dem Schlafengehen eingenommen werden sollten (Shaw 2005).

Wie Sie Opiate bei Fibromyalgie sinnvoll einsetzen können

- Meiden Sie hoch dosierte Opiate.
- Reduzieren Sie die bedarfsorientierte Einnahme auf ein Minimum - maximal 30 Prozent der Tage.
- Wählen Sie für die tägliche Einnahme ein Opiat, das weniger Hyperalgesie verursacht.
- Nehmen Sie Opiate nicht direkt vor dem Schlafengehen ein, um Schlafstörungen zu vermeiden.

Das einzige Opiat, dessen Wirksamkeit bei Fibromyalgie in Studien nachgewiesen wurde, ist Tramadol – aber um fair zu sein, muss gesagt werden, dass es noch keine anderen Opiate gibt, die speziell für diese Erkrankung untersucht worden sind. Wie Sie bereits gelernt haben, sticht Tramadol besonders hervor, weil es als Opiat wirkt, gleichzeitig aber auch den Serotonin- und Noradrenalin-Spiegel im Gehirn erhöht. Das macht Tramadol zu einem milden Antidepressivum, weil es dazu führt, dass das Gehirn Schmerzsignale besser herausfiltern kann. Viele Patienten berichten, dass es nicht nur ihre Schmerzen lindert, sondern auch ihre Stimmung hebt. Auch das Suchtpotenzial ist niedriger als bei anderen Opiaten und es wurde in den USA bis zum Jahr 2014 nicht als Betäubungsmittel geführt. Bitte beachten Sie, dass es gefährlich sein kann, Tramadol mit anderen Medikamenten zu kombinieren, die auch den Serotonin-Spiegel erhöhen, wie z. B. Antidepressiva. Das relativ seltene Serotoninsyndrom, bei dem der Serotonin-Spiegel im Hirn gefährlich ansteigt, kann schnell lebensbedrohlich werden, mit Symptomen wie geistige Verwirrung, Herzrasen, Halluzinationen, erhöhte Körpertemperatur und sogar epileptische Anfälle. Dieses Risiko schränkt die Anwendung von Tramadol bei Patienten, die Antidepressiva nehmen müssen, leider deutlich ein. Ein ähnliches, relativ neues Medikament ist Tapentadol, das aber noch nicht speziell für Fibromyalgie untersucht wurde. Das Risiko eines Serotonin-Syndroms ist für dieses Medikament geringer, weil es den Serotonin-Spiegel nicht ganz so stark erhöht.

FAQ: Wie kann ich ein Serotonin-Syndrom vermeiden?

Ein Serotonin-Syndrom entwickelt sich meist dann, wenn verschiedene Arten von Medikamenten, die den Serotonin-Spiegel erhöhen (z. B. opiat-basierte Schmerzmittel, Antidepressiva und Arzneimittel gegen Migräne), miteinander kombiniert werden. Um dies zu vermeiden, sollten Sie unbedingt mit Ihrem Arzt oder Apotheker sprechen, bevor Sie ein neues Medikament oder ein Nahrungsergänzungsmittel einnehmen. Sollten Sie den Verdacht haben, nach der Einnahme eines neuen Medikaments oder einer höheren Dosierung Ihres bestehenden Medikaments an einem Serotonin-Syndrom zu leiden, sollten Sie sich umgehend in notärztliche Behandlung begeben. Ein Serotonin-Syndrom ist äußerst selten, aber es lohnt sich, informiert zu sein, weil eine frühe medizinische Intervention lebensrettend sein kann!

Buprenorphin ist ein eher ungewöhnliches Opioid, weil es den Opiat-Rezeptor nur teilweise aktiviert. Stellen Sie sich Buprenorphin als jemanden vor, der auf der Schwelle einer geöffneten Tür steht, mit dem einen Fuß im Raum und dem anderen im Flur. In dieser Position ist es unwahrscheinlicher, dass das Medikament zur Toleranz führt. Es kann niedrig dosiert werden und bleibt trotzdem wirksam. Auch ist es weniger wahrscheinlich, dass es die Schmerzen verstärkt, wie es oft in Verbindung mit langfristigem Opiatkonsum passiert. Es wird daher auch als „Antihyperalgetikum“ bezeichnet (Koppert 2005). Buprenorphin wird im Magen nicht gut resorbiert, daher wird es als transdermales Pflaster (Butrans) und sublinguale Tabletten angeboten. Manchen Patienten hilft das Pflaster, welches einmal pro Woche gewechselt wird, sehr. Allerdings kann es zu Hautreizungen kommen. Wenn Sie damit Probleme haben, können Sie versuchen, die Hautstelle am Tag vor dem Aufbringen des Pflasters mit einer lokalen Glukokortikoid-Creme vorzubehandeln. Methadon besitzt die besondere Eigenschaft, den NMDA-Rezeptor zu blockieren und zusätzlich die Opiat-Rezeptoren zu aktivieren. Sie erinnern sich sicher, dass ich im letzten Kapitel geschrieben habe, dass Medikamente, die den NMDA-Rezeptor blockieren, die Lautstärke der Schmerzsignale im Rückenmark nach unten regeln. Es ist auch weniger wahrscheinlich, dass es im Laufe der Zeit zu einer Toleranz oder einer Eskalation des Schmerzvolumens kommt (Salpeter 2013; Lee 2011). Methadon kann jedoch heikel sein, denn obwohl seine schmerzlindernde Wirkung nur etwa acht Stunden anhält, bleibt es drei bis fünf Tage im Körper. Die Dosierung muss hier sehr langsam erfolgen, damit es sich im Körper nur allmählich akkumuliert. Methadon wird auch mit Herzrhythmusstörungen bei Patienten mit bestimmten Herzerkrankungen in Verbindung gebracht, deswegen lasse ich immer ein EKG anfertigen, bevor ich es verschreibe. Ich setze nur niedrige Dosierungen ein, in der Regel nicht höher als 30 mg täglich.

FAQ: Ist Methadon nicht ein Medikament für Drogensüchtige?

Methadon wird zur „medikamentengestützten Behandlung" von Opioid- und Heroinabhängigkeit eingesetzt. Fachärzte für Suchtmedizin verschreiben das Medikament in völlig anderen Dosierungen und für andere Indikationen. Methadon wird aber auch häufig als Schmerzmittel verordnet. Nur weil Sie Methadon gegen Schmerzen einnehmen, heißt das nicht, dass Sie drogenabhängig sind!

Patienten, die Opiate einnehmen, befürchten oft, dass sie süchtig werden könnten. Der Begriff „Sucht“ wird oft fälschlicherweise mit „Abhängigkeit“ gleichgesetzt, zwischen den beiden besteht jedoch ein wichtiger Unterschied. Abhängigkeit bedeutet einfach, dass Ihr Körper sich so an ein Medikament gewöhnt, dass Sie beim Absetzen desselben einen Entzug erleben werden. Das kann bei vielen Medikamenten passieren, nicht nur bei Opiaten. Wenn Sie täglich Opiate einnehmen, entwickelt sich eine gewisse Abhängigkeit. Sollten Sie das Opiat dann plötzlich absetzen, können Symptome wie Übelkeit, Durchfall, Angst, Schwitzen und Muskelschmerzen auftreten (umgangssprachlich auch „Opium-Grippe“ genannt). Jeder, der täglich Opiate einnimmt, wird abhängig davon. Aber nur ein kleiner Prozentsatz wird süchtig.

Von Sucht spricht man, wenn eine Substanz missbraucht wird, um „high“ zu werden oder die Stimmung zu verändern, nicht um Schmerzen zu lindern. Zu den Anzeichen einer Sucht gehören zwanghafter

Gebrauch des Medikaments, Lügen über das Konsumverhalten und die Unfähigkeit, die Kontrolle über den Konsum zu behalten, selbst wenn er dem Leben, der Arbeit oder der eigenen Familie schadet. Menschen, die schon einmal drogensüchtig waren, haben auch mit der Einnahme von Opiaten eher Probleme.

EIN WEITERER KOMPLIZIERENDER FAKTOR

In einer unerwarteten Wendung stellen wir gerade fest, dass Opiate im menschlichen Körper nicht immer gleich abgebaut werden. Jedes Medikament, das Sie einnehmen, muss vom Körper verarbeitet und in eine Form gebracht werden, die der Körper ausscheiden kann. Dies geschieht in erster Linie in der Leber mittels einer Gruppe von Enzymen mit dem Namen Cytochrome P450. Diese Enzyme sind bei allen Menschen gleich, nur unterscheiden wir uns darin, wie effektiv wir Medikamente aus unserem System entfernen können. Bei manchen Menschen sind diese Enzyme eher schwach und können Medikamente nur langsam abbauen. Andere Menschen wiederum haben sehr effektive Enzyme, die Medikamente sehr schnell verstoffwechseln können und dementsprechend höhere Dosierungen benötigen. Insbesondere bei den Opiaten gibt es Unterschiede bei der Verstoffwechselung. Besonders ausgeprägt ist dies bei Kodein, Oxycodon und Tramadol. Bei dieser Fragestellung handelt es sich um einen relativ neuen Zweig der Medizin, aber ich gehe stark davon aus, dass wir in Zukunft näher hinschauen werden, wie gut ein Patient Medikamente abbauen kann, und entsprechende Tests durchführen, bevor wir ein Medikament verordnen. Es gibt bereits genetische Blut- und Speicheltests, mit denen man die Zusammensetzung der eigenen Enzyme bestimmen lassen kann. Bei Interesse können Sie mit Ihrem Arzt darüber sprechen.

SOLLTE ICH FÜR MEINE FIBROMYALGIE NUN OPIATE EINNEHMEN ODER NICHT?

Solange wir keine besseren Möglichkeiten haben, ist es vernünftig, Opiate so einzusetzen, dass sie die Schmerzen bei Fibromyalgie nicht verschlimmern können. Am besten sollte man eine tägliche Einnahme so weit wie möglich vermeiden und sie nur vorübergehend bei schweren Schüben verordnen. Wenn man diese Medikamente nur bei Bedarf und nicht an mehr als zehn Tagen im Monat einnimmt, ist die Gefahr einer

Toleranz oder Hyperalgesie gering. Wenn Sie dennoch Opiate einnehmen müssen, bedenken Sie bitte, dass Tramadol, Tapentadol, Buprenorphin und niedrig dosiertes Methadon am besten verträglich sind und die Gefahr einer Hyperalgesie unwahrscheinlich ist. Bitte sprechen Sie immer zuerst mit Ihrem Arzt, wenn Sie Ihre Medikamenteneinnahme ändern möchten. Unter keinen Umständen sollten Sie das allein tun.

Im nächsten Kapitel werde ich näher auf die medizinische Verwendung von Marihuana eingehen, eine weitere Option, die für viele Patienten zunehmend infrage kommt. Marihuana verringert die Schmerzempfindlichkeit im zentralen Nervensystem und kann sich aus diesem Grund als die bessere Therapieoption für Fibromyalgie erweisen.

DAS KÖNNEN SIE SELBST TUN

- Fangen Sie an, ein Schmerztagebuch zu führen, um ihre Schmerzen besser einschätzen zu können. Sprechen Sie mit Ihrem Arzt über Ihre täglichen Aufzeichnungen, damit er Ihre Behandlung besser anpassen kann. Mit einem Schmerztagebuch können Sie auch sehen, ob Opiate Ihre Schmerzen lindern oder diese verstärken.
- Beurteilen Sie Ihre Schmerzen auf einer Skala von 0 bis 10, wobei 0 für „keine Schmerzen" und 10 für „unvorstellbar schlimm" steht. Halten Sie für jeden Tag eine Zahl in einem Kalender oder einem Notizbuch fest.
- Auch eine App kann beim Aufzeichnen der Schmerzen helfen.

DAS SOLLTEN SIE MIT IHREM ARZT BESPRECHEN

- Nehmen Sie Ihr Schmerztagebuch beim nächsten Arzttermin mit.
- Fragen Sie Ihren Arzt, ob Sie ein hoch dosiertes Opiat einnehmen (120 mg Morphin entsprechend oder mehr).
- Erkundigen Sie sich nach Gentests bezüglich der Enzyme zur Verstoffwechselung bestimmter Medikamente.

KAPITEL 21

REDUZIERUNG: MEDIZINISCHES MARIHUANA ZUR SCHMERZBEHANDLUNG

Mindestens einmal am Tag fragt mich ein Patient, ob nicht Marihuana bei seinen Symptomen helfen könnte. Die kurze Antwort lautet ja, aber es gibt nicht viele Studien, die diese Wirkung bestätigen. Viele meiner Patienten berichten, dass es ihre Schmerzen lindert und sie damit besser schlafen können. Einige Patienten konnten sogar hoch dosierte Opiate absetzen und die Schmerzen allein mit Marihuana gut einstellen. Eine Patientin berichtete, dass sich ihre Schmerzen auf einer 10-Punkte-Skala von 8 auf 3 besserten. Mit dem Medikament Cymbalta konnte sie lediglich eine Besserung von 8 auf 6 erreichen, Opiate halfen bei ihr gar nicht.

Trotz der fehlenden offiziellen Forschungsergebnisse hat sich unter Fibromyalgie-Patienten herumgesprochen, dass Marihuana gegen die Schmerzen hilft, und viele nehmen es zur Schmerzbehandlung ein. Eine kanadische Studie fand heraus, dass von fast 500 Fibromyalgie-Patienten, die an eine Schmerzklinik überwiesen wurden, 13 Prozent medizinisches Marihuana konsumierten (Stemarie 2012). Viele Ärzte verschreiben es nicht gerne, nicht zuletzt wegen der widersprüchlichen rechtlichen Lage in den USA. Das versetzt viele Patienten in die nicht sehr beneidenswerte (aber allzu vertraute) Lage, selbst damit experimentieren zu müssen. Obwohl man meist von Marihuana spricht, wird der Begriff Cannabis für den medizinischen Gebrauch bevorzugt. Fast die Hälfte aller US-Bundesstaaten hat die medizinische Verwendung von Cannabis legalisiert, nur die Regierung stuft den Gebrauch nach wie vor als illegal ein, der Status ist also nur halb legal. Die medizinische Verwendung bleibt kontrovers, weil Cannabis nach Bundesrecht eine Droge mit „hohem Missbrauchspotenzial" bleibt und „derzeit nicht für medizinische Zwecke anerkannt" wird. Dies steht in direktem Widerspruch zu den Staaten, die Marihuana für medizinische Zwecke legalisiert haben. Dieser Zwiespalt versetzt Ärzte in eine rechtliche Grauzone, die viele zögern lässt, den Konsum zu empfehlen. Es gibt deshalb nur sehr wenige Ärzte, die über die medizinische Verwendung von Cannabis informiert sind, das trifft ganz besonders auf Fibromyalgie zu. Ich praktiziere in dem Bundesstaat Oregon, in dem sich ein gut funktionierendes Marihuana-Programm etabliert hat, in dem derzeit über 60 000 Patienten registriert sind. Dieser Bereich der Gesetzgebung unterliegt ständigen Veränderungen. Ressourcen zu aktuellen Informationen finden Sie am Ende des Kapitels.

KANN MARIHUANA DIE SYMPTOME BEI FIBROMYALGIE LINDERN?

Der chinesische Kaiser Shen-Nung schrieb bereits im Jahr 2000 v. Chr. über die schmerzlindernden und entzündungshemmenden Eigenschaften von Marihuana. Er merkte an, dass es „Rheuma wegnehmen" kann (ein alter Begriff für Fibromyalgie) (Mack 2000). In jüngerer Zeit gab es eine Studie mit 28 Fibromyalgie-Patienten, die zeigte, dass zwei Stunden nach der Einnahme von Cannabis eine signifikante Besserung der Schmerzen und der Steifigkeit eintrat. Die Patienten fühlten sich entspannter und das Wohlbefinden besserte sich allgemein (Fiz 2011). Marihuana wurde auch für andere schmerzhafte Erkrankungen, wie z. B. diabetisch bedingte Nervenschäden, Multiple Sklerose und rheumatoide Arthritis, untersucht und für wirksam befunden (Rog 2005; Ware Oct 2010; Wade 2003).

Dronabinol (Marinol) – eine verschreibungspflichtige, synthetische Variante von Tetrahydrocannabinol (THC), dem Hauptwirkstoff von Marihuana – konnte in einer kleinen Studie nachweislich die Schmerzen bessern, verursachte aber auch zahlreiche Nebenwirkungen (Schley 2006). Tatsächlich brachen mehr als die Hälfte der Probanden die Studie aufgrund von Nebenwirkungen wie Mundtrockenheit, Schwindel, Gleichgewichtsstörungen und Übelkeit ab. Ein anderes, ähnliches verschreibungspflichtiges Medikament namens Nabilon (Cesamet) wirkte zwar ebenso schmerzlindernd, aber auch hier kam es zu starken Nebenwirkungen (Skrabek 2008). Ich habe festgestellt, dass es unter meinen Patienten einige gibt, die diese Medikamente ziemlich gut vertragen. Einer meiner Patienten sprach so gut auf Dronabinol an, dass er nach vielen Jahren der krankheitsbedingten Arbeitsunfähigkeit seinen Beruf wieder aufnehmen konnte. Leider sind beide Medikamente sehr teuer und bei Fibromyalgie in der Regel nicht erstattungsfähig.

Marihuana wirkt sich nachweislich positiv auf den Schlaf aus, indem es die Tiefschlafphase verlängert. Fibromyalgie-Patienten berichteten während der Behandlung mit Nabilon von einer besseren Schlafqualität und mehr Energie am Morgen, aber leider auch von Nebenwirkungen (Ware Feb 2010).

FAQ: Warum hat verschreibungspflichtiges THC so viele Nebenwirkungen?

Marihuana-Pflanzen enthalten neben THC noch viele andere Wirkstoffe, von denen man annimmt, dass einige davon die unangenehmen Nebenwirkungen eindämmen. Diese Kombination verschiedener Wirkstoffe führt zu einem „Entourage-Effekt", der erklärt, warum man mit Marihuana bessere Ergebnisse erzielen kann als mit THC-Medikamenten allein. Insbesondere der Wirkstoff Cannabidiol (CBD) hat eine beruhigende Wirkung, die unerwünschten Nebenwirkungen wie Angst oder dem „High-Sein" entgegensteuern kann. In Kanada und Europa ist ein medizinischer Cannabis-Extrakt zugelassen, der als orales Spray angewendet wird. Er wird ausschließlich aus kultivierten Pflanzen gewonnen, die streng auf ihren THC- und CBD-Gehalt kontrolliert werden. Dieser Extrakt reduziert bei rheumatoider Arthritis die Schmerzen deutlich und verbessert die Schlafqualität, mit nur geringen Nebenwirkungen (Blake 2006). Dieses Produkt wird derzeit in den Vereinigten Staaten klinisch erprobt, und es ist zu hoffen, dass es in den nächsten Jahren verfügbar sein wird.

DIE WISSENSCHAFTLICHEN FAKTEN HINTER MARIHUANA

Marihuana (Cannabis) kann bei uns Menschen medizinisch wirken, weil wir in unserem Gehirn und an anderen Stellen unseres Körpers bereits Rezeptoren für vergleichbare Substanzen haben. Diese Substanzen, Endorphine genannt, werden vom Körper auf natürliche Weise produziert, blockieren Schmerzsignale, regulieren Entzündungen und sind den Endocannabinoiden sehr ähnlich. Ein erhöhter Endocannabinoid-Spiegel im Körper, wie er in Reaktion auf körperliche Bewegung vorkommen kann, wirkt stark entzündungshemmend (Sparling 2003; Dietrich 2004).

Neben THC sind in Marihuana mindestens 80 weitere Cannabinoide enthalten – darunter versteht man jede Substanz, die die Rezeptoren für Cannabinoide aktivieren kann. Viele Cannabinoide können „entzündungsauflösende Vorgänge beschleunigen" (Burstein 2009). Das am häufigsten anzutreffende nicht-psychoaktive Cannabinoid in Marihuana ist Cannabidiol (CBD), das sehr starke entzündungshemmende Eigenschaften besitzt. Studien über CBD haben gezeigt, dass es in Mäusen die Gelenkentzündung bei Arthritis reduzieren kann und die Ausschüttung von entzündungsfördernden Substanzen im Körper unterdrückt (Sumariwalla 2004; Costa 2007).

Im Körper gibt es zwei Arten von Cannabinoid-Rezeptoren. Der Cannabinoid-Rezeptor Typ 1 (CB1) befindet sich im Gehirn und in den Nerven, der Cannabinoid-Rezeptor Typ 2 (CB2) sitzt auf den Immunzellen. THC regt vor allem die CB1-Rezeptoren im Gehirn an, wo es Schmerzsignale blockiert und psychotrop wirkt, indem es Euphorie induziert. Die Cannabinoide, die die CB2-Rezeptoren auf den Immunzellen stimulieren, blockieren damit die Freisetzung schmerzinduzierender, entzündungsauslösender Substanzen und reduzieren damit gleichzeitig die Ausschüttung der Substanz P, eines Botenstoffes für Schmerzsignale (Manzanares 2006).

CANNABINOIDE UND FIBROMYALGIE

Die Fibromyalgie zeichnet sich durch eine Überreaktion auf Schmerzen aus, die sogenannte zentrale Sensibilisierung, die im Gehirn und im Rückenmark stattfindet und mit einer Aktivierung der Gliazellen im Rückenmark in Verbindung gebracht wird. Wir wissen, dass Gliazellen CB2-Rezeptoren haben und durch Cannabinoide ruhiggestellt werden können (Walker 1999; Walter 2003; Nackley 2004). Cannabis ist ein sehr vielversprechendes Mittel für die Behandlung von Fibromyalgie, weil es die zentrale Sensibilisierung zurückfahren kann. Das steht in starkem Kontrast zu den Opiaten, die eine anregende Wirkung auf die Gliazellen haben und die zentrale Sensibilisierung im Laufe der Zeit verschlimmern können (Mao 2000).

Bei Fibromyalgie sind die Faszien – also das Bindegewebe, von dem die Muskeln umgeben sind – entzündet und schmerzhaft. Auf den Fibroblasten, den wichtigsten Zellen der Faszien, sitzen sowohl CB1- als auch CB2-Rezeptoren (McPartland 2008). Bei Fibromyalgie produzieren diese Zellen zu viele entzündungsfördernde Stoffe und übermäßig viel von der für die Faszien typischen, gelartigen Masse, was die Faszien eng und schmerzhaft macht. Cannabinoide sind hier als Schmerzmittel effektiv, weil sie die Entzündung reduzieren und die Produktion des „Bindegewebe-Gels" eindämmen (Garcia-Gonzalez 2009). Wenn man nun die Faszien mittels Triggerpunkttherapie sanft dehnt, werden vermehrt Endocannabinoide – körpereigene Entzündungshemmer – ausgeschüttet. Das kann zum Teil die wohltuende Wirkung bei Fibromyalgie erklären (McPartland 2005).

MARIHUANA ALS MEDIZIN

Die Pharmaindustrie arbeitet fieberhaft an der Entwicklung standardisierter Cannabis-Extrakte, die eine verlässliche Dosierung ermöglichen. Leider ist die Verordnung von medizinischem Marihuana alles andere als „medizinisch". Zwischen dem Ausstellen eines Rezeptes durch den Arzt und der eigentlichen Anwendung durch den Patienten klafft eine große Lücke. Die meisten Ärzte wissen nicht, wie man Marihuana richtig verordnet und können daher keine Hinweise bezüglich Dosierung, Qualität oder Möglichkeiten der Anwendung geben. Die wenigen Erkenntnisse, die sie vielleicht gesammelt haben, stammen nicht aus dem Medizinstudium, sondern stützen sich zum Großteil auf die eigenen Erfahrungen, die sie als Jugendliche mit dieser Droge gemacht haben.

Im Folgenden beschreibe ich ein Szenario, dem ich in meiner Praxis häufig begegne: Der Patient bekommt von seinem Arzt ein Rezept für medizinisches Marihuana ausgestellt. Er geht in die Apotheke und lässt sich dort beraten, in welcher Form er es am besten einnehmen sollte. Ab und zu gibt es Apotheker, die sich mit Marihuana recht gut auskennen, aber meistens handelt es sich hier um junge Marihuana-Enthusiasten, die keine Ahnung haben, was ein Fibromyalgie-Patient braucht. Eine meiner Patientinnen – sie ist 65 Jahre alt – hatte noch nie zuvor in ihrem Leben Marihuana geraucht. Der Apotheker empfahl ihr ein sehr hoch dosiertes Produkt, das fast ausschließlich THC enthielt. Eine Stunde nach der Einnahme begann die Frau zu halluzinieren und hatte so große Angst, dass sie den Notarzt rufen musste!

FAQ: Wann darf ich Marihuana nicht einnehmen?

Es gibt Patienten, die Marihuana unter keinen Umständen einnehmen dürfen. Dazu gehören Menschen mit aktiven oder therapeutisch nicht eingestellten psychischen Erkrankungen, bei denen Psychosen eine Rolle spielen. In diesen Fällen kann Marihuana Halluzinationen auslösen und die Symptome verschlimmern. Marihuana kann die Pulsfrequenz erhöhen und sollte nur unter Vorbehalt bei Herz-Kreislauf-Krankheiten, wie z. B. Vorhofflimmern, eingesetzt werden. Bitte informieren Sie Ihren Arzt über bestehende Herzerkrankungen, bevor Sie medizinisches Marihuana ausprobieren möchten. Darüber hinaus ist Marihuana für Menschen mit Drogenproblemen tabu. Das Suchtpotenzial von Marihuana ist relativ gering, aber es kann wie jede andere bewusstseinsverändernde Substanz missbraucht werden.

Wenn Ihr Arzt sich auf diesem Gebiet nicht auskennen sollte und Sie die medizinische Wirkung von Marihuana ausprobieren möchten, müssen Sie sich selbst so ausführlich wie möglich darüber informieren. Vor allem müssen Sie entscheiden, welches Cannabis Sie konsumieren wollen, denn die verschiedenen Sorten unterscheiden sich sowohl in ihrer medizinischen Wirkung als auch in ihren Nebenwirkungen erheblich. Von Cannabis gibt es zwei Spezies und dazu noch Hunderte von unterschiedlichen Züchtungen. Die chemische Zusammensetzung von *Cannabis sativa* ist grundlegend anders als die von *Cannabis indica*. Bei *C. indica* stehen die körperliche Entspannung und der sedierende Effekt im Vordergrund, während *C. sativa* eher anregend wirkt. In der Regel sprechen Fibromyalgie-Patienten am besten auf Cannabisprodukte an, in denen THC und CBD in ausgewogener Zusammensetzung enthalten sind. Eine nützliche Informationsquelle ist hier www.leafly.de, eine Plattform, auf der Nutzer Cannabisprodukte bewerten können. Interessant ist, dass zur Schmerzreduktion niedrig dosierter Cannabis besser geeignet zu sein scheint. In einer Studie stellte man fest, dass niedrig bis mäßig dosierter Cannabis schmerzlindernd wirkte, hohe Dosierungen hingegen die Schmerzen verstärkten (Wallace 2007).

Im nächsten Schritt müssen Sie entscheiden, in welcher Form es konsumiert werden sollte. Alles, was geraucht werden kann, ist schädlich für die Lunge und deswegen rate ich von Rauchen generell ab. Zu den sicheren Methoden gehören die orale Einnahme in der Form von Tinkturen oder Gebäck, Inhalationen und die lokale Anwendung über die Haut. Das Essen von Cannabisprodukten verlangsamt die Aufnahme der Wirkstoffe und ist nicht zuverlässig, weil die Wirkstoffe erst den Verdauungstrakt passieren und dann von der Leber abgebaut werden müssen. Wie schnell das geht, ist bekanntlich bei den Menschen sehr unterschiedlich. Am zuverlässigsten funktioniert die Aufnahme über Inhalation oder über die Mundschleimhaut, weil hier der Verdauungstrakt umgangen werden kann. Viele Patienten berichten auch, dass die Aufnahme über die Haut sehr gut hilft. Bei diesem Vorgehen bleibt die Wirkung hauptsächlich lokal und hat keine unerwünschten psychotropen Wirkungen.

Anwendungsformen von medizinischem Marihuana

- **Inhalieren:** Das Marihuana wird in einer Räucherschale oder Ähnlichem erhitzt und die Wirkstoffe über den Rauch eingeatmet. Inhalieren ist gesünder als Rauchen und zeigt trotzdem eine sofortige Wirkung.
- **Lebensmittel:** Gebäck oder Süßigkeiten, die mit medizinischem Marihuana-Öl versetzt sind. Hier sind die Absorptionszeiten länger, weil die Wirkstoffe den Verdauungstrakt passieren müssen. Dafür hält die Wirkung länger an.
- **Tinkturen:** Ein Cannabis-Extrakt in flüssiger Form, der aus Alkohol oder Glyzerin hergestellt wird. Wenige Tropfen der Tinktur werden mit einer Pipette unter die Zunge getröpfelt und über die Mundschleimhaut aufgenommen. Die Wirkung setzt langsamer ein als beim Inhalieren, aber schneller als über die Verdauung.
- **Lokale Anwendungen:** Marihuanahaltige Salben oder Cremes werden in die Haut einmassiert und wirken dort entzündungshemmend und schmerzlindernd. Die Wirkung tritt relativ langsam ein, ist aber nachhaltiger und hat keine bis wenige psychische Nebenwirkungen.

IST MARIHUANA SICHER?

Im Großen und Ganzen gilt Marihuana als unbedenklich und auch toxikologisch als sicher. Anders als bei den Opiaten wird das Atemzentrum im Gehirn nicht unterdrückt und es kommt bei einer Überdosierung nicht zum Atemstillstand. Gleichzeitig wissen wir, dass das Rauchen von Marihuana die Lungen schädigt. Aus diesem Grund empfehle ich andere Formen der Einnahme. Cannabis scheint keine signifikanten Wechselwirkungen mit anderen Medikamenten zu haben, einschließlich der Opioide. Es kann aber zu kumulativen Auswirkungen auf die motorische Koordinationsfähigkeit und die Gemütsverfassung kommen, weil Marihuana die Reaktionszeit beeinträchtigt. Studien haben gezeigt, dass Alkohol in Kombination mit Marihuana das Risiko in dieser Hinsicht erhöht und die Fahrtüchtigkeit herabsetzt. Ich kläre alle meine Patienten grundsätzlich darüber auf, dass sie Marihuana nur konsumieren sollten, wenn sie den ganzen Tag zu Hause verbringen können. Niemals darf Marihuana mit Alkohol oder Opiaten zusammen eingenommen werden. Viele meiner Patienten nehmen es direkt vor dem Schlafengehen ein, weil es sich so positiv auf die Schlafqualität auswirkt.

DAS KÖNNEN SIE SELBST TUN

- Siehe www.leafly.de für Informationen über die verschiedenen Cannabissorten und Nutzerrezensionen.
- Lesen Sie *Cannabis als Medizin: Ein praktischer Leitfaden für den medizinischen Einsatz der Hanfpflanze* von Michael Backes.

DAS SOLLTEN SIE MIT IHREM ARZT BESPRECHEN

- Wenn die Einnahme von Cannabis in Ihrem Bundesstaat legal ist, können Sie mit Ihrem Arzt über eine mögliche medizinische Einnahme sprechen.

KAPITEL 22

REDUZIERUNG: ANDERE SCHMERZURSACHEN

Immer wieder wird die Fibromyalgie von anderen schmerzhaften Beschwerden begleitet, darunter interstitielle Zystitis, Osteoarthritis/Arthrose und periphere Neuropathie. Werden diese behandelt, nimmt häufig auch die allgemeine Schmerzempfindlichkeit ab. Eine Reizblase, auch interstitielle Zystitis genannt, ist eine häufige Begleiterkrankung bei Fibromyalgie. Die Blase wird vom parasympathischen Nervensystem („Ruhe-und-Verdauung") gesteuert, und wenn dieses aus dem Gleichgewicht gerät und das sympathische Nervensystem die Oberhand gewinnt, ist häufig auch die Blasenfunktion davon betroffen. Die Arthrose ist bei Menschen über 30 sehr weit verbreitet. Weil die Schmerzempfindlichkeit bei Fibromyalgie-Patienten allgemein erhöht ist, sehen wir auch in dieser Hinsicht eine verstärkte Schmerzempfindlichkeit. Etwa ein Drittel der Fibromyalgie-Patienten ist von peripherer Neuropathie – durch Nervenschäden bedingte Schmerzen – betroffen (Oaklander 2013; Giannoccaro 2014).

REIZBLASE/INTERSTITIELLE ZYSTITIS

Menschen mit Fibromyalgie sind sehr häufig auch von Beschwerden der Harnwege, einschließlich Harndrang, häufigem Wasserlassen und Schmerzen im Unterleib, betroffen. Als Reizblase werden leichte Blasenbeschwerden bezeichnet, die sich durch Harndrang und intermittierende Schmerzen auszeichnen. Sobald die Beschwerden heftiger und die Schmerzen stärker werden, spricht man von interstitieller Zystitis (IC). Dabei kommt es zu ständigem Harndrang, Wasserlassen und Schmerzen im Unterleib. Es gibt Anhaltspunkte dafür, dass in diesen Fällen die Blasenschleimhaut geschädigt ist, und als möglicher Auslöser wird chronischer Stress genannt. Durch die nicht mehr intakte Blasenwand kommen die schmerzempfindlichen Nervenenden in Kontakt mit Urin und lösen eine Entzündung der Faszien aus, die in und um die Blase herum liegen (Parsons 2007). Myofasziale Triggerpunkttherapie im Bereich des Beckens kann die Symptome einer interstitiellen Zystitis lindern (Weiss 2001; Fitzgerald 2012). Alles, was die Blasenwand reizen könnte, sollte streng gemieden werden: Koffein, Alkohol, künstliche Süßstoffe und stark gewürzte Speisen.

Zur Kräftigung der Blasenschleimhaut empfehle ich Fischöl. Außerdem gibt es ein gutes Nahrungsergänzungsmittel namens „Bladder Ease", das eine Kombination von Wirkstoffen zur Stärkung der Blasenwand enthält (Extrakt aus Maisgriffel, L-Arginin, Quercetin und Extrakt aus Mahonia aquifolium). Auch sedierende Medikamente können sich positiv auf eine Reizblase auswirken, darunter trizyklische Antidepressiva wie Amitriptylin (van Ophoven 2004). Eine Supplementation mit L-Methylfolat, der aktiven Form der Folsäure, bringt ähnliche Vorteile. Akute Schmerzen lassen sich außerdem lokal mit Pflastern behandeln. Diese enthalten das Betäubungsmittel Lidocain und sind verschreibungspflichtig. Bei heftigen Beschwerden und starken Schmerzen sollten Sie einen Urologen oder Urogynäkologen (Spezialist für Behandlung von Harnwegsbeschwerden bei Frauen) aufsuchen.

ARTHROSE

Fibromyalgie verursacht Schmerzen in Muskeln und Faszien, betrifft aber nicht die Gelenke direkt. Weil aber die Faszien sozusagen das Bindeglied zwischen Muskulatur und Gelenken bilden, kann eine Versteifung der Faszien auch zu Schmerzen im Bereich der Gelenke führen. Schmerzen direkt im Gelenk sind in der Regel auf die als Osteoarthritis (OA) oder Arthrose bezeichneten Abnutzungserscheinungen zurückzuführen, die unabhängig von einer Fibromyalgie auftreten können. Eine Arthrose betrifft meist die Daumengrundgelenke und die Knie, aber alle anderen Gelenke können ebenso in Mitleidenschaft gezogen werden. Bei entsprechender genetischer Veranlagung und Lebensführung entwickeln manche Menschen schon Mitte dreißig die ersten Symptome, während andere erst mit siebzig oder noch später betroffen sind. Man sagt, wenn man lange genug lebt, wird man in jedem Fall eine Arthrose bekommen. Wenn Sie starke Schmerzen haben, sollten Sie mit Ihrem Arzt darüber sprechen. Unter Umständen kann es sinnvoll sein, eine Röntgenuntersuchung durchzuführen und über die möglichen Behandlungsoptionen zu sprechen. Man sollte immer auch eine rheumatoide Arthritis ausschließen. Bei der rheumatoiden Arthritis handelt es sich um eine autoimmune Erkrankung, bei der das Immunsystem die Gelenke angreift und sie entzündet.

Gegen die Schmerzen bei Arthrose verschreibe ich lokale NSAIDs (nicht-steroidale Entzündungshemmer) (Baraf 2010; Barthel 2009; Roth 2004). Orale NSAIDs wie Ibuprofen oder Naxopren sind zwar auch effektiv, können aber eine undichte Darmwand verschlimmern, was zu mehr Entzündungen im Blutkreislauf und somit zu mehr Schmerzen führen würde. Ich empfehle stattdessen die natürlichen Entzündungshemmer Fischöl und Kurkuma. Der aktive Wirkstoff der Kurkumapflanze, das Curcumin, wirkt stark entzündungshemmend und kann die Schmerzen bei Arthrose lindern. Auch Omega-3-Fettsäuren, als Nahrungsergänzung eingenommen (meist als Fischöl), wirken Entzündungen entgegen (Belcaro 2010). Siehe auch Kapitel 14 für ausführliche Informationen zu diesem Thema. Auch Akupunktur hat sich bei diesen Beschwerden bewährt (Manheimer 2010).

Ein alternativer, aber nicht neuer Ansatz zur Behandlung von arthritischen Schmerzen sind Injektionen von Bienengift in die betroffenen Gelenke (Lee 2008; Lee 2005). Schon Hippokrates hat über die Verwendung des Bienengifts zur Behandlung von Arthritis geschrieben, die außerhalb der Vereinigten Staaten zur gängigen therapeutischen Praxis gehört. Bienengift ist ein Naturprodukt und wird aus dem Gift der Honigbiene gewonnen, getrocknet und anschließend als sterile Injektionslösung aufbereitet. Diese Lösung wird vom Arzt an mehreren Stellen um das Gelenk herum injiziert. Das stimuliert eine lokale Immunreaktion, die ähnlich wie bei einem natürlichen Bienenstich abläuft, indem das Knie anschwillt und rot und heiß wird. In Reaktion schüttet der Körper entzündungshemmende Hormone aus, die dem arthritischen Gelenk zur Hilfe eilen. Der Körper heilt anschließend nicht nur den „Bienenstich“, sondern auch das arthritische Gelenk. Ich habe mit dieser Methode bereits mehrfach sehr gute Erfahrungen gemacht – bei meinen Patienten und bei mir selbst. Diese Methode eignet sich natürlich nicht für Menschen, die gegen Bienengift allergisch sind. Außerdem darf sie nur in einer medizinischen Praxis durchgeführt werden, damit bei einer möglichen allergischen Reaktion sofort angemessen reagiert werden kann.

PERIPHERE NEUROPATHIE

Schmerzen aufgrund komprimierter oder gereizter Nerven treten bei Fibromyalgie recht häufig auf. Grund dafür sind die verengten Faszien. Etwa die Hälfte aller Patienten berichtet über zumindest vorübergehendes Taubheitsgefühl und brennende oder kribbelnde Empfindungen (Amris 2010). Das typische Taubheitsgefühl und die kribbelnden Empfindungen sind in der Regel intermittierend, treten an unterschiedlichen Stellen auf und werden tendenziell durch bestimmte Bewegungen oder Überanstrengung schlimmer. Wenn diese Empfindungen jedoch ständig da sind und sich immer an der gleichen Stelle befinden, spricht man von Neuropathie. Die häufigste Ursache einer Neuropathie sind Schädigungen der kleinen schmerzempfindlichen Nerven, die als Kleinfaserneuropathie bezeichnet wird. Zu den Symptomen gehört ein anhaltendes Kribbeln oder Brennen, das oft als „nadelstichähnlich“ beschrieben wird. Die Patienten berichten außerdem von Taubheitsgefühl und Sensibilitätsstörungen vor allem in den Händen und Füßen. Sie beschreiben oft, dass es sich anfühlt, als würden sie immer Handschuhe oder Socken tragen.

Checkliste periphere Neuropathie

Wenn bei Ihnen eines oder mehrere dieser Symptome auftreten, sprechen Sie bitte mit Ihrem Arzt darüber. Er kann Ihnen sagen, ob Sie sich auf eine periphere Neuropathie untersuchen lassen sollten oder behandelt werden müssen.

- Ihre Füße sind immer taub.
- Sie spüren keine Schmerzen in Ihren Füßen, auch nicht, wenn diese verletzt sind oder Sie sich Blasen gelaufen haben.
- Sie können beim Gehen Ihre Füße nicht mehr spüren.
- Sie spüren in Ihren Füßen oder Händen keine Wärme oder Kälte.
- Manchmal haben Sie das Gefühl, Handschuhe oder Socken zu tragen, obwohl Sie das gar nicht tun.
- Sie spüren ein feines Kribbeln in den Füßen, wie Nadelstiche.
- Sie haben brennende, stechende und/oder schießende Schmerzen in Ihren Füßen.
- Ihre Hände oder Füße werden sehr heiß oder sehr kalt.

Bei ca. einem Drittel der Fibromyalgie-Patienten gibt es Anzeichen von Nervenschäden in Händen und Füßen, die anhand einer Hautbiopsie diagnostiziert werden können. Eine Studie an der Universität Harvard zeigte, dass 41 Prozent der von Fibromyalgie-Patienten entnommenen Proben eine geringere Anzahl kleiner Nervenfasern aufwiesen, was als Hinweis auf bestehende Nervenschäden gedeutet werden kann (Oaklander 2013). Eine andere Studie ergab, dass bei einem Drittel der Patienten Anzeichen für Schäden sowohl in den schmerzempfindlichen Nerven als auch in den Nerven des sympathischen Nervensystems vorlagen. Die Autoren empfehlen, dass „eine Hautbiopsie zum festen Bestandteil der Fibromyalgie-Diagnostik“ werden sollte (Giannoccaro 2014). Es handelt sich hier um einen relativ neuen wissenschaftlichen Zweig und es wird wahrscheinlich noch viele Jahre dauern, bevor die Hautbiopsie routinemäßig in die diagnostische Beurteilung der Fibromyalgie einfließen wird.

Wir wissen nicht genau, wie es zu diesen Nervenschäden bei Fibromyalgie kommt. Es ist möglich, dass die chronische Aktivierung des sympathischen Nervensystems – also der „Kampf-oder-Flucht“-Reaktion – diese Schädigung hervorrufen kann, ein Phänomen, dass man bei Laborratten bereits dokumentiert hat (Pertovara 2013). Die größte Frage, die sich hier stellt, ist, warum wir bei manchen Patienten Nervenschäden finden, bei anderen aber wiederum nicht. Möglicherweise gibt es Menschen, die aufgrund genetischer Faktoren oder anderer Erkrankungen, die ähnliche Schäden verursachen können (z. B. Diabetes oder Mangelernährung), eine größere Anfälligkeit haben.

Am besten schützen Sie Ihre Nerven mit bewährten Nahrungsergänzungsmitteln. Außerdem ist es absolut wichtig, alle weiteren Erkrankungen zu behandeln, die Nervenschäden verursachen können, wie z. B. Diabetes oder Schilddrüsenunterfunktion. Nahrungsergänzungsmittel für die Nerven enthalten die gleichen Nährstoffe, die man auch zur Unterstützung der Mitochondrien und der Energieproduktion verwendet: Alpha-Liponsäure, Carnitin und CoQ10 (siehe auch Kapitel 13). Insbesondere die Alpha-Liponsäure wurde gut untersucht und kann nachweislich die bei Diabetes auftretenden Nervenschäden und -schmerzen minimieren (Ametov 2003; Ziegler 2004, 2006).

Weitere Nahrungsergänzungsmittel, die Nervengewebe schützen, sind Omega-3-Fettsäuren, wie man sie in Fischöl findet. Fettsäuren kräftigen die Myelinscheide, die sich wie ein Schutzmantel um die Nerven legt. Aktivierte Folsäure, Vitamine B6 und B12 können die Symptome ebenfalls lindern und sogar die Reparatur geschädigter Nervenfasern fördern (Walker 2010). Das verschreibungspflichtige Nahrungsergänzungsmittel Metanx (In Deutschland nicht erhältlich, Anm. d. V.) enthält diese aktivierten Vitamine in exakt abgestimmten Mengenverhältnissen. 60 Prozent der Probanden mit diabetischer Neuropathie berichteten nach einer sechsmonatigen Einnahme von deutlich reduzierten Schmerzen und Taubheitsgefühlen (Jacobs 2011). Die Studie zeigte, dass sich mit Metanx die Anzahl der Nervenfasern tatsächlich erhöhte und damit möglicherweise die durch Diabetes verursachten Schäden rückgängig gemacht werden konnten. Es ist im Allgemeinen gut verträglich, aber vereinzelt kann es zu Magenverstimmungen kommen, weshalb ich eine Einnahme zu den Mahlzeiten empfehle.

FAQ: Sollte sich jeder Fibromyalgie-Patient einer Biopsie unterziehen und auf Nervenschäden untersuchen lassen?

Ich empfehle die Biopsie nur für Patienten mit Symptomen, die auf eine Neuropathie hinweisen, wie z. B. Taubheitsgefühl, brennende Schmerzen oder Sensibilitätsstörungen in Händen oder Füßen (siehe Checkliste auf Seite 232). Wenn Sie Bedenken haben, sollten Sie mit Ihrem Arzt darüber sprechen, der Sie in jedem Fall an einen Neurologen überweisen wird. Der Neurologe wird mithilfe eines elektrischen Verfahrens die Leitungsfunktion der großen Nerven untersuchen und eventuell eine Biopsie vornehmen, um die kleinen Nervenfasern zu zählen. Sollte es dort auffällige Befunde geben, wird der Neurologe weitere Untersuchungen veranlassen.

DAS KÖNNEN SIE SELBST TUN

- Wenn Sie eine Reizblase/interstitielle Zystitis haben, können Sie Nahrungsergänzungsmittel wie Bladder Ease von Vitanica, Fischöl und L-Methylfolat ausprobieren.
- Bei Arthrose sind Fischöl und Curcumin (Kurkuma) geeignete Nahrungsergänzungsmittel (für weitere Informationen siehe Kapitel 14).

- Wenn Sie an einer Bienengifttherapie (Apitherapie) interessiert sind, können Sie sich auf apitherapie.de informieren oder mit einem ganzheitlich arbeitenden Arzt oder Heilpraktiker darüber sprechen.
- Nehmen Sie Nahrungsergänzungsmittel ein, die Ihre Nerven stärken (siehe auch Kapitel 13).

DAS SOLLTEN SIE MIT IHREM ARZT BESPRECHEN

- Wenn Sie unter einem starken Reizblasensyndrom oder einer schweren interstitiellen Zystitis leiden, bitten Sie Ihren Arzt um eine Überweisung zum Urologen oder Urogynäkologen.
- Wenn Sie den Verdacht haben, dass Ihre Nerven geschädigt sein könnten, lassen Sie sich bitte zu einem Neurologen überweisen, der die Diagnose stellen kann.
- Bei arthritischem Schmerz fragen Sie den Arzt nach lokalen NSAIDs.

KAPITEL 23

REDUZIERUNG: CHRONISCHES ERSCHÖPFUNGSSYNDROM

Nicht wenige meiner Patienten erzählen mir, dass sie an einem chronischen Erschöpfungssyndrom leiden, weil sie ständig müde sind. Diese Fehleinschätzung ist weit verbreitet. Die Lage ist verwirrend, weil die Begriffe „Fibromyalgie" und „Chronisches Erschöpfungssyndrom" fälschlicherweise oft als austauschbar betrachtet werden. Es gibt zwar einige Überlappungen, wie z. B. Müdigkeit und Muskelschmerzen, aber die beiden Krankheiten grenzen sich klar voneinander ab. Das chronische Erschöpfungssyndrom wird durch eine Fehlreaktion des Immunsystems ausgelöst und ist nicht Folge einer anormalen Stressreaktion oder einer Schlafstörung. Nur etwa 15 Prozent meiner Patienten mit Fibromyalgie erfüllen die diagnostischen Kriterien eines chronischen Erschöpfungssyndroms.

Sie sind nun an einem Punkt angelangt, an dem Sie sich durch den gesamten Katalog der Fibromyalgie-Symptomatik gearbeitet haben. Wenn Sie zusätzlich zu der Fibromyalgie auch unter einem chronischen Erschöpfungssyndrom leiden, ist es durchaus möglich, dass immer noch ein Rest Müdigkeit vorhanden ist. Sie schlafen besser, haben Ihre Stressreaktion minimiert und Ihre Verdauung auf Vordermann gebracht? Auch Ihre Hormone sind wieder im Gleichgewicht und die Entzündungswerte normal? Bei einem chronischen Erschöpfungssyndrom werden Sie wahrscheinlich zusätzlich gezielt therapieren müssen.

CHRONISCHES ERSCHÖPFUNGSSYNDROM UND FIBROMYALGIE IM VERGLEICH

Die meisten Patienten mit chronischem Erschöpfungssyndrom berichten, dass die Symptome erstmals nach einer grippeähnlichen Erkrankung auftraten. Anhaltende Müdigkeit, niedrig-gradiges Fieber, Halsschmerzen und geschwollene Lymphknoten deuten auf eine Beteiligung des Immunsystems hin. Einem medizinischen Fachartikel zufolge „präsentieren sich ein Großteil der Fälle mit chronischem Erschöpfungssyndrom (CFS) mit einer schweren grippeähnlichen Erkrankung, die darauf hinweist, dass das Syndrom durch eine Infektion getriggert und möglicherweise verlängert wird“ (Chia 2005). Etwa 70 Prozent der Teilnehmer einer Studie berichteten, dass sie vor dem Auftreten des CFS an einer Art Viruserkrankung gelitten hätten (Fluge 2011). Im Vergleich hierzu entwickelt sich die Fibromyalgie allmählich und geht nicht mit Fieber, Halsschmerzen oder Lymphknotenschwellungen einher.

Eines der wichtigsten Merkmale des chronischen Erschöpfungssyndroms ist die dramatisch einsetzende Müdigkeit nach jeglicher Form der Anstrengung, sei es körperlich oder geistig. Tatsächlich hat das Institute of Medicine kürzlich vorgeschlagen, die Krankheit in Systemische Belastungsintoleranz umzubenennen (IOM 2015). Der Bericht des Instituts unterstützt auch die Idee, dass es sich bei dem chronischen Erschöpfungssyndrom in erster Linie um eine Immunfunktionsstörung aufgrund einer vorausgegangenen Virusinfektion handelt.

Damit bei Ihnen ein chronisches Erschöpfungssyndrom diagnostiziert werden kann, müssen Sie:

1. Seit mindestens sechs Monaten unter einer Erschöpfung leiden, die sich durch Ruhe nicht bessert und die Ihre Leistungs- und Funktionsfähigkeit deutlich einschränkt.
2. *Zusätzlich* müssen vier oder mehr der folgenden Symptome zutreffen:

- Halsschmerzen
- Geschwollene und empfindliche Lymphknoten im Nacken oder in der Achselhöhle
- Muskelschmerzen
- Gelenkschmerzen ohne Schwellung oder Rötung
- Kopfschmerzen in neuer, ungewohnter Qualität oder Heftigkeit
- Schlaf, der nicht erholsam ist
- Abgeschlagenheit (Müdigkeit) nach Anstrengung, die länger als 24 Stunden anhält
- Sie haben Beeinträchtigungen im Kurzzeitgedächtnis oder im Konzentrationsvermögen festgestellt

Sicherlich wird jeder, der an Fibromyalgie leidet, einige der Symptome auf dieser Liste wiedererkennen, vor allem Muskelschmerzen, Müdigkeit und nicht erholsamer Schlaf klingen vertraut. Aber bei einer Fibromyalgie kommt es eher selten zu Halsschmerzen und empfindlichen Lymphknoten, während dies beim chronischen Erschöpfungssyndrom zu den Hauptmerkmalen gehört. 85 Prozent der Patienten haben Halsschmerzen, 80 Prozent geschwollene und empfindliche Lymphknoten und 75 Prozent haben ein hartnäckiges Fieber (Straus 1988). Von den Forschern stammt der Vorschlag, die „schmerzhaften Lymphknoten bzw. das Fieber als differentialdiagnostische Indikatoren zur Unterscheidung zwischen Fibromyalgie und chronischem Erschöpfungssyndrom hinzuzuziehen" (Wysenbeek 1991).

Zahlreiche andere Befunde stützen die Differentialdiagnose zwischen CFS und Fibromyalgie, obwohl beide Krankheiten gemeinsame Merkmale haben. Die Substanz P (eine chemische Substanz, die für die Übertragung von Schmerzsignalen im Rückenmark wichtig ist) ist bei Fibromyalgie in der Rückenmarksflüssigkeit erhöht, beim CFS jedoch normal (Evengard 1998). Das chronische Erschöpfungssyndrom spricht in der Regel gut auf eine virenhemmende Behandlung an, während das bei Fibromyalgie nicht der Fall ist (Kendall 2004). Viele Studien haben gezeigt, dass der Wachstumshormon-Spiegel bei Fibromyalgie im niedrigen Bereich liegt (weitere Informationen finden Sie in Kapitel 4), hingegen weist das CFS entweder normale oder hohe Werte auf (Bennett 1997). Außerdem wurde bei Fibromyalgie-Patienten nach Injektionen von Wachstumshormon eine deutliche Schmerzreduktion und Besserung der Tender Points festgestellt, bei CFS-Patienten jedoch nicht (Moorkens 1998). Natriumoxybat (Xyrem), ein Medikament, das die Tiefschlafphase fördert, verbessert die Symptome bei Fibromyalgie signifikant, nicht aber bei CFS (Scharf 2003).

Unterschiede zwischen chronischem Erschöpfungssyndrom und Fibromyalgie

Chronisches Erschöpfungssyndrom

- Plötzlich eintretende, grippeähnliche Symptome mit viralem Infekt
- Kein Zusammenhang mit traumatischen Ereignissen
- Nebst Müdigkeit treten Halsschmerzen, geschwollene Lymphknoten und niedrig-gradiges Fieber auf
- Reagiert gut auf virenhemmende Medikamente
- Normaler Wachstumshormon-Spiegel
- Normale Werte der Substanz P im Rückenmark
- Symptome sprechen nicht auf Medikamente an, die die Tiefschlafphase verlängern (Natriumoxybat)

Fibromyalgie

- Allmähliches Einsetzen der Symptome
- Meist in Verbindung mit Trauma
- Nebst Müdigkeit stehen Beschwerden wie Muskelschmerzen und Steifigkeit im Vordergrund
- Sprechen nicht auf virenhemmende Medikamente an
- Niedriger Wachstumshormon-Spiegel
- Substanz P ist im Rückenmark erhöht, was auf eine fehlgeleitete Schmerzverarbeitung hindeutet
- Die Symptome bessern sich, wenn Medikamente eingenommen werden, die sich positiv auf die Tiefschlafphase auswirken (Natriumoxybat)

WIRD DAS CHRONISCHE ERSCHÖPFUNGSSYNDROM VON EINEM VIRUS VERURSACHT?

Seit 30 Jahren arbeitet die Forschung mit der Theorie, dass ein Virus für das CFS verantwortlich ist. Die Krankheit wird alternativ auch als myalgische Enzephalomyelitis bezeichnet, was diese Hypothese widerspiegelt. Zurückzuführen ist diese Hypothese hauptsächlich auf das Epstein-Barr-Virus (EBV), dasselbe Virus, das auch bei der infektiösen Mononukleose impliziert ist. Die Studienlage zeigt jedoch widersprüchliche Ergebnisse. Der Bericht des Institute of Medicine aus dem Jahr 2015 fand „keine ausreichenden Beweise für die Annahme, alle Fälle von chronischem Erschöpfungssyndrom würden durch eine EBV-Infektion verursacht".

Im Jahr 2009 konnte ein anderes Virus im Blut von CFS-Betroffenen isoliert werden. Kurzzeitig schien es, als hätten wir endlich die Ursache gefunden. Die Studie bekam viel Aufmerksamkeit von der Presse, auch The New York Times berichtete. Sie schrieb unter anderem, dass fast alle Menschen mit chronischem Erschöpfungssyndrom positiv auf das xenotrope murine Leukämievirus (XMRV) getestet wurden, im Vergleich zu nur 3,7 Prozent der gesunden Vergleichsgruppe (Lombardie 2009). XMRV ist ein Retrovirus, das zur gleichen Virusfamilie gehört wie das AIDS-Virus. Doch keine der nachfolgenden Untersuchungen konnte Hinweise auf XMRV im Blut von CFS-Patienten finden und die Ergebnisse der ersten Studie wurden auf eine Laborkontamination zurückgeführt (Knox 2011; Satterfield 2011). Aktuell lautet die beste Theorie, dass diese Form der anormalen Immunfunktion durch unterschiedliche Virusinfekte getriggert werden kann.

Alle Anzeichen deuten darauf hin, dass es sich bei dem chronischen Erschöpfungssyndrom um eine Immunstörung handelt. Tatsächlich sprach man früher von CFIDS (**C**hronic **F**atigue and **I**mmune **D**ysfunction **S**yndrome): chronisches Müdigkeits- und Immundysfunktions-Syndrom. Zu den Abweichungen im Immunsystem gehören die hohe Konzentration entzündungsfördernder Zytokine, die versuchen, das Virus zu bekämpfen, aber auch dafür bekannt sind, dass sie Müdigkeit verursachen (Hornig 2015). Ein Zytokin, das bei CFS in besonders hoher Konzentration vorliegt, trifft man auch in Fällen von hartnäckiger Erschöpfung als Folge einer Infektion mit dem West-Nil-Virus an (Garcia 2014). Andere Studien fanden abnorme Muster von Zytokinen, die auf eine schlechte Kommunikation zwischen bestimmten Teilen des Immunsystems und dysfunktionalen weißen Blutkörperchen hindeuten (Broderick 2010).

Insbesondere bei den weißen Blutkörperchen, auch B-Lymphozyten genannt, wurde eine verringerte Reaktion auf das EBV festgestellt, wodurch ein „toter Winkel" in der Immunreaktion auf dieses und ähnliche Viren entsteht (Loebel 2014; Bradley 2013). So kann sich das Virus nahezu ungehindert vermehren. Die meisten von uns sind als Kinder mit dem EBV in Kontakt gekommen, das ein gesundes Immunsystem zwar bekämpfen kann, es aber nie ganz loswird. Das Virus nistet sich in unseren B-Lymphozyten ein und kann bei einer Störung der Immunreaktion wieder aktiviert werden. Das könnte auch erklären, warum so viele Menschen mit CFS positiv auf EBV-Antikörper testen und die Werte mitunter sehr hoch sind. Das EBV ist also keine neue Ursache, sondern nutzt vielmehr die Gelegenheit, die ein kompromittiertes Immunsystem bietet.

Alles in allem ist es am wahrscheinlichsten, dass ein chronisches Erschöpfungssyndrom mit einer Virusinfektion beginnt, die eine Fehlfunktion des Immunsystems auslöst. Im fehlgeleiteten Immunsystem entsteht ein „toter Winkel" für bestimmte Viren, die sich nun vermehren und zusätzliche Probleme schaffen können. Um die Symptome eines chronischen Erschöpfungssyndroms behandeln zu können, müssen wir also das Immunsystem stärken und die außer Kontrolle geratenen Viren eindämmen.

DIE BEHANDLUNG DES CHRONISCHEN ERSCHÖPFUNGSSYNDROMS

Zu den erfolgreichsten Behandlungsstrategien gehören Medikamente, die auf das Immunsystem wirken und die Immunreaktion verändern. Ein solches Medikament ist Interferon, das immunstimulierend wirkt und für das ein leichter Nutzen bei chronischem Erschöpfungssyndrom nachgewiesen werden konnte (See 1996; Brook 1993). Ein anderes Medikament, Rintatolimod, moduliert die Immunfunktion und zeigte eine objektiv messbare Verbesserung der körperlichen Belastbarkeit und anderer Symptome der Erkrankung. Leider war die Wirkung nicht stark genug, um von der FDA zur Behandlung des CFS zugelassen zu werden (Strayer 1994, 2012).

Ein weiteres vielversprechendes Medikament mit Wirkung auf das Immunsystem wurde eher zufällig entdeckt. Eine Patientin, die sich einer Chemotherapie mit Rituximab (Rituxan) unterziehen musste, erholte sich gleichzeitig auf fast wundersame Weise von ihrem chronischen Erschöpfungssyndrom. Rituxan ist ein Medikament, das B-Lymphozyten abtötet. Weitere Untersuchungen zeigten, dass fast zwei Drittel der Probanden, die Rituximab einnahmen, schon nach zweimaliger Einnahme eine deutliche Besserung feststellen konnten (Fluge 2011). Die Wirkung hielt zwar nur für einige Monate an, zeigt aber dennoch aufregende und vielversprechende Wege in der Behandlung von CFS auf. Diese Studie konnte auch bestätigen, dass die begleitende Immundysfunktion von den B-Lymphozyten ausgeht.

Es gibt mehrere virenhemmende Medikamente, die eine Wirkung zu haben scheinen (Lerner 2001, 2007; Watt 2012; Kogelnik 2006). Eine Studie zeigte, dass sich bei 50 bis 70 Prozent der Studienteilnehmer mit chronischem Erschöpfungssyndrom die Symptome nach einer sechsmonatigen Einnahme des Virostatikums Valganciclovir (Valcyte) hatten (Montoya 2013).

Für mich hat sich ein zweigleisiger Ansatz bewährt: Der Einsatz virenhemmender Medikamente, um das Epstein-Barr-Virus und andere latente Viren zu bekämpfen, in Kombination mit gezielter Stärkung des Immunsystems. Ich stütze mich bei der von mir bevorzugten virenhemmenden Therapie auf das sechs Monate dauernde Valganciclovir-Protokoll, das von der Standford University speziell für die Studien entwickelt wurde. Virostatika sind schwere Geschosse und erfordern engmaschige Kontrollen und Blutuntersuchungen, damit Nebenwirkungen oder toxische Effekte früh erkannt werden können. Zusätzlich setze ich Laurinsäure ein, das aus der Kokosnuss gewonnen wird und unter dem Namen Lauricidin (Monolaurin) als natürliches, virenhemmendes Mittel auf dem Markt ist. Das Nahrungsergänzungsmittel hemmt das Wachstum der Viren, indem es die äußeren Membranen der Viren angreift. Speziell für CFS ist diese Wirkung allerdings noch nicht näher untersucht worden (Hornung 1994; Arora 2011).

Zusätzlich zu den verschreibungspflichtigen Medikamenten und natürlichen Virenhemmern nehmen meine Patienten zwei weitere immunstärkende Produkte ein. Zuerst beginnen sie mit hoch dosiertem Zink, 50 mg täglich, drei Monate lang, anschließend nehmen sie zwischen 15 und 25 mg pro Tag. (Hoch dosiertes Zink sollte nicht länger als drei Monate eingenommen werden, weil die langfristige Einnahme negative Auswirkungen auf die Gesundheit haben kann, einschließlich niedriger Eisenwerte.) Außerdem nehmen meine Patienten Thymusprotein A (ProBoost), einen Extrakt aus der Thymusdrüse, einem der wichtigsten Organe zur Regulierung des Immunsystems. Eine Studie zu ProBoost zeigte, dass 16 von 23 Patienten mit CFS eine Verbesserung ihrer Immunfunktion und ihrer Symptome verzeichnen konnten.

Diagnostik und Therapie des chronischen Erschöpfungssyndroms sind sehr dynamisch und unterliegen ständigen Veränderungen. Ich lege Ihnen deshalb nahe, hier mit einem Arzt zusammenzuarbeiten. Wenn Sie gleichzeitig an Fibromyalgie und einem chronischen

Erschöpfungssyndrom leiden, wird Ihnen das Vier-Punkte-Programm sicherlich helfen können. Sehr wahrscheinlich werden Sie jedoch zusätzliche Unterstützung benötigen, damit Ihr Immunsystem optimal arbeiten kann und die Belastung durch Viren so niedrig wie möglich hält.

DAS SOLLTEN SIE MIT IHREM ARZT BESPRECHEN

- Lassen Sie sich bestätigen, ob die diagnostischen Kriterien für CFS auf Sie zutreffen.
- Eine Behandlung mit Virostatika. Entsprechende Informationen findet Ihr Arzt an der Standford University unter www.med.stanford.edu/chronicfatiguesyndrome/about.html

DANKSAGUNG

Ohne die Unterstützung und den Zuspruch meiner Familie hätte ich dieses Buch nicht schreiben können. Meine Tochter Samantha ließ mir Zeit zum Schreiben und meine Schwiegermutter gab mir immer wieder wertvolles Feedback. Meine Mutter – selbst Autorin – war für mich eine Inspiration und leistete wichtige emotionale und redaktionelle Unterstützung. Meinen Mann Jamie geheiratet zu haben, ist nach wie vor die beste Entscheidung meines Lebens und ich werde ihm für seine Liebe, seinen Rat und seine Unterstützung ewig dankbar sein. Ein großer Dank geht auch an:

Meine Patienten, die mir ihr Vertrauen schenken.

Die wunderbaren Heiler und Lehrer, die mich auf meinem Weg begleitet haben, allen voran Gisela Pikarsky, Yuliya Cohen, Ben Benjamin und John F. Barnes.

Die engagierten Ärzte und Forscher an der Oregon Health & Science Universität, von denen ich so viel über Fibromyalgie gelernt habe, insbesondere von Kim Dupree Jones, Robert Bennett und Cheryl Hryciw.

Meinen Agenten Don Fehr und meine ausgezeichnete Lektorin Nina Shield, die mir geholfen haben, aus meinem rein informativen Schreibstil eine interessante Lektüre zu machen.

Bonnie Hofkin und Emily Brackett, die mit ihren Illustrationen und Grafiken meine Worte lebendig gemacht haben.

Frida Kahlo – für ihre Inspiration. Während sie gegen chronische Schmerzen ankämpfen musste, schmückte sie sich mit Blumen, eroberte die Welt der Kunst im Sturm und eröffnete ihre letzte Ausstellung im Bett liegend.

ANHANG

Ein Leitfaden für Mitarbeiter im Gesundheitswesen zum Management der Fibromyalgie

Aus *Das Fibromyalgie-Handbuch – Der zukunftsweisende Behandlungsplan für Sie und Ihren Arzt* von

—Dr. Ginevra Liptan

Wie bei jeder chronischen Krankheit erfordert auch die Behandlung der Fibromyalgie neben gezielten medizinischen Interventionen ein aktives Selbstmanagement des Patienten. Der Großteil dieses Handbuches ist deshalb der Aufklärung der Patienten über notwendige Veränderungen in der Lebensführung gewidmet, die sie selbst umsetzen können. Es gibt jedoch Behandlungsschwerpunkte, die gezielt angesprochen werden müssen. Dazu gehören Interventionen zur Verbesserung der Schlafqualität, die Behandlung der Ursachen der peripheren Neuropathie und die Reduzierung der zentralen Schmerzempfindlichkeit. Einige Patienten benötigen möglicherweise zusätzliche Unterstützung im Umgang mit Depressionen, Müdigkeit und kognitiven Funktionsstörungen (Fibrofog). Im Folgenden möchte ich Ihnen einen Leitfaden mit vielen Zitaten und einigen klinischen „Perlen" an die Hand geben. Ich hoffe, dass er für Sie ein übersichtliches, evidenzbasiertes Nachschlagewerk sein wird. Möge er einen Ausgangspunkt bieten für zahlreiche erfolgreiche Behandlungsverläufe.

Eine effektive Behandlung sollte immer an die primären physiologischen Fehlfunktionen gerichtet sein:

1. **Ein dominantes sympathisches Nervensystem** konnte in Studien zur Herzfrequenzvariabilität beobachtet werden, in denen eine „unerbittliche Hyperaktivität des Sympathikus" festgestellt wurde, die zu Muskelverspannungen und Schlafstörungen führte (Martínez-Lavín 1998; Kooh 2003).

   Behandlungsprotokoll:

   - Medizinische Intervention: Überweisung zur Biofeedback-Therapie, Verordnung für craniale Elektrostimulation.

- Selbstmanagement: sanfte Dehnung, Yoga, Meditation und andere Methoden zur Stimulation des Parasympathikus.

2. **Unterbrochene Schlafphasen** mit verkürztem Tiefschlaf und Alphawellen-Intrusionen, die häufigen „Miniwachzuständen" entsprechen (Kooh 2003; Branco 1994). Diese Schlafstörungen sind wesentliche Faktoren der Fibromyalgie-Symptomatik, weil sie Schmerzen und Müdigkeit verstärken (Lentz 1999; Moldofsky 1975).

   Behandlungsprotokoll:
   - Medizinische Intervention: Diagnose und Therapie der komorbiden Schlafstörungen; Einsatz von Medikamenten, die die Tiefschlafphase verlängern.
   - Selbstmanagement: gute Schlafhygiene.

3. Zu den Ursachen der **peripheren Nervenschmerzen** gehören myofasziale Schmerzen und myofasziale Triggerpunkte (Tender Points), die sowohl die lokalen als auch die allgemeinen Schmerzen der Fibromyalgie verstärken. Patienten mit Fibromyalgie haben im Durchschnitt mindestens zwölf aktive schmerzhafte Triggerpunkte (Affaitati 2011; Alonso-Blanco 2011).

   Behandlungsprotokoll:
   - Medizinische Intervention: Triggerpunkt-Injektionen, myofasziale Triggerpunkttherapie, topische NSAIDs und individuell dispensierte Analgetika zur lokalen Schmerzbehandlung.
   - Selbstmanagement: Selbstbehandlung der Triggerpunkte (Tender Points), Dehnung, heilende Bewegungsübungen und Yoga.

4. Die **zentrale Sensibilisierung, die bei der Fibromyalgie zu einer Beeinträchtigung der Schmerzverarbeitung** führt, ist gut dokumentiert (Petersel 2011). Sie spiegelt sowohl eine erhöhte Empfindlichkeit des Rückenmarks gegenüber Schmerzsignalen als auch eine Blockade der deszendierenden Leitungsbahnen wider. Auf der Ebene des Rückenmarks kommt es zu einer verstärkten Freisetzung von Glutamat und Substanz P, ausgelöst von einer Aktivierung der Gliazellen im Hinterhorn (Watkins 2007; Lee Apr 2011).

   Behandlungsprotokoll:
   - Medizinische Intervention: SNRIs und Dopamin-Agonisten zur Verbesserung der Schmerzverarbeitung in den deszendierenden Bahnen. Antikonvulsiva, NMDA-Antagonisten, Betablocker, um die Überempfindlichkeit des Rückenmarks zu reduzieren.

- Selbstmanagement: Katastrophendenken vermeiden, Verhaltenstherapie.

Der folgende Leitfaden enthält spezifische Informationen zu jedem dieser Themengebiete. Zum besseren Verständnis ist der Abschnitt für Patienten in vier Schritte gegliedert: **Ruhe**, **Reparatur**, **Regeneration** und **Reduzierung**. Im Kapitel **Ruhe** wird die Bedeutung der Entspannungsreaktion und der Schlafqualität besprochen. In **Reparatur** beschäftigen wir uns mit Ernährung, Bewegung und myofaszialem Schmerz. In **Regeneration** dreht sich alles um die Behandlung von Entzündungen und psychischen Begleiterscheinungen. In letzten Schritt geht es darum, die zentrale Sensibilisierung, Müdigkeit und kognitiven Funktionsstörungen (Fibrofog) zu **reduzieren**.

Ich empfehle meinen Patienten, sich an bestimmte Verhaltensregeln zu halten, damit Ärzte und Gesundheitssystem entlastet werden. Ich bitte sie darum, Fragen nur während ihrer Besuche in der Arztpraxis zu stellen, mehrere Arzttermine in Folge zu vereinbaren, damit die verschiedenen Aspekte ihrer Behandlung besprochen werden können, und die zeitlichen Einschränkungen zu respektieren, die dem Arzt zur Verfügung stehen.

Das dominante sympathische Nervensystem herunterfahren

Methoden und Techniken, mit denen die Patienten ihre Entspannungsreaktion aktivieren können, werden in diesem Kapitel ausführlich besprochen. Biofeedback kann nützlich sein, ziehen Sie deshalb eine Überweisung des Patienten zu einem Physiotherapeuten/Ergotherapeuten in Betracht, der mit der Biofeedback-Methode vertraut ist. Ein weiteres Werkzeug ist die craniale Elektrostimulation (CES), in der über zwei an den Ohrmuscheln angebrachten Elektroden ein geringer elektrischer Wechselstrom zugeführt wird. Die Wirkung ist belegt, CES reduziert nachweislich Schmerzen und aktiviert die Entspannungsreaktion (Lichtbroun 2001). Manche Krankenversicherer übernehmen bei einer Verordnung auf Rezept die Kosten.

Die Schlafqualität verbessern

Als Erstes müssen begleitende, komorbide Schlafstörungen wie Restless-Leg-Syndrom oder obstruktive Schlafapnoe beurteilt und therapiert werden. Diese treten oft gemeinsam mit Fibromyalgie auf (Viola-Saltzman 2010; Gold 2004; Mai 1993; Shah 2006). Danach sollten alle Medikamente, die die Schlafqualität beeinträchtigen, abgesetzt oder deren Dosierung zumindest reduziert werden. Zu den entsprechenden Medikamentengruppen gehören Opiate und Benzodiazepine (Shaw 2005; Dimsdale 2007; Hindmarch 2005). Sollten Sie nicht in der Lage sein, bestimmte Medikamente ganz abzusetzen, lohnt es sich, den Zeitpunkt der Einnahme zu verlegen, dass er so weit wie möglich von der Schlafenszeit entfernt ist. Im letzten Schritt werden Medikamente eingesetzt, die die nächtliche Aktivierung des Sympathikus herunterregeln und so die Qualität des Tiefschlafs verbessern. Am wirksamsten sind hier Antikonvulsiva oder GABA-Agonisten. Natriumoxybat aktiviert GABA und fördert den Tiefschlaf. Mehrere Studien haben gezeigt, dass es die Schmerzen und Müdigkeit bei Fibromyalgie reduziert (Staud 2011). Obwohl die Wirksamkeit von Natriumoxybat belegt wurde, ist das Medikament aufgrund der Missbrauchsgefahr für die Therapie von Fibromyalgie derzeit nicht zugelassen. Mit Baclofen und Tiagabin gibt es jedoch zwei GABA-Agonisten mit ähnlichen, wenngleich etwas weniger wirksamen Effekten (Huang 2009; Brown 2011; Mathias 2001; Walsh 2006). Antikonvulsiva wie Gabapentin und Pregabalin verbessern ebenfalls die Schlafqualität (Foldvary-Schaefer 2002; Hindmarch 2005; Roth 2012).

Sollten noch andere Schlafstörungen vorliegen, kann der Einsatz von Beruhigungsmitteln in Erwägung gezogen werden. Die sedierenden Antidepressiva Trazodon und Mirtazapin wirken sich positiv auf den Schlaf aus, wobei der spezifische Nutzen von Mirtazapin bei Fibromyalgie belegt ist (Mendelson 2005; Schittecatte 2002; Yeephu 2013). Eszopiclon verbesserte die fibromyalgie-spezifische Müdigkeit und hatte keine negativen Auswirkungen auf den Tiefschlaf; mit Zolipem ist das Energieniveau tagsüber besser (Moldofsky 1996; Drewes 1991; Grönblad 1993). Anstelle von oder zusätzlich zu Sedativa können Medikamente (Antiadrenergika (Sympatholitika), einige Muskelrelaxantien und Antipsychotika) eingesetzt werden, die das sympathische Nervensystem hemmen. Bei Fibromyalgie-Patienten, die das Antipsychotikum Quetiapin einnahmen, konnten eine verbesserte Schlafqualität und weniger Müdigkeit beobachtet werden. Auch von dem Muskelrelaxans Cyclobenzaprin ist diese Wirkung bekannt (Hidalgo 2007; Moldofsky 2011).

Klinische Perle: Empfehlen Sie Patienten, die Betablocker einnehmen müssen, eine Supplementierung mit Melatonin, da Betablocker die Ausschüttung von Melatonin hemmen (Stoschitzky 1999).

Medikamente und Nahrungsergänzungsmittel, die den Schlaf positiv beeinflussen

Medikamente, die die Tiefschlafphase verstärken	Beruhigungsmittel	Medikamente, die die Stressreaktion blockieren
Antikonvulsiva • Gabapentin (Neurontin) 100-1200 mg (Foldvary-Schaefer 2002) • Pregabalin (Lyrica) 25-200 mg (Hindmarch 2005; Roth 2012) • Topiramat (Topamax) 25-50 mg **GABA wirksame Medikamente** • Baclofen 5-20 mg (Huang 2009; Brown 2011) • Tiagabin 2-8 mg (Mathias 2001; Walsh Jan 2006)	**„Z-Drogen"** • Zolpidem (Stilnox) 5-10 mg (Moldofsky 1996) • Eszopiclon (Lunesta) 1-3mg (Drewes 1991; Grönblad 1993) • Zaleplon (Sonata) 5-10 mg **Antidepressiva mit beruhigender Wirkung** • Trazodon (Thombran) 25-200 mg (Mendelson 2005) • Amitriptylin (Saroten) 10-30 mg • Nortriptylin (Nortrilen) 10-75 mg • Doxepin (Aponal) 1.6mg • Mirtazapin (Remergil) 7,5-45 mg (Schittecatte 2002; Yeephu 2013) **TCH-Derivate** • Dronabinol (Epidiolex) 2,5-10 mg • Nabilon (Cesamet) 0,5-1 mg (Ware 2010) • Medizinisches Marihuana (Feinberg 1975) **Nahrungsergänzungsmittel** • Melatonin	**Muskelrelaxantien** • Cyclobenzaprin (Flexeril) 5-20 mg (Moldofsky 2011) • Tizanidin (Sirdalud) 2-8mg **Alpha-Blocker** • Clonidin (Catapresan) 0,1-0,3 mg (Hunt 1986) • Guanfacin (Tenex) 1-3mg • Doxazosin (Adoxa) 1-8 mg • Prazosin (Adversuten) 1-6 mg **Niedrig dosierte Antipsychotika** • Ziprasidon (Zeldox) 5-20 mg • Quetiapin (Seroquel) 12,5-100 mg (Hidalgo 2007) • Ein guter Behandlungseinstieg für Patienten, die bisher keine Medikamente eingenommen haben, ist Gabapentin 100-300 mg QHS. • Alle Medikamente in der Tabelle werden QHS eingenommen. • In der Regel benötigen Patienten mindestens eines der Medikamente, die den Tiefschlaf fördern, um die beste mögliche Wirkung zu erzielen; bei manchen Patienten ist zusätzlich ein Sedativum und/oder Medikamente zur Minderung der Stressreaktion indiziert.

Die auslösenden Faktoren der peripheren Neuropathie reduzieren

Triggerpunkt-Injektionen

Triggerpunkt-Injektionen reduzieren die lokalen und allgemeinen Schmerzen bei Fibromyalgie signifikant (Affaitati 2011; Alonso-Blanco 2011).

Myofasziale Triggerpunkttherapie

Die myofasziale Triggerpunkttherapie ist eine manuelle Therapie, die durch sanfte Dehnung der Faszien die Schmerzen bei Fibromyalgie effektiv reduzieren kann; der Nutzen konnte sowohl einen als auch sechs Monate nach der Therapie nachgewiesen werden (Castro-Sánchez 2011, Sep. 2011). Die myofasziale Entlastung wird von speziell ausgebildeten Massage- und Physiotherapeuten durchgeführt.

Topische NSAIDs

Topische, nichtsteroidale Antiphlogistika (NSAIDs) reduzieren alle schmerzhaften „Hot Spots" und werden gut in das Muskel- und Bindegewebe absorbiert (Argoff 2002; Hsieh 2011). Im Muskelgewebe können diese lokalen Anwendungen vier- bis siebenmal höhere Konzentrationen erreichen als orale Therapeutika. Gleichzeitig ist das Risiko unerwünschter Nebenwirkungen im Verdauungstrakt erheblich geringer (Tegeder 1999). Nach der Anwendung topischer NSAIDs liegen die Spitzenkonzentrationen im Plasma bei 0,2 bis 8 Prozent der Werte, die bei oraler Verabreichnung erreicht werden (Heyneman 2000). Zu den verschreibungspflichtigen topischen NSAIDs gehört unter anderem Diclofenac. Es ist als Gel, Lotion und Pflaster erhältlich.

Individuell hergestellte Analgetika zur lokalen Anwendung

Medikamente, die zur lokalen Schmerzbehandlung eingesetzt werden, enthalten in der Regel ein NSAID, Ketamin, Gabapentin und Clonidin sowie ein lokal wirksames Analgetikum. Der NMDA-Antagonist Ketamin hemmt die durch Glutamat stimulierten efferenten Entladungen und wird bei topischer Anwendung nur minimal systemisch absorbiert (Lynch 2005; Uzaraga 2012; Cairns 2003). Eine Stunde nach dem Auftragen einer 10-prozentigen Ketamin-Creme waren im Plasma keine Ketamin-Werte nachweisbar (Finch 2009). Die topische Anwendung von Clonidin hemmt die peripheren, die Nozizeptoren stimulierenden Signale des Sympathikus (Campell 2012).

Behandlung: Schmerzstillende Creme zur topischen Anwendung

Lidocain 5 Prozent (oder Tetracain 2 Prozent)
Gabapentin 6 Prozent
Clonidin 0,2 Prozent
Ketamin 10 Prozent
Diclofenac 3 Prozent (oder Ketoprofen 10 Prozent)

- 1-2 gm viermal täglich auf die betroffene Stelle auftragen.
- Diese Creme kann auch ohne Ketamin hergestellt werden.

4. Die zentrale Sensibilisierung reduzieren

SNRIs

Duloxetin und Milnacipran sind effektiv und von der FDA zur Behandlung von Fibromyalgie zugelassen (Clauw 2008). Off-label-Verordnung von Venlafaxin ist häufig. Zu den wichtigsten Nebenwirkungen gehören Schwitzen, Herzrasen und Harnverhaltung.

Klinische Perle: Wenn SNRIs gut wirken, aber starke Nebenwirkungen haben, kann man zusätzlich niedrig dosiertes Prazosin oder Klonidin verordnen.

Dopamin-Agonisten

Eine randomisierte, kontrollierte Doppelblindstudie ergab, dass die Behandlung mit Pramipexo bei der Fibromyalgie zu einer gewissen Verbesserung der Schmerzen, der Müdigkeit und der Funktionsfähigkeit führte (Holman 2005). Als Nebenwirkungen traten Gewichtsverlust, Übelkeit und Angst auf, außerdem kam es zu Störungen in der Impulskontrolle. Eine gute Wahl bei begleitendem Restless-Leg-Syndrom.

Niedrig dosiertes Naltrexon (NDN)

Naltrexon ist ein Opiatantagonist, der in niedrigen Dosierungen die gliale Aktivität im Nervensystem hemmt und die zentrale Sensibilisierung reduziert. Zwei Stanford-Studien zeigten, dass NDN die Schmerzen bei Fibromyalgie verringert, wobei 57 Prozent der Probanden von einer signifikanten (um ein Drittel) Schmerzreduktion berichteten (Younger 2013, 2014). Es ist kontraindiziert bei Patienten, die Opioide zur Schmerzbehandlung einnehmen. Bitte beachten Sie die Vorschriften zur Verordnung von Naltrexon.

Behandlung für niedrig dosiertes Naltrexon

Niedrig dosiertes Naltrexon 1,5 mg QHS x 14 Tage; anschließend 3 mg QHS x 14 Tage.
Wenn das Medikament gut vertragen wird, kann eine langfristige Einstellung auf 4,5 mg QHS erfolgen.

- Die Verordnung muss an eine Apotheke geschickt werden, die Medikamente selbst herstellt.

Antikonvulsiva

Sowohl Pregabalin als auch Gabapentin sind bei Fibromyalgie wirksam (Üçeyler Okt 2013; Arnold 2007). Eine niedrige Tagesdosierung und höhere Dosierung am Abend erhöhen die Verträglichkeit. Sie sollten in retardierter Form verschrieben werden und können durch andere Antikonvulsiva wie z. B. Topiramat ersetzt werden (Kararizou 2013).

ACE-Hemmer vermeiden

Erwägen Sie, von ACE-Hemmern auf AT1-Antagonisten umzusteigen. ACE-Hemmer stören den Abbau von Substanz P und Bradykinin und erhöhen die Werte dieser entzündungsfördernden Peptide. Sie können die chronischen Schmerzen und die zentrale Sensibilisierung potenziell verschlimmern. AT1-Antagonisten haben diesen Effekt nicht (de Mos 2009).

NMDA-Antagonisten

Memantin und Amantadin wirken schmerzreduzierend bei Beschwerden, die durch eine zentrale Sensibilisierung gekennzeichnet sind (Kleinböhl 2006). In einer randomisierten Doppelblindstudie wurde eine sechsmonatige Verabreichung von Memantin (20 mg täglich) mit Placebo verglichen und eine signifikante Abnahme der Fibromyalgie-Schmerzen konnte festgestellt werden. Auch die sekundären Faktoren wie Depressionen, kognitiven Fähigkeiten und Lebensqualität besserten sich (Olivan-Bazquez 2014).

Steigern Sie die Dosierung langsam, um die Nebenwirkungen so niedrig wie möglich zu halten. Beginnen Sie mit 7 mg Memantin retardiert täglich und erhöhen Sie langsam auf die übliche effektive Dosis von 28 mg retardiert. Alternativ können Sie mit Memantin IR 5 mg oral täglich beginnen und die Dosierung langsam auf die übliche effektive Dosis von 10 mg BD steigern.

Klinische Perle: Memantin hat sich besonders bei opiatinduzierter Hyperalgesie bewährt.

Nicht-kardioselektive Betablocker

Nicht-kardioselektive Betablocker (Pindolol und Propanolol) reduzieren die Schmerzen bei Fibromyalgie, indem sie die verstärkten Schmerzsignale des Sympathikus unterdrücken. Können in den langfristigen Therapieplan eingearbeitet werden oder nach Bedarf bei akuten Schmerzschüben verordnet werden.

Opioide

Opioide werden von keiner Praxisleitlinie empfohlen und trotzdem werden sie bei Fibromyalgie häufig verschrieben (Fitzcharles 2011; Berger 2010). Solange uns keine besseren Optionen zur Verfügung stehen, sollten wir Schmerzmittel auf Opiatbasis als realistischen Teil unseres Therapiekonzeptes betrachten. Im Handbuch für Fibromyalgie werden die Patienten über die Nachteile einer langfristigen, täglichen Einnahme von Opioiden bei Fibromyalgie aufgeklärt, dazu behört insbesondere die opiatinduzierte Hyperalgesie (Lee 2011).

Der Schlüssel zur Vermeidung unerwünschter Nebenwirkungen liegt in einer zeitlichen Staffelung der Einnahme. Opioide sollten idealerweise nur bei Bedarf und für weniger als 30 % der Zeit (d. h. an nicht mehr als zehn Tagen im Monat) eingenommen werden. Für den täglichen Gebrauch eignen sich Opioide, bei denen die Gefahr einer opiatinduzierten Hyperalgesie am geringsten ist, dazu gehören Tramadol, Tapentadol, Buprenorphin und niedrig dosiertes Methadon.

- Tramadol/Tapentadol sind Noradrenalin/Serotonin-Wiederaufnahmehemmer und wirken als leichte NMDA-Antagonisten und Opiat-Agonisten. Tramadol wurde als einziges Opiat auf seine Wirkung bei Fibromyalgie-Schmerzen untersucht und als wirksam befunden (Bennett 2003; Russell 2000). Ein Review der Cochrane Collaboration hat die Wirksamkeit von Tapentadol bei chronischen Schmerzen des Bewegungsapparats bestätigt (Santos 2015). Ein limitierender Faktor ist das Risiko eines Serotonin-Syndroms, das bei Tapentadol geringer ist, da es die Serotonin-Wiederaufnahme nur schwach hemmt.
- Buprenorphin wirkt am μ-Opioidrezeptor als Partialagonist, an den Kappa- und Delta-Rezeptoren als Antagonist. Es besitzt somit einen „antihyperalgetischen Effekt“ und wirkt lindernd auf Schmerzen, bei denen die zentrale Sensibilisierung dominiert (Koppert 2005).
- Behandlung: Buprenorphin-(Butrans)-Pflaster 5–20 mcg, das Pflaster muss wöchentlich gewechselt werden.
- Methadon ist ein Opioid-Agonist und NMDA-Antagonist, das Risiko einer opiatinduzierten Hyperalgesie ist bei niedriger Dosierung gering (Salpeter 2013).

Klinische Perle: Sollte es mit Butrans zu Hautreizungen kommen, kann die entsprechende Hautstelle vorher mit einer topischen Glukokortikoid-Creme behandelt werden.

Tipps zur Behandlung bei Müdigkeit, kognitiven Funktionsstörungen und komorbiden Beschwerden

Müdigkeit

Erschöpfung und Müdigkeit werden in der Regel weniger, sobald die Schlafqualität auf ein höheres Niveau gebracht wurde. Bei einigen Patienten lässt sich dennoch eine Restmüdigkeit beobachten, die möglicherweise therapiert werden muss. Zu den Optionen gehören:

- Die Tagesdosis der Sedativa (Pregabalin, Gabapentin und Muskelrelaxantien gehören hier zu den größten Übeltätern) herabsetzen.
- Stimulanzien wie Modafinil oder Armodafinil verschreiben. In mehreren Fällen wurde hier von einem Nutzen bei Fibromyalgie berichtet (Schwartz 2007, 2010; Schaller 2001).
- Stimulierende Medikamente, die auch bei ADD zum Einsatz kommen. Patienten, die neben Fibromyalgie auch an Aufmerksamkeitsstörungen litten, berichteten nach der Einnahme von Stimulanzien von einer Besserung sowohl der kognitiven Fähigkeiten als auch der Müdigkeit (Young 2007).
- Besonders für Fibromyalgie-Patienten mit Hypothyreose kann die Müdigkeit zu einer großen Belastung werden. Bei Fibromyalgie kommt es zu einer Abstumpfung der TSH-Reaktion, die Umwandlung von T4 zu T3 ist herabgesetzt (Riedel 1998; Tsigos 2002). Eventuell ist es sinnvoll, zusätzlich zu TSH und freiem T4 auch das freie T3 regelmäßig zu kontrollieren. Ziehen Sie zusätzlich zu T4 eine Supplementation mit T3 in Betracht.

Kognitive Funktionsstörungen (Fibrofog)

Fibrofog kann zu signifikanten Beeinträchtigungen führen, die Patienten schneiden in Tests zur kognitiven Funktionsfähigkeit schlecht ab. Besonders gravierend sind die Defizite in der Gedächtnisleistung, die einem Alterungsprozess von etwa 20 Jahren entsprechen (Park 2001; Glass 2009). Anekdotische Berichte über positive Wirkungen bei Fibrofog gibt es zu NMDA-Antagonisten wie Memantin, stimulierende Antidepressiva wie Bupropion und Aripiprazol und Stimulanzien, die bei ADS eingesetzt werden.

Periphere Neuropathie

Bei 30 bis 40 Prozent der Fibromyalgie-Patienten liegt eine periphere Neuropathie vor, deren Ätiologie noch nicht abschließend geklärt ist (Oaklander 2013; Giannocaro 2013; Üçeyler Jun 2013). Zusätzlich zur Standardtherapie für Neuropathie sollte eine Verschreibung von Metanx in Betracht gezogen werden, das sowohl L-Methylfolat als auch Pyridoxal-5'-Phosphat und Methylcobalamin enthält. Nach sechsmonatiger Therapie berichteten 80 Prozent der Probanden mit Neuropathie von einer Reduzierung der Schmerzen und Taubheitsgefühle (Jacobs 2011).

Depressionen

Depressionen sind bei Fibromyalgie häufig und können schwer zu therapieren sein. Mehrere epidemiologische Studien haben Depressionen mit einer Störung im Folsäure-Stoffwechsel in Verbindung gebracht. Folsäure kann nicht zu L-Methyltetrahydrofolat verstoffwechselt werden, was auf einen häufig vorkommenden Polymorphismus bezüglich der Methyltetrahydrofolat-Reduktase (MTHFR) zurückzuführen ist (Kelly 2004; Lewis 2006).

Einen zusätzlichen therapeutischen Ansatz bietet die Verordnung einer verschreibungspflichtigen Variante der Folsäure (L-Methylfolat), die sich in Ergänzung zu der standardmäßigen medikamentösen Therapie bei Depressionen als nützlich erwiesen hat (Passeri 1993; Godfrey 1990).

Behandlung: L-Methylfolat (Deplin), 15 mg täglich.

Quellenangaben für Mitarbeiter des Gesundheitswesens

Affaitati, G./Costantini, R./Fabrizio A. et al. Effects of treatment of peripheral pain generators in fibromyalgia patients. Eur J Pain. 2011 Jan/ 15(1):61–69. PubMed PMID: 20889359.

Alonso-Blanco, C./Fernández-de-las-Peñas, C./Morales- Cabezas, M. et al. Multiple active myofascial trigger points reproduce the overall spontaneous pain pattern in women with fibromyalgia and are related to widespread mechanical hypersensitivity. Clin J Pain. 2011 Jun/27(5):405–13. PubMed PMID: 21368661.

Argoff, C E.: A review of the use of topical analgesics for myofascial pain. Curr Pain Headache Rep. 2002 Oct;6(5):375–78. PubMed PMID: 12207850.

Arnold, L. M./ Goldenberg, D. L./ Stanford, S. B. et al.: Gabapentin in the treatment of fibromyalgia: a random- ized, double-blind, placebocontrolled, multicenter trial. Arthritis Rheum. 2007;56(4):1336–44. PubMed PMID: 17393438.

Bennett, R. M./Kamin, M./Karim, R. et a.: Tramadol and acetaminophen combination tablets in the treatment of fibromyalgia pain: a double-blind, randomized, placebo-controlled study. Am J Med. 2003; 114(7):537–45. PubMed PMID: 12753877.

Berger, A./Sadosky, A./Dukes, E. M. et al.: Patterns of healthcare utilization and cost in patients with newly diagnosed fibromyalgia. Am J Manag Care. 2010; 16(5 Suppl):126–37. PubMed PMID: 20586521.

Boehnlein, J. K./Kinzie, J. D.: Pharmacologic reduction of CNS noradrenergic activity in PTSD: the case for clonidine and prazosin. J Psychiatr Pract. 2007; 13(2):72–8. PubMed PMID: 17414682.

Branco, J./Atalaia, A./Paiva, T.: Sleep cycles and alpha-delta sleep in fibromyalgia syndrome. J Rheumatol. 1994; 21(6): 1113–17. PubMed PMID: 7932424.

Brown, M. A./Guilleminault, C. A.: Review of sodium oxybate and baclofen in the treatment of sleep disorders. Curr Pharm Des. 2011; 17(15):1430–35. PubMed PMID: 21476957.

Cairns, B. E./Svensson, P./Wang, K./ Hupfeld, S. et al.: Activation of peripheral NMDA receptors contributes to human pain and rat afferent discharges evoked by injection of glutamate into the masseter muscle. J Neurophysiol. 2003; 90(4):2098–105. PubMed PMID: 12815021.

Campbell, C. M./Kipnes, M. S./Stouch, B. C. et al.: Randomized control trial of topical clonidine for treatment of painful diabetic neuropathy. Pain. 2012; 153(9):1815–23. PubMed PMID: 22683276.

Castro-Sánchez, A. M./Matarán-Peñarrocha, G. A./Granero- Molina, J. et al.: Benefits of massage–myofascial release therapy on pain, anxiety, quality of sleep, depression, and quality of life in patients with fibromyalgia. Evid Based Complement Alternat Med. 2011. PubMed PMID: 21234327.

Castro-Sánchez, A. M./Matarán-Peñarrocha, G. A./Arroyo- Morales, M. et al.: Effects of myofascial release techniques on pain, physical function, and postural stability in patients with fibromyalgia: a randomized controlled trial. Clin Rehabil. 2011; 25(9):800–813. PubMed PMID: 21673013.

Clauw, D. J.: Pharmacotherapy for patients with fibromyalgia. J Clin Psychiatry. 2008;69 Suppl 2:25–29. PubMed PMID: 18537460.

de Mos, M./Huygen, F. J./Stricker, B. H. et al.: The association between ACE inhibitors and the complex regional pain syndrome: suggestions for a neuro-inflammatory pathogenesis of CRPS. Pain. 2009; 142(3):218–24. PubMed PMID: 19195784.

Dimsdale, J. E./Norman, D./DeJardin, D. et al.: The effect of opioids on sleep architecture. J Clin Sleep Med. 2007; 3(1):33–36. PubMed PMID: 17557450.

Drewes, A. M./Andreasen, A./Jennum, P. et al.: Zopiclone in the treatment of sleep abnormalities in fibromyalgia. Scand J Rheumatol. 1991; 20(4):288–93. PubMed PMID: 1925417.

Feinberg, I./Jones, R./Walker, J. M./Cavness, C. et al.: Effects of high dosage delta-9-tetrahydrocannabinol on sleep patterns in man. Clin Pharmacol Ther. 1975; 17(4):458–66. PubMed PMID: 164314.

Finch, P. M./ Knudsen, L./ Drummond, P. D.: Reduction of allodynia in patients with complex regional pain syndrome: a double-blind placebo-controlled trial of topical ketamine. Pain. 2009; 146(1–2):18–25. PubMed PMID: 19703730.

Fitzcharles, M. A./Ste-Marie, P. A./Gamsa, A. et al.: Opioid use, misuse, and abuse in patients labeled as fibromyalgia. Am J Med. 2011; 124(10):955–60. PubMed PMID: 21962316.

Foldvary-Schaefer, N./De Leon Sanchez, I./Karafa, M. et al.: Gabapentin increases slow-wave sleep in normal adults. Epilepsia. 2002; 43(12):1493–97. PubMed PMID: 12460250.

Giannoccaro, M. P./Donadio, V./Incensi, A. et al.: Small nerve fiber involvement in patients referred for fibromyalgia. Muscle Nerve. 2014; 49(5):757–59. PubMed PMID: 24469976.

Glass, J. M.: Review of cognitive dysfunction in fibromyalgia: a convergence on working memory and attentional control impairments. Rheum Dis Clin North Am. 2009; 35(2): 299–311. PubMed PMID: 19647144.

Godfrey P. S./Toone, B. K./Carney, M. W. et al.: Enhancement of recovery from psychiatric illness by methylfolate. Lancet. 1990; 18/336(8712):392–95. PubMed PMID: 1974941.

Gold, A. R./Dipalo, F./Gold, M. S. et al.: Inspiratory airflow dynamics during sleep in women with fibromyalgia. Sleep. 2004; 27(3):459–66. PubMed PMID: 15164899.

Grönblad, M./Nykänen, J./Konttinen, Y. et al.: Effect of zopiclone on sleep quality, morning stiffness, widespread tenderness and pain and general discomfort in primary fibromyalgia patients. A double-blind randomized trial. Clin Rheumatol. 1993; 12(2):186–91. PubMed PMID: 8358976.

Held, K./Antonijevic, I. A./Künzel, H. et al.: Oral Mg(2+) supplementation reverses age-related neuroendocrine and sleep EEG changes in humans. Pharmacopsychiatry. 2002; 35(4):135–43. PubMed PMID: 12163983.

Heyneman, C. A./Lawless-Liday, C./ Wall, G. C.: Oral versus topical NSAIDs in rheumatic diseases: a comparison. Drugs. 2000 Sep/60(3):555–74. Review. PubMed PMID: 11030467.

Hidalgo, J./Rico-Villademoros, F./Calandre E. P.: An open-label study of quetiapine in the treatment of fibromyalgia. Prog Neuropsychopharmacol Biol Psychiatry. 2007; 31(1):71–77. PubMed PMID: 16889882.

Hindmarch, I./Dawson, J./Stanley, N.: A double-blind study in healthy volunteers to assess the effects on sleep of pregabalin compared with alprazolam and placebo. Sleep. 2005; 28(2):187–93. PubMed PMID: 16171242.

Holman, A. J./ Myers, R. R.: A randomized, double-blind, placebo-controlled trial of pramipexole, a dopamine agonist, in patients with fibromyalgia receiving concomitant medications. Arthritis Rheum. 2005; 52(8):2495–505. PubMed PMID: 16052595.

Hsieh, L. F./Hong, C. Z./Chern, S. H. et al.: Efficacy and side effects of diclofenac patch in treatment of patients with myofascial pain syndrome of the upper trapezius. J Pain Symptom Manage. 2010; 39(1):116–25. PubMed PMID: 19822404.

Huang, Y. S./Guilleminault, C.: Narcolepsy: action of two gamma-aminobutyric acid type B agonists, baclofen and sodium oxybate. Pediatr Neurol. 2009; 41(1):9–16. PubMed PMID: 19520267.

Hunt, G. E./O'Sullivan, B. T./Johnson, G. F. et al.: Growth hormone and cortisol secretion after oral clonidine in healthy adults. Psychoneuroendocrinology. 1986; 11(3):317–25. PubMed PMID: 3786637

Jacobs, A. M./Cheng, D.: Management of diabetic small-fiber neuropathy with combination L-methylfolate, methylcobalamin, and pyridoxal 5'-phosphate. Rev Neurol Dis. 2011; 8(1–2):39–47. PubMed PMID: 21769070.

Kararizou, E./Anagnostou, E./Triantafyllou, N. I.: Dramatic improvement of fibromyalgia symptoms after treatment with topiramate for coexisting migraine. J Clin Psychopharmacol. 2013; 33(5):721–23. PubMed PMID: 23948791.

Kelly, C. B./McDonnell, A. P./Johnston, T. G. et al.: The MTHFR C677T polymorphism is associated with depressive episodes in patients from Northern Ireland. J Psychopharmacol. 2004; 18(4):567–71. PubMed PMID: 15582924.

Kleinböhl, D./Görtelmeyer, R./Bender, H. J. et al.: Amantadine sulfate reduces experimental sensitization and pain in chronic back pain patients. Anesth Analg. 2006; 102(3):840–47. PubMed PMID: 16492838.

Kooh, M./Martínez-Lavín, M./Meza, S. et al.: Simultaneous heart rate variability and polysomnographic analyses in fibromyalgia. Clin Exp Rheumatol. 2003; 21(4):529–30. PubMed PMID: 1294271.

Koppert, W./Ihmsen, H./Körber, N. et al.: Different profiles of buprenorphine-induced analgesia and antihyperalgesia in a human pain model. Pain. 2005; 118(1–2):15–22. PubMed PMID:16154698.

Lee, M./Silverman, S. M./Hansen, H. et al.: A comprehensive review of opioid-induced hyperalgesia. Pain Physician. 2011; 14(2):145–61. PubMed PMID: 21412369.

Lee, Y. C./Nassikas, N. J./Clauw, D. J.: The role of the central nervous system in the generation and maintenance of chronic pain in rheumatoid arthritis, osteoarthritis and fibromyalgia. Arthritis Res Ther. 2011; 13(2):211. PubMed PMID: 21542893.

Lentz, M. J./Landis, C. A./Rothermel, J. et al.: Effects of selective slow wave sleep disruption on musculoskeletal pain and fatigue in middle-aged women. J Rheumatol. 1999; 26(7):1586–92. PubMed PMID: 10405949.

Lewis, S. J./Lawlor, D. A./Davey Smith, G. et al.: The thermolabile variant of MTHFR is associated with depression in the British Women's Heart and Health Study and a meta-analysis. Mol Psychiatry. 2006; 11(4):352–60. Review. PubMed PMID: 16402130.

Lichtbroun, A. S./Raicer, M. M./Smith, R. B.: The treatment of fibromyalgia with cranial electrotherapy stimulation. J Clin Rheumatol. 2001; 7(2):72–78/ discussion 78. PubMed PMID: 17039098.

Lynch, M. E./Clark, A. J./Sawynok, J. et al.: Topical amitriptyline and ketamine in neuropathic pain syndromes: an open-label study. J Pain. 2005; 6(10):644–49. PubMed PMID: 16202956.

Martínez-Lavín, M/Hermosillo, A. G./Rosas, M. et al.: Circadian studies of autonomic nervous balance in patients with fibromyalgia: a heart rate variability analysis. Arthritis Rheum. 1998; 41(11):1966–71. PubMed PMID: 9811051.

Mathias S./Wetter T. C./Steiger A. et al.: The GABA uptake inhibitor tiagabine promotes slow wave sleep in normal elderly subjects. Neurobiol Aging. 2001; 22(2):247–53. PubMed PMID: 11182474.

May K. P./West S. G./Baker M. R. et al.: Sleep apnea in male patients with the fibromyalgia syndrome. Am J Med. 1993; 94(5):505–8. PubMed PMID: 8498395.

Mendelson W. B.: A review of the evidence for the efficacy and safety of trazodone in insomnia. J Clin Psychiatry. 2005; 66(4):469–76. PubMed PMID: 1581678.

Moldofsky H./Scarisbrick P./England R. et al.: Musculosketal symptoms and non-REM sleep disturbance in patients with „fibrositis syndrome" and healthy subjects. Psychosom Med. 1975; 37(4):341–51. PubMed PMID: 169541.

Moldofsky H./Lue F. A./Mously C. et al.: The effect of zolpidem in patients with fibromyalgia: a dose ranging, double blind, placebo controlled, modified crossover study. J Rheumatol. 1996; 23(3):529–33. PubMed PMID: 8832997.

Moldofsky H./Harris H. W./Archambault W. T. et al.: Effects of bedtime very low dose cyclobenzaprine on symptoms and sleep physiology in patients with fibromyalgia syndrome: a double-blind randomized placebo-controlled study. J Rheumatol. 2011; 38(12):2653–63. PubMed PMID: 21885490.

Oaklander A. L./Herzog Z. D./Downs H. M. et al.: Objective evidence that small-fiber polyneuropathy underlies some illnesses currently labeled as fibromyalgia. Pain. 2013; 154(11):2310–16. PubMed PMID: 23748113.

Olivan-Blázquez B./Herrera-Mercadal P./Puebla-Guedea M. et al.: Efficacy of memantine in the treatment of fibromyalgia: a double-blind, randomised, controlled trial with 6-month follow-up. Pain. 2014; 155(12):2517–25. PubMed PMID: 25218600.

Park D. C./Glass J. M./Minear M. et al.: Cognitive function in fibromyalgia patients. Arthritis Rheum. 2001; 44(9): 2125–33. PubMed PMID: 11592377.

Passeri M./Cucinotta D./Abate G. et al.: Oral 5'-methyltetrahydrofolic acid in senile organic mental disorders with depression: results of a double-blind multicenter study. Aging (Milano). 1993; 5(1):63–71. PubMed PMID: 8257478.

Petersel D. L./Dror V./Cheung R. et al.: Central amplification and fibromyalgia: disorder of pain processing. J Neurosci Res. 2011; 89(1):29–34. Review. PubMed PMID: 20936697.

Riedel W./Layka H./Neeck G.: Secretory pattern of GH, TSH, thyroid hormones, ACTH, cortisol, FSH, and LH in patients with fibromyalgia syndrome following systemic injection of the relevant hypothalamic-releasing hormones. Z Rheumatol. 1998; 57(2):81–87. PubMed PMID: 10025090.

Roth T. V./Lankford D. A./Bhadra P. et al.: Effect of pregabalin on sleep in patients with fibromyalgia and sleep maintenance disturbance: a randomized, placebocontrolled, 2-way crossover polysomnography study. Arthritis Care Res (Hoboken). 2012; 64(4):597–606. PubMed PMID: 22232085.

Russell I. J./Kamin M./Bennett R. M. et al.: Efficacy of tramadol in treatment of pain in fibromyalgia. Clin Rheumatol. 2000; 6(5):250–57. PubMed PMID: 19078481.

Salpeter S. R./Buckley J. S./Bruera E.: The use of very-low-dose methadone for palliative pain control and the prevention of opioid hyperalgesia. J Palliat Med. 2013; 16(6):616–22. PubMed PMID: 23556990.

Santos J./Alarcão J./Fareleira F. et al.: Tapentadol for chronic musculoskeletal pain in adults. Cochrane Database Syst Rev. 2015; 27/5:CD009923. PubMed PMID: 26017279.

Schaller J.L/Behar D.: Modafinil in fibromyalgia treatment. J Neuropsychiatry Clin Neurosci. 2001; 13(4):530–31. PubMed PMID: 11748325.

Schittecatte M./Dumont F./ Machowski R. et al.: Effects of mirtazapine on sleep polygraphic variables in major depression. Neuropsychobiology. 2002; 46(4): 197–201. PubMed PMID: 12566938.

Schwartz T. L./Rayancha S./Rashid A. et al.: Modafinil treatment for fatigue associated with fibromyalgia. J Clin Rheumatol. 2007; 13(1):52. PubMed PMID: 17278955.

Schwartz T. L./Siddiqui U. A./Raza S. et al.: Armodafinil for fibromyalgia fatigue. Ann Pharmacother. 2010; 44(7– 8):1347–8. PubMed PMID: 20551299.

Shah M. A./Feinberg S./Krishnan E.: Sleep-disordered breathing among women with fibromyalgia syndrome. J Clin Rheumatol. 2006; 12(6):277–81. PubMed PMID: 17149057.

Shaw I. R./Lavigne G./Mayer P. et al.: Acute intravenous administration of morphine perturbs sleep architecture inhealthy pain-free young adults: a preliminary study. Sleep. 2005; 1/28(6):677–82 PubMed PMID: 16477954.

Staud R.: Sodium oxybate for the treatment of fibromyalgia. Expert Opin Pharmacother. 2011; 12(11):1789–98. PubMed PMID: 21679091.

Stoschitzky K./Sakotnik A./Lercher P. et al.: Influence of beta-blockers on melatonin release. Eur J Clin Pharmacol. 1999; 55(2):111–5. PubMed PMID: 10335905.

Tegeder I./Muth-Selbach U./Lötsch J. et al.: Application of microdialysis for the determination of muscle and sub-cutaneous tissue concentrations after oral and topical ibuprofen administration. Clin Pharmacol Ther. 1999; 65(4):357–68. PubMed PMID: 10223771.

Tsigos C./Chrousos G. P.: Hypothalamic-pituitary-adrenal axis, neuroendocrine factors and stress. J Psychosom Res. 2002; 53(4):865–71. Review. PubMed PMID: 12377295.

Üçeyler N./Zeller D./Kahn A. K. et al.: Small fibre pathology in patients with fibromyalgia syndrome. Brain. 2013; 136(Pt 6):1857–67. PubMed PMID: 23474848.

Üçeyler N./Sommer C./Walitt B. et a.: Anticonvulsants for fibromyalgia. Cochrane Database Syst Rev. 2013; 16/10:CD010782. PubMed PMID: 24129853.

Uzaraga I./Gerbis B./Holwerda E. et al.: Topical amitriptyline, ketamine, and lidocaine in neuropathic pain caused by radiation skin reaction: a pilot study. Support Care Cancer. 2012; 20(7):1515–24. PubMed PMID: 21847539.

Viola-Saltzman M./Watson N. F./Bogart A. et al.: High prevalence of restless legs syndrome among patients with fibromyalgia: a controlled cross-sectional study. J Clin Sleep Med. 2010; 15/6(5):423–27. PubMed PMID: 20957840.

Walsh J. K./Perlis M./Rosenthal M. et al.: Tiagabine increases slow-wave sleep in a dose-dependent fashion without affecting traditional efficacy measures in adults with primary insomnia. J Clin Sleep Med. 2006; 15/2(1):35–41. PubMed PMID: 17557435.

Ware M. A./Fitzcharles M. A./Joseph L. et al.: The effects of nabilone on sleep in fibromyalgia: results of a randomized controlled trial. Anesth Analg. 2010; 1/110(2):604–10. PubMed PMID: 20007734.

Watkins L. R./Hutchinson M. R./Ledeboer A. et al.: Glia as the „bad guys“: implications for improving clinical pain control and the clinical utility of opioids. Brain Behav Immun. 2007; 21(2):131–46. PubMed PMID: 17175134.

Wood P. B./Kablinger A. S./Caldito G. S.: Open trial of pindolol in the treatment of fibromyalgia. Ann Pharmacother. 2005; 39(11):1812–6. PubMed PMID: 16219901.

Yeephu S./Suthisisang C./Suttiruksa S. et al.: Efficacy and safety of mirtazapine in fibromyalgia syndrome patients: a randomized placebo-controlled pilot study. Ann Pharmacother. 2013; 47(7–8):921–32. PubMed PMID: 23737510.

Young J. L./Redmond J. C.: Fibromyalgia, chronic fatigue, and adult attention deficit hyperactivity disorder in the adult: a casestudy. Psychopharmacol Bull. 2007; 40(1):118–26. PubMed PMID: 17285103.

Younger J./Noor N./McCue R. et. al.: Low-dose naltrexone for the treatment of fibromyalgia: findings of a small, randomized, double-blind, placebo-controlled, counterbalanced, cross-over trial assessing daily pain levels. Arthritis Rheum. 2013; 65(2):529–38. PubMed PMID: 23359310.

Younger J./Parkitny L./McLain D.: The use of low-dose naltrexone (LDN) as a novel anti-inflammatory treatment for chronic pain. Clin Rheumatol. 2014; 33(4):451–59. PubMed PMID: 24526250.

LITERATURVERZEICHNIS

EINLEITUNG

Gracely, R. H./Petzke, F./Wolf, J. M. et al.: Functional magnetic resonance imaging evidence of augmented pain processing in fibromyalgia. Arthritis Rheum. 2002; 46(5):1333–43. PubMed PMID: 12115241.

Hadker, N./Garg, S./Chandran, A. B. et al.: Efficient practices associated with diagnosis, treatment and management of fibromyalgia among primary care physicians. Pain Res Manag. 2011; 16(6):440–44. PubMed PMID: 22184554.

Martínez-Lavín, M./Amigo, M. C./Coindreau, J. et al.: Fibromyalgia in Frida Kahlo's life and art. Arthritis Rheum. 2000; 43(3):708–9. PubMed PMID: 10728769.

Perrot, S./Choy, E./Petersel, D. et al.: Survey of physician experiences and perceptions about the diagnosis and treatment of fibromyalgia. BMC Health Serv Res. 2012; 12:356. PubMed PMID: 23051101.

KAPITEL 1

Jones, K. D./Liptan, G. L.: Exercise interventions in fibromyalgia: clinical applications from the evidence. Rheum Dis Clin North Am. 2009; 35(2):373–91. PubMed PMID: 19647149.

Jones, K. D./Kindler, L. L./Liptan, G. L. : Self-management in fibromyalgia. J Clin Rheumatol Musculoskelet Med. 2012; 3(1): 59–68.

Liptan, G. L. : Fascia: a missing link in our understanding of the pathology of fibromyalgia. J Bodyw Mov Ther. 2010; 14(1):3–12. PubMed PMID: 20006283.

Liptan, G. L./Mist, S./Wright, C. et al.: A pilot study of myofascial release therapy compared to Swedish massage in fibromyalgia. J Bodyw Mov Ther. 2013; 17(3):365–70. PubMed PMID: 23768283.

KAPITEL 2

Behm, F. G./Gavin, I. M./Karpenko, O. et al.: Unique immunologic patterns in fibromyalgia. BMC Clin Pathol. 2012; 12:25. PubMed PMID: 23245186.

CDC (Centers for Disease Control and Prevention). CDC stellt jährlich Daten zur Lyme-Borreliose zur Verfügung. 2013 Aug 19. www.cdc.gov/media/releases/2013/p0819-lyme-disease.html.

Dinerman, H./Steere, A. C. : Lyme disease associated with fibromyalgia. Ann Intern Med. 1992; 117(4):281–85. PubMed PMID: 1637022.

Haliloglu, S./Carlioglu, A./Akdeniz, D. et al.: Fibromyalgia in patients with other rheumatic diseases: prevalence and relationship with disease activity. Rheumatol Int. 2014; 34(9)1275–80. PubMed PMID: 24589726.

Lawrence, R. C./Helmick, C. G./Arnett, F. C. et al.: Estimates of the prevalence of arthritis and selected musculoskeletal disorders in the United States. Arthritis Rheum. 1998; 41(5):778–99. PubMed PMID: 9588729.

Mease, P. J./Gibofksy, A./Clark, M.: Diagnosis, neurobiology, pathophysiology and treatment of fibromyalgia for primary care physicians. MD Magazine. 2011 Aug 23. www.hcplive.com/publications/pain-management/2011/july-2011/Diagnosis-Neurobiology-Pathophysiology-and-Treatment-of-Fibromyalgia-for-Primary-Care-Physicians.

Middleton, G. D./McFarlin, J. E./Lipsky, P. E.: The prevalence and clinical impact of fibromyalgia in systemic lupus erythematosus. Arthritis Rheum. 1994; 37(8):1181–88. PMID: 8053957.

Sturgill, J./McGee, E./Menzies, V.: Unique cytokine signature in the plasma of patients with fibromyalgia. J Immunol Res. 2014; 2014:938576. PubMed PMID: 24741634.

White, K. P./Speechley, M./Harth, M. et al.: The London Fibromyalgia Epidemiology Study: the prevalence of fibromyalgia syndrome in London, Ontario. J Rheumatol. 1999; 26(7): 1570–76. PubMed PMID: 10405947.

Wolfe, F./Smythe, H. A./Yunus, M. B. et al.: The American College of Rheumatology 1990 criteria for the classification of fibromyalgia. Report of the Multicenter Criteria Committee. Arthritis Rheum. 1990; 33(2):160–72. PubMed PMID: 2306288.

Wolfe, F./Clauw, D. J./Fitzcharles, M. A. et al.: Fibromyalgia criteria and severity scales for clinical and epidemiological studies: a modification of the ACR Preliminary Diagnostic Criteria for Fibromyalgia. J Rheumatol. 2011; 38(6):1113–22. PubMed PMID: 21285161.

KAPITEL 3

Al-Allaf, A. W./Dunbar, K. L./Hallum, N. S. et al.: A case-control study examining the role of physical trauma in the onset of fibromyalgia syndrome. Rheumatology (Oxford). 2002; 41(4):450–53. PubMed PMID: 11961177.

Amital, D./Fostick, L./Polliack, M. L. et al.: Posttraumatic stress disorder, tenderness, and fibromyalgia syndrome: are they different entities? J Psychosom Res. 2006; 61(5):663–69. PubMed PMID 17084145.

Arnold, L. M./Hudson, J. I./Hess, E. V. et al.: Family study of fibromyalgia. Arthritis Rheum. 2004; 50(3):944–52. PubMed PMID: 15022338.

Barbosa, F. R./Matsuda, J. B./Mazucato, M. et al.: Influenceofcatechol-O-methyltransferase (COMT) gene polymorphisms in pain sensibility of Brazilian fibromyalgia patients. Rheumatol Int. 2012; 32(2):427–30. PubMed PMID: 21120493.

Bou-Holaigah, I./Calkins, H./Flynn, J. A. et al.: Provocation of hypotension and pain during up-right tilt table testing in adults with fibromyalgia. Clin Exp Rheumatol. 1997; 15(3):239–46. PubMed PMID: 9177917.

Buskila, D./Neumann, L./Vaisberg, G. et al.: Increased rates of fibromyalgia following cervical spine injury. A controlled study of 161 cases of traumatic injury. Arthritis Rheum. 1997; 40(3):446–52. PubMed PMID: 9082932.

Cohen, H./Neumann, L./Glazer, Y. et al.: The relationship between a common catechol-O-methyltransferase (COMT) polymorphism val(158) met and fibromyalgia. Clin Exp Rheumatol. 2009; 27(5 Suppl 56):S51–56. PubMed PMID: 20074440.

Desmeules, J./Chabert, J./Rebsamen, M. et al.: Central pain sensitization, COMT Val158Met polymorphism, and emotional factors in fibromyalgia. J Pain. 2014; 15(2):129–35. PubMed PMID: 24342707.

Dinerman, H./Steere, A. C.: Lyme disease associated with fibromyalgia. Ann Intern Med. 1992; 117(4):281–85. PubMed PMID: 1637022.

Donello, J. E./Guan, Y./Tian, M. et al.: A peripheral adrenoceptor-mediated sympathetic mechanism can transform stress-induced analgesia into hyperalgesia. Anesthesiology. 2011; 114(6):1403–16. PubMed PMID: 21540738.

Elenkov, I. J./Wilder, R. L./Chrousos, G. P. et al.: The sympathetic nerve—an integrative interface between two supersystems: the brain and the immune system. Pharmacol Rev. 2000; 52(4):595–638. PubMed PMID: 11121511.

Greenfield, S./Fitzcharles, M. A./Esdaile J. M.: Reactive fibromyalgia syndrome. Arthritis Rheum. 1992; 35(6):678–81. PubMed PMID: 1599521.

Holman, A. J.: Positional cervical spinal cord compression and fibromyalgia: a novel comorbidity with important diagnostic and treatment implications. J Pain. 2008; 9(7):613–22. PubMed PMID: 18499527.

Hryciw, C. A./Holman, A. J.: Positional cervical spinal cord compression as a comorbidity in patients with fibromyalgia (FM): findings from a one-year retrospective study at an FM referral university. Myopain 2010, abstract 36.

Lerma, C./Martinez, A./Ruiz, N. et al.: Nocturnal heart rate variability parameters as potential fibromyalgia biomarker: correlation with symptoms severity. Arthritis Res Ther. 2011; 13(6):R185. PubMed PMID: 22087605.

Maekawa, K./Twe, C./Lotaif, A. et al.: Function of beta-adrenergic receptors on mononuclear cells in female patients with fibromyalgia. J Rheumatol. 2003; 30(2):364–68. PubMed PMID: 12563697.

Martinez-Jauand, M./Sitges, C./Rodríguez V. et al.: Pain sensitivity in fibromyalgia is associated with catechol-O-methyltransferase (COMT) gene. Eur J Pain. 2013; 17(1):16–27. PubMed PMID: 22528689.

Martínez-Lavín, M.: Fibromyalgia: When distress becomes (un)sympathetic pain. Pain Res Treat. 2012; 2012:981565. PubMed PMID: 22110948.

Martínez-Lavín, M./Hermosillo, A. G./Rosas, M. et al.: Circadian studies of autonomic nervous balance in patients with fibromyalgia: a heart rate variability analysis. Arthritis Rheum. 1998; 41(11):1966–71. PubMed PMID: 9811051.

Vargas-Alarcón, G./Fragoso, J. M./Cruz-Robles, D. et al.: Association of adrenergic receptor gene polymorphisms with different fibromyalgia syndrome domains. Arthritis Rheum. 2009; 60(7):2169–73. PubMed PMID: 19565482.

Walker, E. A./Keegan, D./Gardner, G. et al.: Psychosocial factors in fibromyalgia compared with rheumatoid arthritis: I. Psychiatric diagnoses and functional disability. Psychosom Med. 1997; 59(6):565–71. PubMed PMID: 9407573.

White, K. P./Speechley, M./Harth, M. et al.: The London Fibromyalgia Epidemiology Study: the prevalence of fibromyalgia syndrome in London, Ontario. J Rheumatol. 1999; 26(7): 1570–76. PubMed PMID: 10405947.

Xiao, Y./He, W./Russell, I. J.: Genetic polymorphisms of the beta2-adrenergic receptor relate to guanosine protein-coupled stimulator receptor dysfunction in fibromyalgia syndrome. J Rheumatol. 2011; 38(6):1095–103. PubMed PMID: 21406495.

KAPITEL 4

Anders, C./Sprott, H./Scholle, H. C. :Surface EMG of the lumbar part of the erector trunci muscle in patients with fibromyalgia. Clin Exp Rheumatol. 2001; 19(4):453–55. PubMed PMID: 11491504.

Bachasson, D./Guinot, M./Wuyam, B. et al.: Neuromuscular fatigue and exercise capacity in fibromyalgia syndrome. Arthritis Care Res (Hoboken). 2013; 65(3):432–40. PubMed PMID: 22965792.

Bagge, E./Bengtsson, B. A./Carlsson, L. et al.: Low growth hormone secretion in patients with fibromyalgia—a preliminary report on 10 patients and 10 controls. J Rheumatol. 1998; 25(1):145–48. PubMed PMID: 9458218.

Bazzichi, L./Dini, M./Rossi, A. et al.: Muscle modifications in fibromyalgic patients revealed by surface electromyography (SEMG) analysis. BMC Musculoskelet Disord. 2009; 10:36. PubMed PMID: 19368705.

Bennett, R. M./Clark, S. C./Walczyk, J.: A randomized, double-blind, placebo-controlled study of growth hormone in the treatment of fibromyalgia. Am J Med. 1998; 104(3):227–31. PubMed PMID: 9552084.

Branco, J./Atalaia, A./Paiva, T.: Sleep cycles and alpha-delta sleep in fibromyalgia syndrome. J Rheumatol. 1994; 21(6):1113–17. PubMed PMID: 7932424.

Cuatrecasas, G./Riudavets, C./Güell, M. A. et al.: Growth hormone as concomitant treatment in severe fibromyalgia associated with low IGF-1 serum levels. A pilot study. BMC Musculoskelet Disord. 2007; 30,8:119. PubMed PMID: 18053120.

Elenkov, I. J./Wilder, R. L./Chrousos, G. P. et al.: The sympathetic nerve—an integrative interface between two supersystems: the brain and the immune system. Pharmacol Rev. 2000; 52(4):595–638. PubMed PMID: 11121511.

Felig, P./Baxter, J. D./Frohman, L. A.: Endocrinology and metabolism. Third edition. New York: McGraw-Hill, 1995.

Gerdle, B./Söderberg, K./Salvador Puigvert, L. et al.: Increased interstitial concentrations of pyruvate and lactate in the trapezius muscle of patients with fibromyalgia: a microdialysis study. J Rehabil Med. 2010; 42(7):679–87. PubMed PMID: 20603699.

Gerdle, B./Forsgren, M. F./Bengtsson, A. et al.: Decreased muscle concentrations of ATP and PCR in the quadriceps muscle of fibromyalgia patients—a 31P-MRS study. Eur J Pain. 2013; 17(8):1205–15. PubMed PMID: 23364928.

Ghilardi, J. R./Freeman, K. T./Jimenez-Andrade, J. M. et al.: Neuroplasticity of sensory and sympathetic nerve fibers in a mouse model of a painful arthritic joint. Arthritis Rheum. 2012; 64(7):2223–32. PubMed PMID: 22246649.

Haack, M./Sanchez, E./Mullington, J. M.: Elevated inflammatory markers in response to prolonged sleep restriction are associated with increased pain experience in healthy volunteers. Sleep. 2007; 30(9):1145–52. PubMed PMID: 17910386.

Harding, S. M.: Sleep in fibromyalgia patients: subjective and objective findings. Am J Med Sci. 1998; 315(6):367–76. PubMed PMID: 9638893.

Jones, K. D./Deodhar P./Lorentzen A. et al.: Growth hormone perturbations in fibromyalgia: a review. Semin Arthritis Rheum. 2007; 36(6):357–79. PubMed PMID: 17224178.

Klingler, W./Velders, M./Hoppe, K. et al.: Clinical relevance of fascial tissue and dysfunctions. Curr Pain Headache Rep. 2014; 18(8):439. PubMed PMID: 24962403.

Kokebie, R./Aggarwal, R./Kahn, S. et al.: Muscle tension is increased in fibromyalgia: use of a pressure gauge. Abstract 1935, American College of Rheumatology 2008 Annual Scientific Meeting, San Francisco, California. 2008 Oct 24–29.

Kooh, M./Martínez-Lavín, M./Meza, S. et al.: Simultaneous heart rate variability and polysomnographic analyses in fibromyalgia. Clin Exp Rheumatol. 2003; 21(4):529–30. PubMed PMID: 1294271.

Landis, C. A./Lentz, M. J./Rothermel, J. et al.: Decreased nocturnal levels of prolactin and growth hormone in women with fibromyalgia. J Clin Endocrinol Metab. 2001; 86(4):1672–78. PubMed PMID: 11297602.

Leal-Cerro, A./Povedano, J./Astorga, R. et al.: The growth hormone (GH)-releasing hormone-GH-insulin-like growth factor-1 axis in patients with fibromyalgia syndrome. J Clin Endocrinol Metab. 1999; 84(9):3378–81. PubMed PMID: 10487713.

Lentz, M. J./Landis, C. A./Rothermel, J. et al.: Effects of selective slow wave sleep disruption on musculoskeletal pain and fatigue in middle-aged women. J Rheumatol. 1999; 26(7): 1586–92. PubMed PMID: 10405949.

Lerma, C./Martinez, A./Ruiz, N. et al.: Nocturnal heart rate variability parameters as potential fibromyalgia biomarker: correlation with symptoms severity. Arthritis Res Ther. 2011; 13(6):R185. PubMed PMID: 22087605.

Longo, G./Osikowicz, M./Ribeiro-da-Silva, A.: Sympathetic fiber sprouting in inflamed joints and adjacent skin contributes to pain-related behavior in arthritis. J Neurosci. 2013; 33(24):10066–74. PubMed PMID: 23761902.

Mahdi, A. A./Fatima, G./Das, S. K. et al.: Abnormality of circadian rhythm of serum melatonin and other biochemical parameters in fibromyalgia syndrome. Indian J Biochem Biophys. 2011; 48(2):82–87. PubMed PMID: 21682138.

Moldofsky, H.: The significance of the sleeping-waking brain for the understanding of widespread musculoskeletal pain and fatigue in fibromyalgia syndrome and allied syndromes. Joint Bone Spine. 2008; 75(4):397–402. PubMed PMID: 18456536.

Park, J. H./Phothimat, P./Oates, C. T. et al.: Use of P-31 magnetic resonance spectroscopy to detect metabolic abnormalities in muscles of patients with fibromyalgia. Arthritis Rheum. 1998; 41(3):406–13. PubMed PMID: 9506567.

Petersel, D. L./Dror, V./Cheung, R.: Central amplification and fibromyalgia: disorder of pain processing. J Neurosci Res. 2011; 89(1):29–34. PubMed PMID: 20936697.

Riedel, W./Layka, H./Neeck, G.: Secretory pattern of GH, TSH, thyroid hormones, ACTH, cortisol, FSH, and LH in patients with fibromyalgia syndrome following systemic injection of the relevant hypothalamic-releasing hormones. Z Rheumatol. 1998; 57 Suppl 2:81–87. PubMed PMID: 10025090.

Russell, I. J./Orr, M. D./Littman, B. et al.: Elevated cerebrospinal fluid levels of substance P in patients with the fibromyalgia syndrome. Arthritis Rheum. 1994; 37(11):1593–601. PubMed PMID: 7526868.

Rüster, M./Franke, S./Späth, M. et al.: Detection of elevated N epsilon-carboxymethyllysine levels in muscular tissue and in serum of patients with fibromyalgia. Scand J Rheumatol. 2005; 34(6):460–63. PubMed PMID: 16393769.

Sato, J./Perl, E. R.: Adrenergic excitation of cutaneous pain receptors induced by peripheral nerve injury. Science. 1991; 251(5001):1608–10. PubMed PMID: 2011742.

Schleip, R./Klingler, W./Lehmann-Horn, F.: Active fascial contractility: fascia may be able to contract in a smooth muscle-like manner and thereby influence musculoskeletal dynamics. Med Hypotheses. 2005; 65(2):273–77. PubMed PMID: 15922099.

Serra, J./Collado, A./Solà, R. et al.: Hyperexcitable C nociceptors in fibromyalgia. Ann Neurol. 2014; 75(2):196–208. PubMed PMID: 24243538.

Shang, Y./Gurley, K./Symons, B. et al.: Noninvasive optical characterization of muscle blood flow, oxygenation, and metabolism in women with fibromyalgia. Arthritis Res Ther. 2012; 14(6):R236. PubMed PMID: 23116302.

Spaeth, M./Fischer, P./Langner, C. et al.: Increase of collagen IV in skeletal muscle of fibromyalgia patients. J Musculoskelet Pain. 2005; 12(9S):67.

KAPITEL 7

Bagis, S./Karabiber, M./As, I. et al.: Is magnesium citrate treatment effective on pain, clinical parameters and functional status in patients with fibromyalgia? Rheumatol Int. 2013; 33(1):167–72. PubMed PMID: 22271372.

Cork, R. C./Wood, P./Ming, C. et al. The effect of cranial electrotherapy stimulation (CES) on pain associated with fibromyalgia. Internet J Anesthesiol. 2004; 8(2). http://stress.org/wp-content/uploads/CES_Research/cork-ces.pdf

Cottingham, J. T./Porges, S. W./Richmond, K.: Shifts in pelvic inclination angle and parasympathetic tone produced by Rolfing soft tissue manipulation. Phys Ther. 1988; 68(9):1364–70. PubMed PMID: 3420170.

Eisinger, J./Plantamura, A./Marie, P. A. et al.: Selenium and magnesium status in fibromyalgia. Magnes Res. 1994; 7(3–4):285–88. PubMed PMID: 7786692.

Feinberg, D. A./Mark, A. S.: Human brain motion and cerebrospinal fluid circulation demonstrated with MR velocity imaging. Radiology. 1987; 163(3):793–99. PubMed PMID: 3575734.

Haker, E./Egekvist, H./Bjerring, P.: Effect of sensory stimulation (acupuncture) on sympathetic and parasympathetic activities in healthy subjects. J Auton Nerv Syst. 2000; 79(1): 52–59. PubMed PMID: 10683506.

Imai, K./Ariga, H./Takahashi, T.: Electroacupuncture improves imbalance of autonomic function under restraint stress in conscious rats. Am J Chin Med. 2009; 37(1):45–55. PubMed PMID: 19222111.

Kim, Y. S./Kim, K. M./Lee, DJ. et al.: Women with fibromyalgia have lower levels of calcium, magnesium, iron and manganese in hair mineral analysis. J Korean Med Sci. 2011; 26(10): 1253–57. PubMed PMID: 22022174.

Lichtbroun, A. S./Raicer, M. M./Smith, R. B.: The treatment of fibromyalgia with cranial electrotherapy stimulation. J Clin Rheumatol. 2001; 7(2):72–78; discussion 78. PubMed PMID: 17039098.

Sakai, S./Hori, E./Umeno, K. et al.: Specific acupuncture sensation correlates with EEGs and autonomic changes in human subjects. Auton Neurosci. 2007; 133(2):158–69. PubMed PMID: 17321222.

Tanaka, S./Ito T.: Histochemical demonstration of adrenergic fibers in the fascia periosteum and retinaculum. Clin Orthop Relat Res. 1977; (126):276–81. PubMed PMID: 598132.

van Dierendonck, D./Nijenhuis, J. T.: Flotation restricted environmental stimulation therapy (REST) as a stress-management tool: a meta-analysis. Psychol Health. 2005; 20(3).

KAPITEL 8

Branco, J./Atalaia, A./Paiva, T.: Sleep cycles and alpha-delta sleep in fibromyalgia syndrome. J Rheumatol. 1994; 21(6):1113–17. PubMed PMID: 7932424.

Cho, Y. W./Allen, R. P./Earley, C. J.: Lower molecular weight intravenous iron dextran for restless legs syndrome. Sleep Med. 2013; 14(3):274–77. PubMed PMID: 23333678.

Davis, J. L. Living with chronic fatigue. WebMD. No date. www.webmd.com/fibromyalgia/features/living-with-fibromyalgia-and-chronic-fatigue.

Dimsdale, J. E./Norman, D./DeJardin, D. et al.: The effect of opioids on sleep architecture. J Clin Sleep Med. 2007; 3(1):33–36. PubMed PMID: 17557450.

Feige, B./Gann, H./Brueck, R. et al.: Effects of alcohol on polysomnographically recorded sleep in healthy subjects. Alcohol Clin Exp Res. 2006; 30(9):1527–37. PubMed PMID: 16930215.

Gambacciani, M./Ciaponi, M./Cappagli, B. et al.: Effects of low-dose, continuous combined hormone replacement therapy on sleep in symptomatic postmenopausal women. Maturitas. 2005; 50(2):91–97. PubMed PMID: 15653005.

Gold, A. R./Dipalo, F./Gold, M. S. et al.: Inspiratory airflow dynamics during sleep in women with fibromyalgia. Sleep. 2004; 27(3):459–66. PubMed PMID: 15164899.

Hindmarch, I./Dawson, J./Stanley, N.: A double-blind study in healthy volunteers to assess the effects on sleep of pregabalin compared with alprazolam and placebo. Sleep. 2005; 28(2):187–93. PubMed PMID: 16171242.

Kooh, M./Martínez-Lavín, M./Meza, S. et al.: Simultaneous heart rate variability and polysomnographic analyses in fibromyalgia. Clin Exp Rheumatol. 2003; 21(4):529–30. PubMed PMID: 1294271.

May, K. P./West, S. G./Baker, M. R. et al.: Sleep apnea in male patients with the fibromyalgia syndrome. Am J Med. 1993; 94(5):505–8. PubMed PMID: 8498395.

Moldofsky, H.: The significance of the sleeping-waking brain for the understanding of widespread musculoskeletal pain and fatigue in fibromyalgia syndrome and allied syndromes. Joint Bone Spine. 2008; 75(4):397–402. PubMed PMID: 1845653.

Moldofsky, H./Scarisbrick, P./England, R. et al.: Musculoskeletal symptoms and non-REM sleep disturbance in patients with „fibrositis syndrome“ and healthy subjects. Psychosom Med. 1975; 37(4):341–51. PubMed PMID: 169541.

Rosenfeld, V. W./Rutledge, D. N./Stern, J. M.: Polysomnography with quantitative EEG in patients with and without fibromyalgia. J Clin Neurophysiol. 2015; 32(2):164–70. PubMed PMID: 25233248.

Shah, M. A./Feinberg, S./Krishnan, E.: Sleep-disordered breathing among women with fibromyalgia syndrome. J Clin Rheumatol. 2006; 12(6):277–81. PubMed PMID: 17149057.

Shaw, I. R./Lavigne, G./Mayer, P. et al.: Acute intravenous administration of morphine perturbs sleep architecture in healthy pain-free young adults: a preliminary study. Sleep. 2005; 28(6):677–82. PubMed PMID: 16477954.

Staud, R.: Sodium oxybate for the treatment of fibromyalgia. Expert Opin Pharmacother. 2011; 12(11):1789–98. PubMed PMID: 21679091.

Viola-Saltzman, M./Watson, N. F./Bogart, A. et al.: High prevalence of restless legs syndrome among patients with fibromyalgia: a controlled cross-sectional study. J Clin Sleep Med. 2010; 6(5):423–27. PubMed PMID: 20957840.

Xie, L./Kang, H./Xu, Q. et al.: Sleep drives metabolite clearance from the adult brain. Science. 2013; 342(6156):373–77. PubMed PMID: 24136970.

KAPITEL 9

Billioti de Gage, S./Bégaud, B./Bazin, F. et al.: Benzodiazepine use and risk of dementia: prospective population based study. Brit Med J. 2012; 345:e6231. PubMed PMID: 23045258.

Billioti de Gage, S./Moride, Y./Ducruet, T. et al.: Benzodiazepine use and risk of Alzheimer's disease: case-control study. Brit Med J. 2014; 349:g5205. PubMed PMID: 25208536.

Boehnlein, J. K./Kinzie, J. D.: Pharmacologic reduction of CNS noradrenergic activity in PTSD: the case for clonidine and prazosin. J Psychiatr Pract. 2007; 13(2):72–78. PubMed PMID: 17414682.

Brown, M. A./Guilleminault, C.: A review of sodium oxybate and baclofen in the treatment of sleep disorders. Curr Pharm Des. 2011; 17(15):1430–35. PubMed PMID: 21476957.

Calandre, E.P/Rico-Villademoros, F.: The role of antipsychotics in the management of fibromyalgia. CNS Drugs. 2012; 26(2):135–53. PubMed PMID: 22296316.

Dimpfel, W./Suter, A.: Sleep improving effects of a single dose administration of a valerian/hops fluid extract—a double blind, randomized, placebo-controlled sleep-EEG study in a parallel design using electrohypnograms. Eur J Med Res. 2008; 13(5):200–204. PubMed PMID: 18559301.

Drewes, A. M./Andreasen, A./Jennum, P. et al.: Zopiclone in the treatment of sleep abnormalities in fibromyalgia. Scand J Rheumatol. 1991; 20(4):288–93. PubMed PMID: 1925417.

FDA (Food and Drug Administration). FDA Drug Safety Communication: Risk of next-morning impairment after use of insomnia drugs; FDA requires lower recommended doses for certain drugs containing zolpidem (Ambien, Ambien CR, Edluar, and Zolpimist). 2013 Jan 10. www.fda.gov/Drugs/DrugSafety/ucm334033.htm.

Feinberg, I./Jones, R./Walker, J. M. et al.: Effects of high dosage delta-9-tetrahydrocannabinol on sleep patterns in man. Clin Pharmacol Ther. 1975; 17(4):458–66. PubMed PMID: 164314.

Foldvary-Schaefer, N./De Leon Sanche,z I./Karafa, M. et al.: Gabapentin increases slow-wave sleep in normal adults. Epilepsia. 2002; 43(12):1493–97. PubMed PMID: 12460250.

Grönblad, M./Nykänen, J./Konttinen, Y. et al.: Effect of zopiclone on sleep quality, morning stiffness, widespread tenderness and pain and general discomfort in primary fibromyalgia patients. A double-blind randomized trial. Clin Rheumatol. 1993; 12(2):186–91. PubMed PMID: 8358976.

Held, K./Antonijevic, I. A./Künzel, H. et al.: Oral Mg(2+) supplementation reverses age-related neuroendocrine and sleep EEG changes in humans. Pharmacopsychiatry. 2002; 35(4):135–43. PubMed PMID: 12163983.

Hidalgo, J./Rico-Villademoros, F./Calandre, E. P.: An open-label study of quetiapine in the treatment of fibromyalgia. Prog Neuropsychopharmacol Biol Psychiatry. 2007; 31(1):71–77. PubMed PMID: 16889882.

Hindmarch, I./Dawson, J./Stanley, N.: A double-blind study in healthy volunteers to assess the effects on sleep of pregabalin compared with alprazolam and placebo. Sleep. 2005; 28(2): 187–93. PubMed PMID: 16171242.

Huang, Y. S./Guilleminault, C.: Narcolepsy: action of two gammaaminobutyric acid type B agonists, baclofen and sodium oxybate. Pediatr Neurol. 2009; 41(1):9–16. PubMed PMID: 19520267.

Hunt, G. E./O'Sullivan, B. T./Johnson, G. F. et al.: Growth hormone and cortisol secretion after oral clonidine in healthy adults. Psychoneuroendocrinology. 1986; 11(3):317–25. PubMed PMID: 3786637.

Mathias, S./Wetter, T. C./Steiger, A. et al.: The GABA uptake inhibitor tiagabine promotes slow wave sleep in normal elderly subjects. Neurobiol Aging. 2001; 22(2):247–53. PubMed PMID: 11182474.

Mendelson, W. B.: A review of the evidence for the efficacy and safety of trazodone in insomnia. J Clin Psychiatry. 2005; 66(4):469–76. PubMed PMID: 1581678.

Moldofsky, H./Lue, F. A./Mously, C. et al.: The effect of zolpidem in patients with fibromyalgia: a dose ranging, double blind, placebo controlled, modified crossover study. J Rheumatol. 1996; 23(3):529–33. PubMed PMID: 8832997.

Moldofsky, H./Harris, H. W./Archambault, W. T. et al.: Effects of bedtime very low dose cyclobenzaprine on symptoms and sleep physiology in patients with fibromyalgia syndrome: a double-blind randomized placebo-controlled study. J Rheumatol. 2011; 38(12):2653–63. PubMed PMID: 21885490.

Roth, T./Lankford, D. A./Bhadra P. et al.: Effect of pregabalin on sleep in patients with fibromyalgia and sleep maintenance disturbance: a randomized, placebo-controlled, 2-way crossover polysomnography study. Arthritis Care Res (Hoboken). 2012; 64(4):597–606. PubMed PMID: 22232085.

Schittecatte, M./Dumont, F./Machowski, R. et al.: Effects of mirtazapine on sleep polygraphic variables in major depression. Neuropsychobiology. 2002; 46(4): 197–201. PubMed PMID: 12566938.

Staud, R.: Sodium oxybate for the treatment of fibromyalgia. Expert Opin Pharmacother. 2011; 12(11):1789–98. PubMed PMID: 21679091.

Stoschitzky, K./Sakotnik, A./Lercher, P. et al.: Influence of beta-blockers on melatonin release. Eur J Clin Pharmacol. 1999; 55(2):111–15. PubMed PMID: 10335905.

Walsh, J. K./Perlis, M./Rosenthal, M. et al.: Tiagabine increases slow-wave sleep in a dose-dependent fashion without affecting traditional efficacy measures in adults with primary insomnia. J Clin Sleep Med. 2006; 2(1): 35–41. PubMed PMID: 17557435.

Walsh, J. K./Randazzo, A. C./Stone, K. et al.: Tiagabine is associated with sustained attention during sleep restriction: evidence for the value of slow-wave sleep enhancement? Sleep. 2006; 29(4):433–43. PubMed PMID: 16676776.

Ware, M. A./Fitzcharle,s M. A./Joseph, L. et al.: The effects of nabilone on sleep in fibromyalgia: results of a randomized controlled trial. Anesth Analg. 2010; 110(2):604–10. PubMed PMID: 20007734.

Yeephu, S./Suthisisang, C./Suttiruksa, S. et al.: Efficacy and safety of mirtazapine in fibromyalgia syndrome patients: a randomized placebo-controlled pilot study. Ann Pharmacother. 2013; 47 (7–8):921–32. PubMed PMID: 23737510.

KAPITEL 10

Bjarnason, I./MacPherson, A./Hollander, D.: Intestinal permeability: an overview. Gastroenterology. 1995; 108(5): 1566–81. PubMed PMID: 7729650.

Goebel, A./Buhner, S./Schedel, R. et al.: Altered intestinal permeability in patients with primary fibromyalgia and in patients with complex regional pain syndrome. Rheumatology (Oxford). 2008; 47(8):1223–27. PubMed PMID: 18540025.

Meddings, J. B./Swain, M. G.: Environmental stress-induced gastrointestinal permeability is mediated by endogenous glucocorticoids in the rat. Gastroenterology. 2000; 119(4): 1019–28. PubMed PMID: 11040188.

Mennigen, R./Bruewer, M.: Effect of probiotics on intestinal barrier function. Ann N Y Acad Sci. 2009; 1165:183–89. PubMed PMID: 19538305.

Pali-Schöll, I./Herzog, R./Wallmann, J. et al.: Antacids and dietary supplements with an influence on the gastric pH increase the risk for food sensitization. Clin Exp Allergy. 2010; 40(7):1091–98. PubMed PMID: 20214670.

Pyleris, E./Giamarellos-Bourboulis, E. J./Tzivras, D. et al.: The prevalence of overgrowth by aerobic bacteria in the small intestine by small bowel culture: relationship with irritable bowel syndrome. Dig Dis Sci. 2012; 57(5):1321–29. PubMed PMID: 22262197.

Quan, Z. F./Yang, C./Li, N. et al.: Effect of glutamine on change in early postoperative intestinal permeability and its relation to systemic inflammatory response. World J Gastroenterol. 2004; 10(13):1992–94. PubMed PMID: 15222054.

Quigley, E. M./Quera, R.: Small intestinal bacterial overgrowth: roles of antibiotics, prebiotics, and probiotics. Gastroenterology. 2006; 130(2 Suppl 1):S78–90. PubMed PMID: 16473077.

Rapin, J. R./Wiernsperger, N.: Possible links between intestinal permeability and food processing: A potential therapeutic niche for glutamine. Clinics (São Paulo). 2010; 65(6):635–43. PubMed PMID: 20613941.

Ukena, S. N./Singh, A./Dringenberg, U. et al.: Probiotic Escherichia coli Nissle 1917 inhibits leaky gut by enhancing mucosal integrity. PLoS One. 2007; 2(12):e1308. PubMed PMID: 18074031.

Untersmayr, E./Jensen-Jarolim, E. The role of protein digestibility and antacids on food allergy outcomes. J Allergy Clin Immunol. 2008; 121(6):1301–8. PubMed PMID: 18539189.

Veale, D./Kavanagh, G./Fielding, J. F. et al.: Primary fibromyalgia and the irritable bowel syndrome: different expressions of a common pathogenetic process. Br J Rheumatol. 1991; 30(3):220–22. PubMed PMID: 2049586.

Xu, C. L./Sun, R./Qiao, X. J. et al.: Protective effect of glutamine on intestinal injury and bacterial community in rats exposed to hypobaric hypoxia environment. World J Gastroenterol. 2014; 20(16):4662–74. PubMed PMID: 24782618.

Yoon, J. S./Sohn, W./Lee, O. Y. et al.: Effect of multispecies probiotics on irritable bowel syndrome: a randomized, doubleblind, placebo-controlled trial. J Gastroenterol Hepatol. 2014; 29(1):52–59. PubMed PMID: 23829297.

KAPITEL 11

Clark, R. A./Bryant, A. L./Pua Y. et al.: Validity and reliability of the Nintendo Wii Balance Board for assessment of standing balance. Gait Posture. 2010; 31(3):307–10. PubMed PMID: 20005112.

Furlan, R./Colombo, S./Perego, F. et al.: Abnormalities of cardiovascular neural control and reduced orthostatic tolerance in patients with primary fibromyalgia. J Rheumatol. 2005; 32(9):1787–93. PubMed PMID: 16142879.

Gowans, S. E./deHueck, A.: Pool exercise for individuals with fibromyalgia. Curr Opin Rheumatol. 2007; 19(2):168–73. PubMed PMID: 17278933.

Jones, K. D./Horak, F.B/Winters-Stone, K. et al.: Fibromyalgia is associated with impaired balance and falls. J Clin Rheumatol. 2009; 15(1):16–21. PubMed PMID: 19125137.

Jones, K. D./Liptan, G. L. Exercise interventions in fibromyalgia: clinical applications from the evidence. Rheum Dis Clin North Am. 2009; 35(2):373–91. PubMed PMID: 19647149.

Nitz, J. C./Kuys, S./Isles, R. et al.: Is the Wii Fit a new-generation tool for improving balance, health and well-being? A pilot study. Climacteric. 2010; 13(5)487–91. PubMed PMID: 19905991.

KAPITEL 12

Affaitati, G./Costantini, R./Fabrizio, A. et al.: Effects of treatment of peripheral pain generators in fibromyalgia patients. Eur J Pain. 2011; 15(1): 61–69. PubMed PMID: 20889359.

Alonso-Blanco, C./Fernández-de-las-Peñas, C./Morales-Cabezas, M. et al.: Multiple active myofascial trigger points reproduce the overall spontaneous pain pattern in women with fibromyalgia and are related to widespread mechanical hypersensitivity. Clin J Pain. 2011; 27(5):405–13. PubMed PMID: 21368661.

Bonica, J. J.: The management of pain. Philadelphia: Lea & Febinger, 1990.

Cao, T. V./Hicks, M. R./Zein-Hammoud, M. et al.: Duration and magnitude of myofascial release in 3-dimensional bioengineered tendons: effects on wound healing. J Am Osteopath Assoc. 2015; 115(2):72–82. PubMed PMID: 25637613.

Castro-Sánchez, A. M./Matarán-Peñarrocha, G. A./Arroyo-Morales M. et al.: Effects of myofascial release techniques on pain, physical function, and postural stability in patients with fibromyalgia: a randomized controlled trial. Clin Rehabil. 2011; 25(9):800–813. PubMed PMID: 21673013.

Castro-Sánchez, A. M./Matarán-Peñarrocha, G. A./Granero-Molina, J. et al.: Benefits of massage-myofascial release therapy on pain, anxiety, quality of sleep, depression, and quality of life in patients with fibromyalgia. Evid Based Complement Alternat Med. 2011. PubMed PMID: 21234327.

Cheng, N./Van Hoof, H./Bockx, E. et al.: The effects of electric currents on ATP generation, protein synthesis, and membrane transport of rat skin. Clin Orthop Relat Res. 1982; (171):264–72. PubMed PMID: 7140077.

Cottingham, J. T./Porges, S. W./Richmond, K.: Shifts in pelvic inclination angle and parasympathetic tone produced by Rolfing soft tissue manipulation. Phys Ther. 1988; 68(9):1364–70. PubMed PMID: 3420170.

Gowers, W. R.: Lumbago: its lessons and analogues. Br Med J. 1904; 1(2246):117–21. PubMed PMID: 20761312.

Grimm, D.: Biomedical research. Cell biology meets Rolfing. Science. 2007; 318(5854):1234–35. PubMed PMID: 18033859.

Hong, C. Z.: Lidocaine injection versus dry needling to myofascial trigger point. The importance of the local twitch response. Am J Phys Med Rehabil. 1994; 73(4):256–63. PubMed PMID: 8043247.

Hong, C.Z/Hsueh, T. C.: Difference in pain relief after trigger point injections in myofascial pain patients with and without fibromyalgia. Arch Phys Med Rehabil. 1996; 77(11): 1161–66. PubMed PMID: 8931529.

Kellgren, J. H.: Referred pains from muscle. Brit Med J. 1938; 1(4023):325–27. PubMed PMID: 20781237.

Liptan, G. L.: Fascia: a missing link in our understanding of the pathology of fibromyalgia. J Bodyw Mov Ther. 2010; 14(1):3–12. PubMed PMID: 20006283.

Liptan, G./Mist, S./Wright, C. et al.: A pilot study of myofascial release therapy compared to Swedish massage in fibromyalgia. J Bodyw Mov Ther. 2013; 17(3):365–70. PubMed PMID: 23768283.

McMakin, C.: Microcurrent treatment of myofascial pain in the head, neck and face. Top Clin Chiro. 1998; 5(1):29–35.

McMakin, C. Microcurrent therapy: a novel treatment method for chronic low back myofascial pain. J Bodyw Mov Ther. 2004; 8(2):143–53.

McMakin, C./Gregory, W. M./Phillips, T. M.: Cytokine changes with microcurrent treatment of fibromyalgia associated with cervical spine trauma. J Bodyw Mov Ther. 2005; 9:169–76.

Staud, R./Weyl, E. E./Bartley, E. et al.: Analgesic and anti-hyperalgesic effects of muscle injections with lidocaine or saline in patients with fibromyalgia syndrome. Eur J Pain.; 18(6):803–12. PubMed PMID: 24193993.

Stecco, C./Gagey, O./Belloni, A. et al.: Anatomy of the deep fascia of the upper limb. Second part: study of innervation. Morphologie. 2007; 91(292):38–43. PubMed PMID: 17574469.

Stockman, R.: The causes and treatment of chronic rheumatism. Br Med J. 1904; 1(2252):477–79. PubMed PMID: 20761381.

KAPITEL 13

Bachasson, D./Guinot, M./Wuyam, B. et al.: Neuromuscular fatigue and exercise capacity in fibromyalgia syndrome. Arthritis Care Res (Hoboken). 2013; 65(3):432–40. PubMed PMID: 22965792.

Binkley, N./Gemar, D./Engelke, J. et al.: Evaluation of ergocalciferol or cholecalciferol dosing, 1,600 IU daily or 50,000 IU monthly in older adults. J Clin Endocrinol Metab. 2011; 96(4):981–88. PubMed PMID: 21289249.

Bouillon, R./Verstuyf, A.: Vitamin D, mitochondria, and muscle. J Clin Endocrinol Metab. 2013; 98(3):961–63. PubMed PMID: 23472232.

Cordero, M. D./Alcocer-Gómez, E./de Miguel, M. et al.: Can coenzyme q10 improve clinical and molecular parameters in fibromyalgia? Antioxid Redox Signal. 2013; 19(12):1356–61. PubMed PMID: 23458405.

Ding, H./Zhang, Z. Y./Zhang, J. W. et al.: Role of mitochondrial quality control in exercise-induced health adaptation. Zhong-guo Ying Yong Sheng Li Xue Za Zhi. 2013; 29(6):543–53. PubMed PMID: 24654538.

Elenkov, I. J./Wilder, R. L./Chrouso,s G. P. et al.: The sympathetic nerve—an integrative interface between two supersystems: the brain and the immune system. Pharmacol Rev. 2000; 52(4):595–638. PubMed PMID: 11121511.

EWG (Environmental Working Group). EWG's 2015 shopper's guide to pesticides in produce. 2015. www.ewg.org/foodnews/summary.php.

Eyles, D. W./Smith, S./Kinobe, R. et al.: Distribution of the vitamin D receptor and 1 alpha-hydroxylase in human brain. J Chem. Neuroanat. 2005; 29(1):21–30. PubMed PMID: 15589699.

Gerdle, B./Forsgren, M. F./Bengtsson, A. et al.: Decreased muscle concentrations of ATP and PCR in the quadriceps muscle of fibromyalgia patients—a 31P-MRS study. Eur J Pain. 2013; 17(8):1205–15. PubMed PMID: 23364928.

Ghirlanda, G./Oradei, A./Manto, A. et al.: Evidence of plasma CoQ10-lowering effect by HMG-CoA reductase inhibitors: a double-blind, placebo-controlled study. J Clin Pharmacol. 1993; 33(3): 226–29. PubMed PMID: 8463436.

Heaney, R. P./Recker, R. R./Grote, J. et al.: Vitamin D(3) is more potent than vitamin D(2) in humans. J Clin Endocrinol Metab. 2011; 96(3):E447–52. PubMed PMID: 21177785.

Little, J. P./Safdar, A./Benton, C. R. et al.: Skeletal muscle and beyond: the role of exercise as a mediator of systemic mitochondrial biogenesis. Appl Physiol Nutr Metab. 2011; 36(5): 598–607. PubMed PMID: 21888528.

McClave, S. A./Snider, H. L.: Dissecting the energy needs of the body. Curr Opin Clin Nutr Metab Care. 2001; 4(2):143–47. PubMed PMID: 11224660.

Parikh, S./Saneto, R./Falk, M. J. et al.: Medicine Society TM. A modern approach to the treatment of mitochondrial disease. Curr Treat Options Neurol. 2009; 11(6):414–30. PubMed PMID: 19891905.

Park, J. H./Phothimat, P./Oates, C. T. et al.: Use of P-31 magnetic resonance spectroscopy to detect metabolic abnormalities in muscles of patients with fibromyalgia. Arthritis Rheum. 1998; 41(3):406–13. PubMed PMID: 9506567.

Rossini, M/Di Munno, O/Valentini, G. et al.: Double-blind, multicenter trial comparing acetyl l-carnitine with placebo in the treatment of fibromyalgia patients. Clin Exp Rheumatol. 2007; 25(2):182–88. PubMed PMID: 17543140.

Shang, Y./Gurley, K./Symons, B. et al.: Noninvasive optical characterization of muscle blood flow, oxygenation, and metabolism in women with fibromyalgia. Arthritis Res Ther. 2012; 14(6):R236. PubMed PMID: 23116302.

Sinha, A./Hollingsworth, K. G./Ball, S. et al.: Improving the vitamin D status of vitamin D deficient adults is associated with improved mitochondrial oxidative function in skeletal muscle. J Clin Endocrinol Metab. 2013; 98(3):E509–13. PubMed PMID: 23393184.

Sundaram, K./Panneerselvam, K. S. Oxidative stress and DNA single strand breaks in skeletal muscle of aged rats: role of carnitine and lipoicacid. Biogerontology. 2006; 7(2):111–18. PubMed PMID: 16802114.

Teitelbaum, J. E./Johnson, C./St Cyr, J. The use of D-ribose in chronic fatigue syndrome and fibromyalgia: a pilot study. J Altern Complement Med. 2006; 12(9):857–62. PubMed PMID: 17109576.

KAPITEL 14

Bazzichi, L./Rossi, A./Massimetti, G. et al.: Cytokine patterns in fibromyalgia and their correlation with clinical manifestations. Clin Exp Rheumatol. 2007; 25(2): 225–30. PubMed PMID: 17543146.

Behm, F. G./Gavin, I. M./Karpenko, O. et al.: Unique immunologic patterns in fibromyalgia. BMC Clin Pathol. 2012; 12:25. PubMed PMID: 23245186.

Belcaro, G./Cesarone, M. R./Dugall, M. et al.: Efficacy and safety of Meriva®, a curcumin-phosphatidylcholine complex, during extended administration in osteoarthritis patients. Altern Med Rev. 2010; 15(4):337–44. PubMed PMID: 21194249.

Berger, A./Crozier, G./Bisogno, T. et al.: Anandamide and diet: inclusion of dietary arachidonate and docosahexaenoate leads to increased brain levels of the corresponding N-acylethanolamines in piglets. Proc Natl Acad Sci U S A. 2001; 98(11):6402–6. PubMed PMID: 11353819.

Chandran B,./Goel, A.: A randomized, pilot study to assess the efficacy and safety of curcumin in patients with active rheumatoid arthritis. Phytother Res. 2012; 26(11):1719–25. PubMed PMID: 22407780.

Deodhar, S. D./Sethi, R./Srimal, R. C.: Preliminary study on antirheumatic activity of curcumin (diferuloyl methane). Indian J Med Res. 1980; 71:632–34. PubMed PMID: 7390600.

Deuster, P. A./Jaffe, R. M.: A novel treatment for fibromyalgia improves clinical outcomes in a community-based study. J Musculoskelet Pain. 1998; 6(2):133–49.

Deutsch, L.: Evaluation of the effect of Neptune Krill Oil on chronic inflammation and arthritic symptoms. J Am Coll Nutr. 2007; 26(1):39–48. PubMed PMID: 17353582.

Haack, M./Sanchez, E./Mullington, J. M.: Elevated inflammatory markers in response to prolonged sleep restriction are associated with increased pain experience in healthy volunteers. Sleep. 2007; 30(9):1145–52. PubMed PMID: 17910386.

Kremer, J. M./Lawrence, D. A./Petrillo, G. F. et al.: Effects of high-dose fish oil on rheumatoid arthritis after stopping nonsteroidal antiinflammatory drugs. Clinical and immune correlates. Arthritis Rheum. 1995; 38(8):1107–14. PubMed PMID: 7639807.

Lentz, M. J./Landis, C. A./Rothermel, J, et al.: Effects of selective slow wave sleep disruption on musculoskeletal pain and fatigue in middle-aged women. J Rheumatol. 1999; 26(7): 1586–92. PubMed PMID: 10405949.

Ponikau, J. U./Sherris, D. A./Kern, E. B. et al.: The diagnosis and incidence of allergic fungal sinusitis. Mayo Clin Proc. 1999; 74(9):877–84. PubMed PMID: 10488788.

Ruggiero, C./Lattanzio, F./Lauretani, F. et al.: Omega-3 polyunsaturated fatty acids and immune-mediated diseases: inflammatory bowel disease and rheumatoid arthritis. Curr Pharm Des. 2009; 15(36):4135–48. PubMed PMID: 20041815.

Sapone, A./Bai, J. C./Ciacci, C. et al.: Spectrum of gluten-related disorders: consensus on new nomenclature and classification. BMC Med. 2012; 10:13. PubMed PMID: 22313950.

Simopoulos, A. P. Omega-3 fatty acids in inflammation and autoimmune diseases. J Am Coll Nutr. 2002; 21(6):495–505. PubMed PMID: 12480795.

Smith, J. D./Terpening, C. M./Schmidt, S. O. et al.: Relief of fibromyalgia symptoms following discontinuation of dietary excitotoxins. Ann Pharmacother. 2001; 35(6):702–6. PubMed PMID: 11408989.

Sturgill, J./McGee, E./Menzies, V. Unique cytokine signature in the plasma of patients with fibromyalgia. J Immunol Res. 2014; 2014:938576. PubMed PMID: 24741634.

Taylor, M. J./Ponikau, J. U./Sherris, D. A. et al.: Detection of fungal organisms in eosinophilic mucin using a fluorescein-labeled chitin-specific binding protein. Otolaryngol Head Neck Surg. 2002; 127(5):377–83. PubMed PMID: 12447230.

Tyndall, D. A./Rathore, S.: Cone-beam CT diagnostic applications: caries, periodontal bone assessment, and endodontic applications. Dent Clin North Am. 2008; 52(4):825–41, vii. PubMed PMID: 18805231.

Wang, H./Moser, M./Schiltenwolf, M. et al.: Circulating cytokine levels compared to pain in patients with fibromyalgia, a prospective longitudinal study over six months. J Rheumatol. 2008; 35(7):1366–70. PubMed PMID: 18528959.

KAPITEL 15

Aardal, E./Holm, A. C.: Cortisol in saliva—reference ranges and relation to cortisol in serum. Eur J Clin Chem Clin Biochem. 1995; 33(12):927–32. PubMed PMID: 8845424.

Bhattacharya, S. K./Muruganandam, A. V.: Adaptogenic activity of Withania somnifera: an experimental study using a rat model of chronic stress. Pharmacol Biochem Behav. 2003; 75(3): 547–55. PubMed PMID: 12895672.

Blockmans, D./Persoons, P./Van Houdenhove, B. et al.: Combination therapy with hydrocortisone and fludrocortisone does not improve symptoms in chronic fatigue syndrome: a randomized, placebo-controlled, double-blind, crossover study. Am J Med. 2003; 114(9):736–41. PubMed PMID: 12829200.

Chandrasekhar, K./Kapoor, J./Anishetty, S.: A prospective, randomized double-blind, placebo-controlled study of safety and efficacy of a high-concentration full-spectrum extract of ashwagandha root in reducing stress and anxiety in adults. Indian J Psychol Med. 2012; 34(3):255–62. PubMed PMID: 23439798.

Cleare, A. J./Heap, E./Malhi, GS. et al.: Low-dose hydrocortisone in chronic fatigue syndrome: a randomised crossover trial. Lancet. 1999; 353(9151):455–58. PubMed PMID: 9989716.

Hellhammer, J./Vogt, D./Franz, N. et al.: A soybased phosphatidylserine/phosphatidic acid complex (PAS) normalizes the stress reactivity of hypothalamus-pituitary-adrenal-axis in chronically stressed male subjects: a randomized, placebo-controlled study. Lipids Health Dis. 2014; 13(1):121. PubMed PMID: 25081826.

Ishaque, S./Shamseer, L./Bukutu, C. et al.: Rhodiola rosea for physical and mental fatigue: a systematic review. BMC Complement Altern Med. 2012; 12:70. PubMed PMID: 22643043.

Mahdi, A.A/Fatima, G./Das, S. K. et al.: Abnormality of circadian rhythm of serum melatonin and other biochemical parameters in fibromyalgia syndrome. Indian J Biochem Biophys. 2011; 48(2):82–87. PubMed PMID: 21682138.

McKenzie, R./O'Fallon, A./Dale, J. et al.: Low-dose hydrocortisone for treatment of chronic fatigue syndrome: a randomized controlled trial. JAMA. 1998; 280(12): 1061–66. PubMed PMID: 9757853.

Merza, Z. Chronic use of opioids and the endocrine system. Horm Metab Res. 2010; 42(9):621–26. PubMed PMID: 20486065.

Monteleone, P./Beinat, L./Tanzillo, C. et al.: Effects of phosphatidylserine on the neuroendocrine response to physical stress in humans. Neuroendocrinology. 1990; 52(3): 243–48. PubMed PMID: 2170852.

Monteleone, P./Maj, M./Beinat, L. et al.: Blunting by chronic phosphatidylserine administration of the stressinduced activation of the hypothalamo-pituitary-adrenal axis in healthy men. Eur J Clin Pharmacol. 1992; 42(4):385–88. PubMed PMID: 1325348.

Müssig, K./Knaus-Dittmann, D./Schmidt, H. et al.: Secondary adrenal failure and secondary amenorrhoea following hydromorphone treatment. Clin Endocrinol (Oxford). 2007; 66(4):604–5. PubMed PMID: 17371484.

Olsson, E. M./von Schéele, B./Panossian, A. G.: A randomised, double-blind, placebo-controlled, parallel-group study of the standardised extract shr-5 of the roots of Rhodiola rosea in the treatment of subjects with stress-related fatigue. Planta Med. 2009; 75(2):105–12. PubMed PMID: 19016404.

Oltmanns, K. M./Fehm, H. L./Peters, A. Chronic fentanyl application induces adrenocortical insufficiency. J Intern Med. 2005; 257(5):478–80. PubMed PMID: 15836666.

Panossian, A./Hambardzumyan, M./Hovhanissyan, A. et al.: The adaptogens rhodiola and schizandra modify the response to immobilization stress in rabbits by suppressing the increase of phosphorylated stress-activated protein kinase, nitric oxide and cortisol. Drug Target Insights. 2007; 2:39–54. PubMed PMID: 21901061.

Pullan, P. T./Watson, F. E./Seow, S. S. et al.: Methadone-induced hypoadrenalism. Lancet. 1983; 1(8326 Pt 1): 714. PubMed PMID: 6132074.

Reber, S. O./Birkeneder, L./Veenema, A. H. et al.: Adrenal insufficiency and colonic inflammation after a novel chronic psycho-social stress paradigm in mice: implications and mechanisms. Endocrinology. 2007; 148(2):670–82. PubMed PMID: 17110427.

Riedel, W./Layka, H./Neeck, G.: Secretory pattern of GH, TSH, thyroid hormones, ACTH, cortisol, FSH, and LH in patients with fibromyalgia syndrome following systemic injection of the relevant hypothalamic-releasing hormones. Z Rheumatol. 1998; 57 Suppl 2:81–87. PubMed PMID: 10025090.

Riva, R./Mork, P. J./Westgaard, R. H. et al.: Fibromyalgia syndrome is associated with hypocortisolism. Int J Behav Med. 2010; 17(3):223–33. PubMed PMID: 20458566.

Starks, M. A./Starks, S. L./Kingsley, M. et al.: The effects of phosphatidylserine on endocrine response to moderate intensity exercise. J Int Soc Sports Nutr. 2008; 5:11. PubMed PMID:18662395.

KAPITEL 16

Bazzichi, L./Rossi, A./Giuliano, T. et al.: Association between thyroid autoimmunity and fibromyalgic disease severity. Clin Rheumatol. 2007; 26(12):2115–20. PubMed PMID: 17487449.

Brill, K. T./Weltman, A. L./Gentili, A. et al.: Single and combined effects of growth hormone and testosterone administration on measures of body composition, physical performance, mood, sexual function, bone turnover, and muscle gene expression in healthy older men. J Clin Endocrinol Metab. 2002; 87(12):5649–57. PubMed PMID: 12466367.

Daniell, HW. Hypogonadism in men consuming sustained-action oral opioids. J Pain. 2002; 3(5):377–84. PubMed PMID: 14622741.

Gambacciani, M./Ciaponi, M./Cappagli, B. et al.: Effects of lowdose, continuous combined hormone replacement therapy on sleep in symptomatic postmenopausal women. Maturitas. 2005; 50(2):91–97. PubMed PMID: 15653005.

Hoang, T. D./Olsen, C. H./Mai, V. Q. et al.: Desiccated thyroid extract compared with levothyroxine in the treatment of hypothyroidism: a randomized, double-blind, crossover study. J Clin Endocrinol Metab. 2013; 98(5):1982–90. PubMed PMID: 23539727.

Holtorf, K.: The bioidentical hormone debate: are bioidentical hormones (estradiol, estriol, and progesterone) safer or more efficacious than commonly used synthetic versions in hormone replacement therapy? Postgrad Med. 2009; 121(1):73–85. PubMed PMID: 19179815.

Hough, J. P./Papacosta, E./Wraith, E. et al.: Plasma and salivary steroid hormone responses of men to high-intensity cycling and resistance exercise. J Strength Cond Res. 2011; 25(1):23–31. PubMed PMID: 21157386.

Kralik, A./Eder, K./Kirchgessner, M.: Influence of zinc and selenium deficiency on parameters relating to thyroid hormone metabolism. Horm Metab Res. 1996; 28(5):223–26. PubMed PMID: 8738110.

L'hermite, M./Simoncini, T./Fuller, S. et al.: Could transdermal estradiol + progesterone be a safer postmenopausal HRT? A review. Maturitas. 2008; 60(3–4): 185–201. PubMed PMID: 18775609.

Malkin, C. J./Pugh, P. J./Morris, P. D. et al.: Low serum testosterone and increased mortality in men with coronary heart disease. Heart. 2010; 96(22):1821–25. PubMed PMID: 20959649.

Miller; W. L.: Steroid hormone synthesis in mitochondria. Mol Cell Endocrinol. 2013; 379(1–2):62–73. PubMed PMID: 23628605.

Olivieri, O./Girelli, D./Stanzial, A. M. et al.: Selenium, zinc, and thyroid hormones in healthy subjects: low T3/T4 ratio in the elderly is related to impaired selenium status. Biol Trace Elem Res. 1996; 51(1):31–41. PubMed PMID: 8834378.

Pamuk, O. N./Cakir, N.: The variation in chronic widespread pain and other symptoms in fibromyalgia patients. The effects of menses and menopause. Clin Ex Rheumatol. 2005; 23(6):778–82. PubMed PMID: 16396694.

Panicker, V./Saravanan, P./Vaidya, B. et al.: Common variation in the DIO2 gene predicts baseline psychological well-being and response to combination thyroxine plus triiodothyronine therapy in hypothyroid patients. J Clin Endocrinol Metab. 2009; 94:1623–29. PubMed PMID: 191900113.

Rhoden, E. L./Morgentaler, A.: Risks of testosterone-replacement therapy and recommendations for monitoring. N Engl J Med. 2004; 350(5):482–92. Review. PubMed PMID: 14749457.

Riedel, W./Layka, H./Neeck, G.: Secretory pattern of GH, TSH, thyroid hormones, ACTH, cortisol, FSH, and LH in patients with fibromyalgia syndrome following systemic injection of the relevant hypothalamic-releasing hormones. Z Rheumatol. 1998; 57 Suppl 2:81–87. PubMed PMID: 10025090.

Roddam, A. W./Allen, N. E./Appleby, P. et al.: Endogenous sex hormones and prostate cancer: a collaborative analysis of 18 prospective studies. J Natl Cancer Inst. 2008; 100(3): 170–83. PubMed PMID: 18230794.

Schwarz, E. R./Phan, A./Willix, R. D. Jr.: Andropause and the development of cardiovascular disease presentation—more than an epi-phenomenon. J Geriatr Cardiol. 2011; 8(1):35–43. PubMed PMID: 22783283.

Smith, H. S./Elliott, J. A.: Opioid-induced androgen deficiency (OPIAD). Pain Physician. 2012; 15(3 Suppl):ES145–56. PubMed PMID: 22786453.

Soy, M./Guldiken, S./Arikan, E. et al.: Frequency of rheumatic diseases in patients with autoimmune thyroid disease. Rheumatol Int. 2007; 27(6):575–77. PubMed PMID: 17102943.

Stening, K. D./Eriksson, O./Henriksson, K. G. et al.: Hormonal replacement therapy does not affect self-estimated pain or experimental pain responses in postmenopausal women suffering from fibromyalgia: a double-blind, randomized, placebo-controlled trial. Rheumatology (Oxford). 2011; 50(3):544–51. PubMed PMID: 21078629.

Traish, A. M./Saad, F./Guay, A.: The dark side of testosterone deficiency: II. Type 2 diabetes and insulin resistance. J Androl. 2009; 30(1):23–32. PubMed PMID: 18772488.

Tsigos, C./Chrousos, G. P.: Hypothalamic-pituitary-adrenal axis, neuroendocrine factors and stress. J Psychosom Res. 2002; 53(4):865–71. PubMed PMID: 12377295.

Vigen, R./O'Donnell, C. I./Barón, A. E. et al.: Association of testosterone therapy with mortality, myocardial infarction, and stroke in men with low testosterone levels. JAMA. 2013; 310(17):1829–36 PubMed PMID: 24193080.

Woods, N. F./Lentz, M. J./Mitchell, E. S. et al.: Luteal phase ovarian steroids, stress arousal, premenses perceived stress, and premenstrual symptoms. Res Nurs Health. 1998; 21(2):129–42. PubMed PMID: 9535405.

Xu, L./Freeman, G./Cowling, B. J., Schooling C. M. Testosterone therapy and cardiovascular events among men: a systematic review and meta-analysis of placebo-controlled randomized trials. BMC Med. 2013; 11:108. PubMed PMID: 23597181.

Yoshikawa, G. T./Heymann, R. E./Helfenstein, M. Jr. et al.: A comparison of quality of life, demographic and clinical characteristics of Brazilian men with fibromyalgia syndrome with male patients with depression. Rheumatol Int. 2010; 30(4): 473–78. PubMed PMID: 19562343.

Zimmermann, M. B./Köhrle, J. The impact of iron and selenium deficiencies on iodine and thyroid metabolism: biochemistry and relevance to public health. Thyroid. 2002; 12(10): 867–78. PubMed PMID: 12487769.

KAPITEL 17

Arnold, L. M./Hudson, J. I./Hess, E. V. et al.: Family study of fibromyalgia. Arthritis Rheum. 2004; 50(3):944–52. PubMed PMID: 15022338.

Cloitre, M.: Effective psychotherapies for posttraumatic stress disorder: a review and critique. CNS Spectr. 2009; 14(1 Suppl 1):32–43. PubMed PMID: 19169192.

Coppen, A./Bailey, J.: Enhancement of the antidepressant action of fluoxetine by folic acid: a randomised, placebo controlled trial. J Affect Disord. 2000; 60(2):121–30. PubMed PMID: 10967371.

Dodhia, S./Hosanagar, A./Fitzgerald, D. A. et al.: Modulation of resting-state amygdala-frontal functional connectivity by oxytocin in generalized social anxiety disorder. Neuropsychopharmacology. 2014; 39(9):2061–69. PubMed PMID: 24594871.

Dyck, J. B./Chung, F.: A comparison of propranolol and diazepam for preoperative anxiolysis. Can J Anaesth. 1991 Sep;38(6): 704–9. PubMed PMID: 1914053.

Godfrey, P. S./Toone, B. K./Carney, M. W. et al.: Enhancement of recovery from psychiatric illness by methylfolate. Lancet. 1990; 336(8712):392–95. PubMed PMID: 1974941.

Grachev, I. D./Fredrickson, B. E./Apkarian, A. V.: Abnormal brain chemistry in chronic back pain: an in vivo proton magnetic resonance spectroscopy study. Pain. 2000; 89(1):7–18. PubMed PMID: 11113288.

Gustin, S. M./Peck, C. C./Macey, P. M. et al.: Unraveling the effects of plasticity and pain on personality. J Pain. 2013; 14(12):1642–52. PubMed PMID: 24290444.

Ishaque, S./Shamseer, L./Bukutu, C. et al.: Rhodiola rosea for physical and mental fatigue: a systematic review. BMC Complement Altern Med. 2012; 12:70. PubMed PMID: 22643043.

Kelly, C. B./McDonnell, A. P./Johnston, T. G. et al.: The MTHFR C677T polymorphism is associated with depressive episodes in patients from Northern Ireland. J Psychopharmacol. 2004; 18(4):567–71. PubMed PMID: 15582924.

Khadke, V. V./Khadke, S. V./Khare, A. Oral propranolol—efficacy and comparison of two doses for peri-operative anxiolysis. J Indian Med Assoc. 2012; 110(7):457–60. PubMed PMID: 23520670.

Kirsch, P./Esslinger, C./Chen, Q. et al.: Oxytocin modulates neural circuitry for social cognition and fear in humans. J Neurosci. 2005; 25(49):11489–93. PubMed PMID: 16339042.

Krueger, C./Hawkins, K./Wong S. et al.: Persistent pro-inflammatory cytokines following the initiation of pegylated IFN therapy in hepatitis C infection is associated with treatment-induced depression. J Viral Hepat. 2011; 18(7):e284–91. PubMed PMID: 21143344.

Labuschagne, I./Phan, K. L./Wood, A. et al.: Oxytocin attenuates amygdala reactivity to fear in generalized social anxiety disorder. Neuropsychopharmacology. 2010; 35(12):2403–13. PubMed PMID: 20720535.

Lavigne J,.E./Heckler, C./Mathews, J. L. et al.: A randomized, controlled, double-blinded clinical trial of gabapentin 300 versus 900 mg versus placebo for anxiety symptoms in breast cancer survivors. Breast Cancer Res Treat. 2012; 136(2):479–86. PubMed PMID: 23053645.

Lewis, S. J./Lawlor, D. A./Davey Smith, G. et al.: The thermolabile variant of MTHFR is associated with depression in the British Women's Heart and Health Study and a meta-analysis. Mol Psychiatry. 2006; 11(4):352–60. PubMed PMID: 16402130.

Maes, M./Mylle, J./Delmeire, L. et al.: Psychiatric morbidity and comorbidity following accidental man-made traumaticevents: incidence and risk factors. Eur Arch Psychiatry Clin Neurosci. 2000; 250(3):156–62. PubMed PMID: 10941992.

Miller, A. L.: The methylation, neurotransmitter, and antioxidant connections between folate and depression. Altern Med Rev. 2008; 13(3):216–26. Pubmed PMID: 18950248.

Oschman, J. L.: Energiemedizin. Konzepte und ihre wissenschaftliche Basis, Urban & Fischer, 2009.

Passeri, M./Cucinotta, D./Abate, G. et al.: Oral 5'-methyltetrahydrofolic acid in senile organic mental disorders with depression: results of a double-blind multicenter study. Aging (Milano). 1993; 5(1):63–71. PubMed PMID: 8257478.

Seto, A./Kusaka, C./Nakazato, S. et al.: Detection of extraordinary large bio-magnetic field strength from human hand during external Qi emission. Acupunct Electrother Res. 1992; 17(2):75–94. PubMed PMID: 1353653.

Taylor, H. R./Freeman, M. K./Cates, M. E.: Prazosin for treatment of nightmares related to posttraumatic stress disorder. Am J Health Syst Pharm. 2008; 65(8):716–22. PubMed PMID: 18387899.

Tsao, C. W./Lin, Y. S./Chen, C. C. et al.: Cytokines and serotonin transporter in patients with major depression. Prog Neuropsychopharmacol Biol Psychiatry. 2006; 30(5): 899–905. PubMed PMID: 16616982.

Walker, E.A/.Keegan, D./Gardner, G. et al.: Psychosocial factors in fibromyalgia compared with rheumatoid arthritis: I. Psychiatric diagnoses and functional disability. Psychosom Med. 1997; 59(6):565–71. PubMed PMID: 9407573.

Zimmerman, J. Laying-on-of-hands healing and therapeutic touch: a testable theory. BEMI Currents, Journal of the Bio-Electro-Magnetics Institute. 1990; 2:8–17.

KAPITEL 18

Abbott, A.: Gaming improves multitasking skills. Nature. 2013; 501(7465):18. PubMed PMID: 24005397.

Etnier, J. L./Karper, W. B./Gapin, J. I. et al.: Exercise, fibromyalgia, and fibrofog: a pilot study. J Phys Act Health. 2009; 6(2):239–46. PubMed PMID: 19420402.

Glass, J. M.: Fibromyalgia and cognition. J Clin Psychiatry. 2008; 69 Suppl 2:20–24. PubMed PMID: 18537459.

Glass, J. M.: Review of cognitive dysfunction in fibromyalgia: a convergence on working memory and attentional control impairments. Rheum Dis Clin North Am. 2009; 35(2):299–311. PubMed PMID: 19647144.

Glass, J. M./Williams, D. A./Fernandez-Sanchez, M. L. et al.: Executive function in chronic pain patients and healthy controls: different cortical activation during response inhibition in fibromyalgia. J Pain. 2011; 12(12):1219–29. PubMed PMID: 21945593.

Greer, B. K./White, J. P./Arguello, E. M. et al.: Branched-chain amino acid supplementation lowers perceived exertion but does not affect performance in untrained males. J Strength Cond Res. 2011; 25(2):539–44. PubMed PMID: 20386134.

Greer, B. K./Woodard, J. L./White, J. P. et al.: Branched-chain amino acid supplementation and indicators of muscle damage after endurance exercise. Int J Sport Nutr Exerc Metab. 2007; 17(6):595–607. PubMed PMID: 18156664.

Jedrziewski, M. K./Ewbank D. C./Wang, H. et al.: Exercise and cognition: results from the National Long Term Care Survey. Alzheimers Dement. 2010; 6(6):448–55. PubMed PMID: 21044775.

Kobayashi, S./Iwamoto, M./Kon, K. et al.: Acetyl-L-carnitine improves aged brain function. Geriatr Gerontol Int. 2010; 10 Suppl 1:S99–106. PubMed PMID: 20590847.

Leavitt, F./Katz, R. S.: Distraction as a key determinant of impaired memory in patients with fibromyalgia. J Rheumatol. 2006; 33(1):127–32. PubMed PMID: 16395760.

Liu, J.: The effects and mechanisms of mitochondrial nutrient alpha-lipoic acid on improving age-associated mitochondrial and cognitive dysfunction: an overview. Neurochem Res. 2008; 33(1):194–203. PubMed PMID:17605107.

Munguía-Izquierdo, D./Legaz-Arrese, A.: Exercise in warm water decreases pain and improves cognitive function in middle-aged women with fibromyalgia. Clin Exp Rheumatol. 2007; 25(6):823–30. PubMed PMID: 18173915.

Orsucci, D./Mancuso, M./Ienco, E. C. et al.: Targeting mitochondrial dysfunction and neurodegeneration by means of coenzyme Q10 and its analogues. Curr Med Chem. 2011; 18(26):4053–64. PubMed PMID: 21824087.

Pachas, W. N.: Modafinil for the treatment of fatigue of fibromyalgia. J Clin Rheumatol. 2003; 9(4):282–85. PubMed PMID: 17041476.

Packer, L./Tritschler, H. J./Wessel, K.: Neuroprotection by the metabolic antioxidant alpha-lipoic acid. Free Radic Biol Med. 1997; 22(1–2):359–78. PubMed PMID: 8958163.

Park, D. C./Glass, J. M./Minear, M. et al.: Cognitive function in fibromyalgia patients. Arthritis Rheum. 2001; 44(9): 2125–33. PubMed PMID: 11592377.

Schaefer, C./Chandran, A./Hufstader, M. et al.: The comparative burden of mild, moderate and severe fibromyalgia: results from a crosssectional survey in the United States. Health Qual Life Outcomes. 2011; 9:71. PubMed PMID: 21859448.

Schaller, J. L./Behar, D.: Modafinil in fibromyalgia treatment. J Neuropsychiatry Clin Neurosci. 2001; 13(4):530–31. PubMed PMID: 11748325.

Schmitt, R./Capo, T./Frazier, H. et al.: Cranial electrotherapy stimulation treatment of cognitive brain dysfunction in chemical dependence. J Clin Psychiatry. 1984; 45(2):60–61, 62–63. PubMed PMID: 6363398.

Schwartz, T. L./Rayancha, S./Rashid, A. et al.: Modafinil treatment for fatigue associated with fibromyalgia. J Clin Rheumatol. 2007; 13(1):52. PubMed PMID: 17278955.

Schwartz, T. L./Siddiqui, U. A./Raza S. et al.: Armodafinil for fibromyalgia fatigue. Ann Pharmacother. 2010; 44(7–8):1347–48. PubMed PMID: 20551299.

Suchy, J./Chan, A./Shea, T. B.: Dietary supplementation with a combination of alpha-lipoic acid, acetyl-L-carnitine, glycerophosphocoline, docosahexaenoic acid, and phosphatidylserine reduces oxidative damage to murine brain and improves cognitive performance. Nutr Res. 2009; 29(1):70–74. PubMed PMID: 19185780.

Young, J. L./Redmond, J. C.: Fibromyalgia, chronic fatigue, and adult attention deficit hyperactivity disorder in the adult: a case study. Psychopharmacol Bull. 2007; 40(1):118–26. PubMed PMID: 17285103.

KAPITEL 19

Ametov, A. S./Barinov, A./Dyck, P. J. et al.: SYDNEY Trial Study Group. The sensory symptoms of diabetic polyneuropathy are improved with alpha-lipoic acid: the SYDNEY trial. Diabetes Care. 2003; 26(3):770–76. PubMed PMID: 12610036.

Amin, P./Sturrock, N. D.: A pilot study of the beneficial effects of amantadine in the treatment of painful diabetic peripheral neuropathy. Diabet Med. 2003; 20(2):114–18. PubMed PMID: 12581262.

Argoff, C. E.: A review of the use of topical analgesics for myofascial pain. Curr Pain Headache Rep. 2002; 6(5):375–78. PubMed PMID: 12207850.

Arnold, L. M./Goldenberg, D. L./Stanford, S. B. et al.: Gabapentin in the treatment of fibromyalgia: a randomized, double-blind, placebo-controlled, multicenter trial. Arthritis Rheum. 2007; 56(4):1336–44. PubMed PMID: 17393438.

Cagnie, B./Coppieters, I./Denecker, S. et al.: Central sensitization in fibromyalgia? A systematic review on structural and functional brain MRI. Semin Arthritis Rheum. 2014; 44(1):68–75. PubMed PMID: 24508406.

Campbell, C. M./Kipnes, M. S./Stouch, B. C. et al.: Randomized control trial of topical clonidine for treatment of painful diabetic neuropathy. Pain. 2012; 153(9):1815–23. PubMed PMID: 22683276.

Challapalli, V./Tremont-Lukats, I. W./McNicol, E. D. et al.: Systemic administration of local anesthetic agents to relieve neuropathic pain. Cochrane Database Syst Rev. 2005; (4):CD003345. Review. PubMed PMID: 16235318.

Choi, D. K./Koppula, S/Suk, K. Inhibitors of microglial neurotoxicity: focus on natural products. Molecules. 2011; 16(2):1021–43. PubMed PMID: 21350391.

Clauw, D. J.: Pharmacotherapy for patients with fibromyalgia. J Clin Psychiatry. 2008; 69 Suppl 2:25–29. PubMed PMID: 18537460.

de Mos, M./Huygen, F. J./Stricker, B. H. et al.: The association between ACE inhibitors and the complex regional pain syndrome: suggestions for a neuro-inflammatory pathogenesis of CRPS. Pain. 2009; 142(3):218–24. PubMed PMID: 19195784.

Dominkus, M./Nicolakis, M./Kotz, R. et al.: Comparison of tissue and plasma levels of ibuprofen after oral and topical administration. Arzneimittelforschung. 1996; 46(12):1138–43. PubMed PMID: 900678.

Finch, P. M./Knudsen, L./Drummond, P. D.: Reduction of allodynia in patients with complex regional pain syndrome: a double-blind placebo-controlled trial of topical ketamine. Pain. 2009; 146(1–2):18–25. PubMed PMID: 19703730.

Gilliam, W. P./Burns, J. W./Gagnon, C. et al.: Strategic self-presentation may enhance effects of interdisciplinary chronic pain treatment. Health Psychol. 2013; 32(2):156–63. PubMed PMID: 22888822.

Gracely, R. H./Geisser, M. E./Giesecke, T. et al.: Pain catastrophizing and neural responses to pain among persons with fibromyalgia. Brain. 2004; 127(Pt 4):835–43. PubMed PMID: 14960499.

Heyneman, C. A./Lawless-Liday, C./Wall, G. C.: Oral versus topical NSAIDs in rheumatic diseases: a comparison. Drugs. 2000; 60(3):555–74. PubMed PMID: 11030467.

Hoffman, B. M./Papas, R. K./Chatkoff, D. K. et al.: Metaanalysis of psychological interventions for chronic low back pain. Health Psychol. 2007; 26(1):1–9. PubMed PMID: 17209691.

Holman, A. J./Myers, R. R.: A randomized, double-blind, placebo-controlled trial of pramipexole, a dopamine agonist, in patients with fibromyalgia receiving concomitant medications. Arthritis Rheum. 2005; 52(8):2495–505. PubMed PMID: 16052595.

Holton, K. F./Taren, D. L./Thomson, C. A. et al.: The effect of dietary glutamate on fibromyalgia and irritable bowel symptoms. Clin Exp Rheumatol. 2012; 30(6 Suppl 74):10–17. PubMed PMID: 22766026.

Hsieh, L. F./Hong, C. Z./Chern, S. H. et al.: Efficacy and side effects of diclofenac patch in treatment of patients with myofascial pain syndrome of the upper trapezius. J Pain Symptom Manage. 2010; 39(1):116–25. PubMed PMID: 19822404.

Kararizou, E./Anagnostou, E./Triantafyllou, N. I.: Dramatic improvement of fibromyalgia symptoms after treatment with topiramate for coexisting migraine. J Clin Psychopharmacol. 2013; 33(5):721–23. PubMed PMID: 23948791.

Kleinböhl, D./Görtelmeyer, R./Bender, H. J. et al.: Amantadine sulfate reduces experimental sensitization and pain in chronic back pain patients. Anesth Analg. 2006; 102(3):840–47. PubMed PMID: 16492838.

Lee, Y. C./Nassika, N. J./Clauw, D. J.: The role of the central nervous system in the generation and maintenance of chronic pain in rheumatoid arthritis, osteoarthritis and fibromyalgia. Arthritis Res Ther. 2011; 13(2):211. PubMed PMID: 21542893.

Light, K. C./Bragdon, E. E./Grewen, K. M. et al.: Adrenergic dysregulation and pain with and without acute beta-blockade in women with fibromyalgia and temporomandibular disorder. J Pain. 2009; 10(5):542–52. PubMed PMID: 19411061.

Lynch, M. E./Clark, A. J./Sawynok, J. et al.: Topical amitriptyline and ketamine in neuropathic pain syndromes: an open-label study. J Pain. 2005; 6(10):644–49. PubMed PMID: 16202956.

McCleane, G.: Does intravenous lidocaine reduce fibromyalgia pain? A randomized, double-blind, placebo controlled crossover study. The Pain Clinic. 2000; 12(3):181–85.

Murphy, S. L./Phillips, K./Williams, D. A. et al.: The role of the central nervous system in osteoarthritis pain and implications for rehabilitation. Curr Rheumatol Rep. 2012; 14(6):576–82. PubMed PMID: 22879060.

Oaklander, A. L./Herzog, Z. D./Downs, H. M. et al.: Objective evidence that small-fiber polyneuropathy underlies some illnesses currently labeled as fibromyalgia. Pain. 2013; 154(11):2310–16. PubMed PMID: 23748113.

Olivan-Blázquez, B./Herrera-Mercadal, P./Puebla-Guedea, M. et al.: Efficacy of memantine in the treatment of fibromyalgia: a double-blind, randomised, controlled trial with 6-month follow-up. Pain. 2014; 155(12):2517–25. PubMed PMID: 25218600.

Prescrire Int. Fibromyalgia: poorly understood; treatments are disappointing. 2009; 18(102):169–73. PubMed PMID: 19746561.

Radley, D. C./Finkelstein, S. N./Stafford, R. S.: Off-label prescribing among office-based physicians. Arch Intern Med. 2006, 66(9):1021–26. PubMed PMID: 16682577.

Raphael, J. H./Southall, J. L./Kitas, G. D.: Adverse effects of intravenous lignocaine [lidocaine] therapy in fibromyalgia syndrome. Rheumatology (Oxford). 2003; 42(1):185–86. PubMed PMID: 12509636.

Recla, J. M./Sarantopoulos, C. D.: Combined use of pregabalin and memantine in fibromyalgia syndrome treatment: a novel analgesic and neuroprotective strategy? Med Hypotheses. 2009; 73(2):177–83. PubMed PMID: 19362430.

Schafranski, M. D./Malucelli, T./Machado, F. et al.: Intravenous lidocaine for fibromyalgia syndrome: an open trial. Clin Rheumatol. 2009;28(7):853–55. PMID: 19263182.

Smith, J. D./Terpening, C. M./Schmidt, S. O. et al.: Relief of fibromyalgia symptoms following discontinuation of dietary excitotoxins. Ann Pharmacother. 2001; 35(6):702–6. PubMed PMID: 11408989.

Sörensen, J./Bengtsson, A./Bäckman, E. et al.: Pain analysis in patients with fibromyalgia. Effects of intravenous morphine, lidocaine, and ketamine. Scand J Rheumatol. 1995; 24(6):360–65. PubMed PMID: 8610220.

Stoschitzky, K./Sakotnik, A./Lercher, P. et al.: Influence of beta-blockers on melatonin release. Eur J Clin Pharmacol. 1999; 55(2):111–15. PubMed PMID: 10335905.

Taylor, A. G./Anderson, J. G./Riedel, S. L. et al.: A randomized, controlled, double-blind pilot study of the effects of cranial electrical stimulation on activity in brain pain processing regions in individuals with fibromyalgia. Explore (NY). 2013; 9(1):32–40. PubMed PMID: 23294818.

Tegeder, I./Muth-Selbach, U./Lötsch, J. et al.: Application of microdialysis for the determination of muscle and subcutaneous tissue concentrations after oral and topical ibuprofen administration. Clin Pharmacol Ther. 1999; 65(4):357–68. PubMed PMID: 10223771.

Tremont-Lukats, I. W./Challapalli, V./McNicol, E. D. et al.: Systemic administration of local anesthetics to relieve neuropathic pain: a systematic review and meta-analysis. Anesth Analg. 2005; 101(6):1738–49. PubMed PMID: 16301253.

Üçeyler, N./Zeller, D./Kahn, A. K. et al.: Small fibre pathology in patients with fibromyalgia syndrome. Brain. 2013; 136(Pt 6):1857–67. PubMed PMID: 23474848.

Üçeyler, N./Sommer, C./Walitt, B. et al.: Anticonvulsants for fibromyalgia. Cochrane Database Syst Rev. 2013; 10: CD010782. PubMed PMID: 24129853.

Uzaraga, I./Gerbis, B./Holwerda, E. et al.: Topical amitriptyline, ketamine, and lidocaine in neuropathic pain caused by radiation skin reaction: a pilot study. Support Care Cancer. 2012; 20(7):1515–24. PubMed PMID: 21847539.

Watkins, L. R./Hutchinson, M. R./Ledeboer, A. et al.: Glia as the „bad guys“: implications for improving clinical pain control and the clinical utility of opioids. Brain Behav Immun. 2007; 21(2):131–46. PubMed PMID:17175134.

Wood, P. B./Kablinger, A. S./Caldito, G. S.: Open trial of pindolol in the treatment of fibromyalgia. Ann Pharmacother. 2005; 39(11):1812–16. PubMed PMID: 16219901.

Younger, J./Noor, N./McCue, R. et al.: Low-dose naltrexone for the treatment of fibromyalgia: findings of a small, randomized, double-blind, placebo-controlled, counterbalanced, crossover trial assessing daily pain levels. Arthritis Rheum. 2013; 65(2):529–38. PubMed PMID: 23359310.

Younger, J./Parkitny, L./McLain, D. The use of low-dose naltrexone (LDN) as a novel anti-inflammatory treatment for chronic pain. Clin Rheumatol. 2014; 33(4):451–59. PubMed PMID: 24526250.

Yunus, M. B./Masi, A. T./Aldag, J. C.: Short term effects of ibuprofen in primary fibromyalgia syndrome: a double blind, placebo controlled trial. J Rheumatol. 1989; 16(4):527–32. PubMed PMID: 2664173.

Ziegler, D./Nowak, H./Kempler, P. et al.: Treatment of symptomatic diabetic polyneuropathy with the antioxidant alpha-lipoic acid: a meta-analysis. Diabet Med. 2004; 21(2):114–21. PubMed PMID: 14984445.

Ziegler, D./Ametov, A./Barinov, A. et al.: Oral treatment with alpha-lipoic acid improves symptomatic diabetic polyneuropathy: the SYDNEY 2 trial. Diabetes Care. 2006; 29(11):2365–70. PubMed PMID: 17065669.

KAPITEL 20

Baron, M. J./McDonald, P. W.: Significant pain reduction in chronic pain patients after detoxification from high-dose opioids. J Opioid Manag. 2006; 2(5):277–82.

Bennett, R. M./Kamin, M./Karim, R. et al.: Tramadol and acetaminophen combination tablets in the treatment of fibromyalgia pain: a double-blind, randomized, placebo-controlled study. Am J Med. 2003; 114(7):537–45. PubMed PMID: 12753877.

Benyamin, R./Trescot, A. M./Datta, S. et al.: Opioid complications and side effects. Pain Physician. 2008; 11(2 Suppl):105–20.

Berger, A./Sadosky, A./Dukes, E. M. et al.: Patterns of healthcare utilization and cost in patients with newly diagnosed fibromyalgia. Am J Manag Care. 2010; 16(5 Suppl):S126–37. PubMed PMID: 20586521.

Fitzcharles, M. A./Ste-Marie, P. A./Gamsa, A. et al.: Opioid use, misuse, and abuse in patients labeled as fibromyalgia. Am J Med. 2011; 124(10):955–60. PubMed PMID: 21962316.

Fitzcharles, M. A./Faregh, N./Ste-Marie, P. A. et al.: Opioid use in fibromyalgia is associated with negative health related measures in a prospective cohort study. Pain Res Treat. 2013; 2013:898493. PubMed PMID: 23577251.

Kemple, K. L./Smith, G./Wong-Ngan, J.: Opioid therapy in fibromyalgia: a four year prospective evaluation of therapy selection, efficacy, and predictions of outcome. Arthritis Rheum. 2003; 48:S88.

Koppert, W./Ihmsen, H./Körber, N. et al.: Different profiles of buprenorphine-induced analgesia and antihyperalgesia in a human pain model. Pain. 2005; 118(1–2):15–22. PubMed PMID:16154698.

Lee, M./Silverman, S. M./Hansen, H. et al.: A comprehensive review of opioid-induced hyperalgesia. Pain Physician. 2011; 14(2):145–61. PubMed PMID: 21412369.

Russell, I. J./Kamin, M./Bennett, R. M. et al.: Efficacy of tramadol in treatment of pain in fibromyalgia. J Clin Rheumatol. 2000; 6(5):250–57. PubMed PMID: 19078481.

Salpeter, S. R./Buckley, J. S./Bruera, E.: The use of very-low-dose methadone for palliative pain control and the prevention of opioid hyperalgesia. J Palliat Med. 2013; 16(6):616–22. PubMed PMID: 23556990.

Shaw, I. R./Lavigne, G./Mayer, P. et al.: Acute intravenous administration of morphine perturbs sleep architecture in healthy pain-free young adults: a preliminary study. Sleep. 2005; 28(6):677–82. PubMed PMID: 16477954.

Sörensen, J./Bengtsson, A./Bäckman, E. et al.: Pain analysis in patients with fibromyalgia. Effects of intravenous morphine, lidocaine, and ketamine. Scand J Rheumatol. 1995; 24(6):360–65. PubMed PMID: 8610220.

KAPITEL 21

Blake, D. R./Robson, P./Ho, M. et al.: Preliminary assessment of the efficacy, tolerability and safety of a cannabis-based medicine (Sativex) in the treatment of pain caused by rheumatoid arthritis. Rheumatology (Oxford). 2006; 45(1): 50–52. PubMed PMID: 16282192.

Burstein, S. H./Zurier, R. B.: Cannabinoids, endocannabinoids, and related analogs in inflammation. AAPS J. 2009; 11(1): 109–19. PubMed PMID: 19199042.

Costa, B./Trovato, A. E./Comelli, F. et al.: The non-psychoactive cannabis constituent cannabidiol is an orally effective therapeutic agent in rat chronic inflammatory and neuropathic pain. Eur J Pharmacol. 2007; 556(1–3):75–83. PubMed PMID: 17157290.

Dietrich, A./McDaniel, W. F.: Endocannabinoids and exercise. Br J Sports Med. 2004; 38(5):536–41. Review. PubMed PMID: 15388533.

Fiz, J./Durán, M./Capellà, D. et al.: Cannabis use in patients with fibromyalgia: effect on symptoms relief and health-related quality of life. PLoS One. 2011; 6(4):e18440. PubMed PMID: 21533029.

Garcia-Gonzalez, E./Selvi, E./Balistreri, E. et al.: Cannabinoids inhibit fibrogenesis in diffuse systemic sclerosis fibroblasts. Rheumatology (Oxford). 2009; 48(9):1050–56. PubMed PMID: 19589890.

Mack, A./Joy, J. Marijuana as medicine?: The science beyond the controversy. Washington, DC: National Academies Press, 2000.

McPartland, J. M.: Expression of the endocannabinoid system in fibroblasts and myofascial tissues. J Bodyw Mov Ther. 2008; 12(2):169–82. PubMed PMID: 19083670.

McPartland, J. M./Giuffrida, A./King, J. et al.: Cannabimimetic effects of osteopathic manipulative treatment. J Am Osteopath Assoc. 2005; 105(6):283–91. PubMed PMID: 16118355.

Manzanares, J./Julian, M./Carrascosa, A.: Role of the cannabinoid system in pain control and therapeutic implications for the management of acute and chronic pain episodes. Curr Neuropharmacol. 2006; 4(3):239–57. PubMed PMID: 18615144.

Mao, J./Price, D. D./Lu, J. et al.: Two distinctive antinociceptive systems in rats with pathological pain. Neurosci Lett. 2000; 280(1):13–16. PubMed PMID: 10696800.

Nackley, A. G./Zvonok, A. M./Makriyannis, A.: et al.: Activation of cannabinoid CB2 receptors suppresses C-fiber responses and windup in spinal wide dynamic range neurons in the absence and presence of inflammation. J Neurophysiol. 2004; 92(6):3562–74. PubMed PMID: 15317842.

Rog, D. J./Nurmikko, T. J./Friede, T. et al.: Randomized, controlled trial of cannabis-based medicine in central pain in multiple sclerosis. Neurology. 2005; 65(6):812–19. PubMed PMID: 16186518.

Schley, M./Legler, A./Skopp, G. et al.: Delta-9-THC based monotherapy in fibromyalgia patients on experimentally induced pain, axon reflex flare, and pain relief. Curr Med Res Opin. 2006; 22(7):1269–76. PubMed PMID: 16834825.

Skrabek, R. Q./Galimova, L./Ethans, K. et al.: Nabilone for the treatment of pain in fibromyalgia. J Pain. 2008; 9(2):164–73. PubMed PMID:17974490.

Sparling, P. B./Giuffrida, A./Piomelli, D. et al.: Exercise activates the endocannabinoid system. Neuroreport. 2003; 14(17):2209–11. PubMed PMID: 14625449.

Ste-Marie, P. A./Fitzcharles, M. A./Gamsa, A. et al.: Association of herbal cannabis use with negative psychosocial parameters in patients with fibromyalgia. Arthritis Care Res (Hoboken). 2012; 64(8):1202–8. PubMed PMID: 22730275.

Sumariwalla, P. F./Gallily, R./Tchilibon, S. et al.: A novel synthetic, nonpsychoactive cannabinoid acid (HU-320) with antiinflammatory properties in murine collagen-induced arthritis. Arthritis Rheum. 2004; 50(3): 985–98. PubMed PMID: 15022343.

Wade, D. T./Robson, P./House, H. et al.: A preliminary controlled study to determine whether whole-plant cannabis extracts can improve intractable neurogenic symptoms. Clin Rehabil. 2003; 17(1):21–29. PubMed PMID: 12617376.

Walker, J. M./Hohmann, A. G./Martin, W. J. et al.: The neurobiology of cannabinoid analgesia. Life Sci. 1999; 65(6–7):665–73. PubMed PMID: 10462067.

Wallace, M./Schulteis, G./Atkinson, J. H. et al.: Dose-dependent effects of smoked cannabis on capsaicin-induced pain and hyperalgesia in healthy volunteers. Anesthesiology. 2007; 107(5):785–96. PubMed PMID: 18073554.

Walter, L./Franklin, A./Witting, A. et al.: Nonpsychotropic cannabinoid receptors regulate microglial cell migration. J Neurosci. 2003; 23(4):1398–405. PubMed PMID: 12598628.

Ware, M. A./Fitzcharles, M. A./Joseph, L. et al.: The effects of nabilone on sleep in fibromyalgia: results of a randomized controlled trial. Anesth Analg. 2010; 110(2):604–10. PubMed PMID: 20007734.

Ware, M. A./Wang, T./Shapiro, S. et al.: Smoked cannabis for chronic neuropathic pain: a randomized controlled trial. CMAJ. 2010; 182(14):E694–701. PubMed PMID: 20805210.

KAPITEL 22

Ametov, A. S./Barinov, A./Dyck, P. J. et al.: SYDNEY Trial Study Group. The sensory symptoms of diabetic polyneuropathy are improved with alpha-lipoic acid: the SYDNEY trial. Diabetes Care. 2003; 26(3): 770–76. PubMed PMID: 12610036.

Amris, K./Jespersen, A./Bliddal, H. Self-reported somatosensory symptoms of neuropathic pain in fibromyalgia and chronic widespread pain correlate with tender point count and pressure-pain thresholds. Pain. 2010; 151(3): 664–69. PubMed PMID: 20832941.

Baraf, H. S./Gold, M. S./Clark, M. B. et al.: Safety and efficacy of topical diclofenac sodium 1 % gel in knee osteoarthritis: a randomized controlled trial. Phys Sportsmed. 2010; 38(2): 19–28. PubMed PMID: 20631460.

Barthel, H. R./Haselwood, D./Longley, S. et al.: Randomized controlled trial of diclofenac sodium gel in knee osteoarthritis. Semin Arthritis Rheum. 2009; 39(3): 203–12. PubMed PMID: 19932833.

Belcaro, G./Cesarone, M. R./Dugall, M. et al.: Efficacy and safety of Meriva®, a curcumin-phosphatidylcholine complex, during extended administration in osteoarthritis patients. Altern Med Rev. 2010; 15(4):337–44. PubMed PMID: 21194249.

FitzGerald, M. P./Payne, C. K./Lukacz, E. S. et al.: Interstitial Cystitis Collaborative Research Network. Randomized multicenter clinical trial of myofascial physical therapy in women with interstitial cystitis/painful bladder syndrome and pelvic floor tenderness. J Urol. 2012; 187(6):2113–18. PubMed PMID: 22503015.

Giannoccaro, M. P./Donadio, V./Incensi, A. et al.: Small nerve fiber involvement in patients referred for fibromyalgia. Muscle Nerve. 2014; 49(5):757–59. PubMed PMID: 24469976.

Jacobs, A. M./Cheng, D.: Management of diabetic small-fiber neuropathy with combination L-methylfolate, methylcobalamin, and pyridoxal 5'-phosphate. Rev Neurol Dis. 2011; 8(1–2):39–47. PubMed PMID: 21769070.

Lee, J. D./Park, H. J./Chae, Y. et al.: An Overview of Bee Venom Acupuncture in the Treatment of Arthritis. Evid Based Complement Alternat Med. 2005; 2(1):79–84. PubMed PMID: 15841281.

Lee, M. S./Pittler, M. H./Shin, BC. et al.: Bee venom acupuncture for musculoskeletal pain: a review. J Pain. 2008; 9(4):289–97. PubMed PMID: 18226968.

Manheimer, E./Cheng, K./Linde, K. et al.: Acupuncture for peripheral joint osteoarthritis. Cochrane Database Syst Rev. 2010; (1):CD001977. PubMed PMID: 20091527.

Oaklander, A. L./Herzog, Z. D./Downs, H. M. et al.: Objective evidence that small-fiber polyneuropathy underlies some illnesses currently labeled as fibromyalgia. Pain. 2013; 154(11):2310–16. PubMed PMID: 23748113.

Parsons, C. L.: The role of the urinary epithelium in the pathogenesis of interstitial cystitis/prostatitis/urethritis. Urology. 2007; 69(4 Suppl):9–16. PubMed PMID: 17462486.

Pertovaara, A.: The noradrenergic pain regulation system: a potential target for pain therapy. Eur J Pharmacol. 2013; 716(1–3):2–7. PubMed PMID: 23500194.

Roth, S. H./Shainhouse, J. Z.: Efficacy and safety of a topical diclofenac solution (pennsaid) in the treatment of primary osteoarthritis of the knee: a randomized, double-blind, vehicle-controlled clinical trial. Arch Intern Med. 2004; 164(18):2017–23. PubMed PMID: 15477437.

van Ophoven, A./Pokupic, S./Heinecke, A. et al.: A prospective, randomized, placebo controlled, double-blind study of amitriptyline for the treatment of interstitial cystitis. J Urol. 2004; 172(2):533–36. PubMed PMID: 15247722.

Walker, M. J. Jr/Morris, L. M./Cheng, D.: Improvement of cutaneous sensitivity in diabetic peripheral neuropathy with combination L-methylfolate, methylcobalamin, and pyridoxal 5'-phosphate. Rev Neurol Dis. 2010; 7(4):132–39. PubMed PMID: 21206429.

Weiss, J. M.: Pelvic floor myofascial trigger points: manual therapy for interstitial cystitis and the urgency-frequency syndrome. J Urol. 2001; 166(6):2226–31. PubMed PMID: 11696740.

Ziegler, D./Nowak, H./Kempler, P. et al.: Treatment of symptomatic diabetic polyneuropathy with the antioxidant alpha-lipoic acid: a meta-analysis. Diabet Med. 2004; 21(2): 114–21. PubMed PMID: 14984445.

Ziegler, D./Ametov, A./Barinov, A. et al.: Oral treatment with alpha-lipoic acid improves symptomatic diabetic polyneuropathy: the SYDNEY 2 trial. Diabetes Care. 2006; 29(11):2365–70. PubMed PMID: 17065669.

KAPITEL 23

Arora, R./Chawla, R./Marwah, R. et al.: Potential of complementary and alternative medicine in preventive management of novel H1N1 flu (swine flu) pandemic: thwarting potential disasters in the bud. Evid Based Complement Alternat Med. 2011; 2011:586506. PubMed PMID: 20976081.

Bennett, A. L./Mayes, D. M./Fagioli, L. R. et al.: Somatomedin C (insulin-like growth factor I) levels in patients with chronic fatigue syndrome. J Psychiatr Res. 1997; 31(1):91–66. PubMed PMID: 9201651.

Bradley, A. S./Ford, B./Bansal, A. S.: Altered functional B cell subset populations in patients with chronic fatigue syndrome compared to healthy controls. Clin Exp Immunol. 2013; 172(1):73–80. PubMed PMID: 23480187.

Broderick, G./Fuite, J./Kreitz, A. et al.: A formal analysis of cytokine networks in chronic fatigue syndrome. Brain Behav Immun. 2010; 24(7):1209–17. PubMed PMID: 20447453.

Brook, M. G./Bannister, B. A./Weir, W. R.: Interferon-alpha therapy for patients with chronic fatigue syndrome. J Infect Dis. 1993; 168(3):791–92. PubMed PMID: 8354926.

Chia, J. K.: The role of enterovirus in chronic fatigue syndrome. J Clin Pathol. 2005; 58(11):1126–32. PubMed PMID: 16254097.

Evengard, B./Nilsson, C. G./Lindh, G. et al.: Chronic fatigue syndrome differs from fibromyalgia. No evidence for elevated substance P levels in cerebrospinal fluid of patients with chronic fatigue syndrome. Pain. 1998; 78(2):153–55. PubMed PMID: 9839828.

Fluge, Ø., Bruland, O./Risa, K. et al.: Benefit from Blymphocyte depletion using the anti-CD20 antibody rituximab in chronic fatigue syndrome. A double-blind and placebo-controlled study. PLoS One. 2011; 6(10):e26358. PubMed PMID: 22039471.

Fukuda, K./Straus, S. E./Hickie, I. et al.: The chronic fatigue syndrome: a comprehensive approach to its definition and study. International Chronic Fatigue Syndrome Study Group. Ann Intern Med. 1994; 121(12):953–59. PubMed PMID: 7978722.

Garcia, M. N./Hause, A. M./Walker, C. M. et al.: Evaluation of prolonged fatigue post–West Nile virus infection and association of fatigue with elevated antiviral and proinflammatory cytokines. Viral Immunol. 2014; 27(7):327–33. PubMed PMID: 25062274.

IOM (Institute of Medicine). Beyond myalgic encephalomyelitis/chronic fatigue syndrome: redefining an illness. Report guide for clinicians. 2015. http://iom.nationalacademies.org/~/media/Files/Report%20Files/2015/MECFS/MECFS cliniciansguide.pdf.

Hornig, M./Montoya, J. G./Klimas, N. G. et al.: Distinct plasma immune signatures in ME/CFS are present early in the course of illness. Sci Adv. 2015; 1(1). PubMed PMID: 26079000.

Hornung, B./Amtmann, E./Sauer, G.: Lauric acid inhibits the maturation of vesicular stomatitis virus. J Gen Virol. 1994; 75(Pt 2):353–61. PubMed PMID: 8113756.

Kendall, S. A./Schaadt, M. L./Graff, L. B. et al.: No effect of antiviral (valacyclovir) treatment in fibromyalgia: a double blind, randomized study. J Rheumatol. 2004; 31(4): 783–84. PubMed PMID: 15088307.

Knox, K./Carrigan, D./Simmons, G. et al.: No evidence of murine-like gammaretroviruses in CFS patients previously identified as XMRV-infected. Science. 2011; 333(6038):94–97. PubMed PMID: 21628393.

Kogelnik, A. M./Loomis, K./Hoegh-Petersen, M. et al.: Use of valganciclovir in patients with elevated antibody titers against Human Herpesvirus-6 (HHV-6) and Epstein-Barr Virus (EBV) who were experiencing central nervous system dysfunction including long-standing fatigue. J Clin Virol. 2006; 37 Suppl 1:S33–38. PubMed PMID: 17276366.

Lerner, A. M./Zervos, M./Chang, CH. et al.: A small, randomized, placebo-controlled trial of the use of antiviral therapy for patients with chronic fatigue syndrome. Clin Infect Dis. 2001; 32(11):1657–58. PubMed PMID: 11340544.

Lerner, A. M./Beqaj, S. H./Deeter, R. G. et al.: Valacyclovir treatment in Epstein-Barr virus subset chronic fatigue syndrome: thirty-six months follow-up. In Vivo. 2007; 21(5):707–13. PubMed PMID: 18019402.

Loebel, M./Strohschein, K./Giannini, C. et al.: Deficient EBV-specific Band T-cell response in patients with chronic fatigue syndrome. PLoS One. 2014; 9(1):e85387. PubMed PMID: 24454857.

Lombardi, V. C./Ruscetti, F. W./Das Gupta, J. et al.: Detection of an infectious retrovirus, XMRV, in blood cells of patients with chronic fatigue syndrome. Science. 2009; 326(5952):585–89. PubMed PMID: 19815723.

Montoya, J. G./Kogelnik, A. M./Bhangoo, M. et al.: Randomized clinical trial to evaluate the efficacy and safety of valganciclovir in a subset of patients with chronic fatigue syndrome. J Med Virol. 2013; 85(12):2101–9. PubMed PMID: 23959519.

Moorkens, G./Wynants, H./Abs, R.: Effect of growth hormone treatment in patients with chronic fatigue syndrome: a preliminary study. Growth Horm IGF Res. 1998; 8 Suppl B:131–33. PubMed PMID: 10990148.

Rosenbaum, M. E./Vojdani, A./Susser, M. et al.: Improved immune activation markers in chronic fatigue and immune dysfunction syndrome (CFIDS) patients treated with thymic protein A. J Nutr Environ Med. 2001; 11(4):241–47.

Satterfield, B. C./Garcia, R. A./Jia, H. et al.: Serologic and PCR testing of persons with chronic fatigue syndrome in the United States shows no association with xenotropic or polytropic murine leukemia virus–related viruses. Retrovirology. 2011; 8:12. PubMedPMID: 21342521.

Scharf, M. B./Baumann, M./Berkowitz, D. V.: The effects of sodium oxybate on clinical symptoms and sleep patterns in patients with fibromyalgia. J Rheumatol. 2003; 30(5):1070–74. PubMed PMID: 1273490.

See, D. M./Tilles, J. G.: Alpha-interferon treatment of patients with chronic fatigue syndrome. Immunol Invest. 1996; 25(1–2):153–64. PubMed PMID: 8675231.

Straus, S. E.: The chronic mononucleosis syndrome. J Infect Dis. 1988; 157(3):405–12. PubMed PMID: 2830340.

Strayer, D. R./Carter, W. A./Brodsky, I. et al.: A controlled clinical trial with a specifically configured RNA drug, poly(I).poly(C12U), in chronic fatigue syndrome. Clin Infect Dis. 1994; 18 Suppl 1:S88–95. PubMed PMID: 8148460.

Strayer, D. R./Carter, W. A./Stouch, B. C. et al.: A double-blind, placebo-controlled, randomized, clinical trial of the TLR-3 agonist rintatolimod in severe cases of chronic fatigue syndrome. PLoS One. 2012; 7(3):e31334. PMID: 22431963.

Watt, T./Oberfoell, S./Balise, R. et al.: Response to valganciclovir in chronic fatigue syndrome patients with human herpesvirus 6 and Epstein-Barr virus IgG antibody titers. J Med Virol. 2012; 84(12):1967–74. PubMed PMID: 23080504.

Wysenbeek, A. J./Shapira, Y./Leibovici, L.: Primary fibromyalgia and the chronic fatigue syndrome. Rheumatol Int. 1991; 10(6):227–29. PubMed PMID: 2041979.

ÜBER DIE AUTORIN

■■■

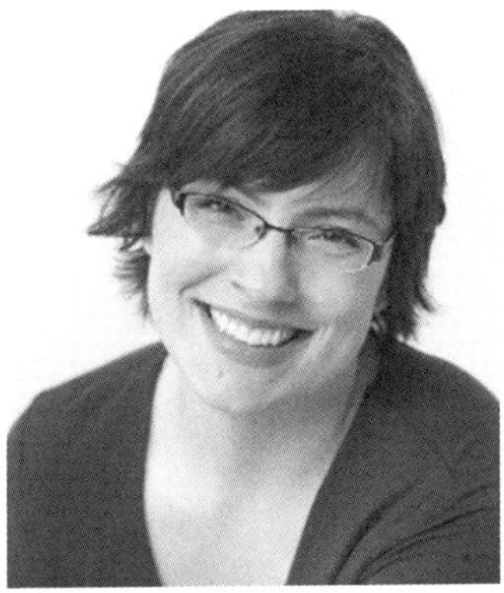

DR. GINEVRA LIPTAN ist Absolventin der medizinischen Fakultät an der Tufts University und Fachärztin für innere Medizin. Ehemals Lehrbeauftragte an der Oregon Health & Science University, leitet sie jetzt das Frida Center for Fibromyalgia, eine Fachklinik für Fibromyalgie (www.fridacenter.com). Die Klinik ist nach der mexikanischen Künstlerin Frida Kahlo benannt, deren Leben durch chronische Schmerzen geprägt war und die vermutlich an Fibromyalgie litt.

Dr. Liptan ist medizinische Beraterin der Fibromyalgia Information Foundation und sitzt im Vorstand des Mastering Pain Institute. Für Ihre Studien über die Myofasziale Triggerpunkttherapie erhielt sie einen Forschungspreis der Gerlinger Foundation, die Ergebnisse der Studie wurden im Journal of Bodywork and Movement Therapies veröffentlicht. Außerdem wurden ihre Artikel über Bewegung und Selbstmanagement mit Peer-Review in medizinischen Fachzeitschriften publiziert.

Sie ist mit ihrer Jugendliebe Jamie, einem Therapeuten für Myofasziale Triggerpunkttherapie, verheiratet. Die beiden leben mit ihrer Tochter Samantha in einem Mehrgenerationenprojekt in der wunderbar verrückten Stadt Portland, Oregon.

REZENSIONEN ZUM BUCH

„*Das Fibromyalgie-Handbuch* ist eine wahre Fundgrube, denn es vereint das Beste der konventionellen Schulmedizin mit effektiven integrativen Ansätzen. Es ist das umfassendste Buch, das je zu diesem Thema geschrieben wurde. Es wird Tausenden von Menschen zu einem besseren Leben verhelfen."

—DR. CHRISTIANE NORTHRUP, Autorin des New York Times Bestsellers *Frauen-Körper, Frauen-Weisheit*

„*Das Fibromyalgie-Handbuch* gibt guten Grund zur Hoffnung auf ein besseres Leben mit Fibromyalgie. Mit vielen wertvollen und aufschlussreichen Informationen zeigt es neue, integrative Behandlungsmöglichkeiten auf. Dr. Liptans wissenschaftlich fundierte Behandlungsprotokolle vermitteln allen Betroffenen eine neue Selbstsicherheit. Dieses Buch sollte für alle Patienten, bei denen die Diagnose Fibromyalgie gestellt wurde, die erste Anlaufstelle sein."

—JAN FAVERO CHAMBERS, Vorsitzender und Gründer der National Fibromyalgia & Chronic Pain Association

„Das Fibromyalgie-Handbuch enthält all die kleinen Details, die bei meiner eigenen Fibromyalgie-Behandlung einen großen Unterschied gemacht haben. Nur dauerte es bei mir Jahre, bis ich als Patientin eine gute Strategie gefunden hatte. Dieses Buch gehört für meine Schülerinnen und Schüler zur Pflichtlektüre."

—TAMI STACKELHOUSE, Gründerin des International Fibromyalgia Coaching Institute

„Die inspirierende Geschichte einer Ärztin, die ihre Fibromyalgie-Erkrankung selbst überwinden konnte. Dieses Buch ist ein ausgezeichnetes Lehrbuch nicht nur für Ärzte, sondern auch für die Betroffenen selbst. Es enthält viele praktische Ratschläge und ausgezeichnete Quellenangaben für alle, die sich tiefer in dieses Thema einarbeiten möchten."

—DR. RICHARD PODELL, klinischer Professor für Allgemeinmedizin und Gesundheitswesen an der Rutgers Robert Wood Johnson Medical School

„Ein leicht verständlicher und gut recherchierter Ratgeber, der alle Fragen seitens der Leserinnen und Leser beantwortet. Mit zahlreichen Informationen, die den Betroffenen zu einer besseren Lebensqualität verhelfen werden. Gleichzeitig ist es ein guter Leitfaden für das medizinische Fachpersonal, die hier spezifische Informationen zu Therapien, Medikamenten und Nahrungsergänzung abrufen können. Ich hoffe, dass Sie dieses wertvolle Buch gründlich lesen und so oft wie möglich als Nachschlagewerk nutzen werden."

—DEVIN J. STARLANYL, Co-Autorin von *Fibromyalgia & Chronic Myofascial Pain Syndrome: A Survival Manual*

„Sie müssen nicht mehr weitersuchen, denn die Antwort liegt vor Ihnen! Das *Fibromyalgie-Handbuch* ist eine wahre Fundgrube an wissenschaftlich belegten Behandlungsstrategien, die sowohl Patienten als auch Therapeuten helfen werden, Fibromyalgie zu verstehen und zu behandeln. Zwischen dem aktuellen Forschungsstand und dem Behandlungsrepertoire des durchschnittlichen Hausarztes klafft eine große Wissenslücke. Dr. Ginevra Liptan kann mit den gut verständlichen und akkuraten Informationen ihres Buches diese Lücke schließen."

—DR. KIM DUPREE JONES, außerordentliche Professorin an der School of Nursing, Oregon Health & Science University

„Endlich gibt es einen praktischen und aktuellen Leitfaden, um die Symptome der Fibromyalgie bewältigen zu können. Für diese Erkrankung gibt es kein Patentrezept, denn sie verlangt nach flexiblen und individuellen Ansätzen. Das Buch ist ein wichtiger Begleiter und fehlt in unserem Hause bei keiner Teamsitzung."

—MELISSA TALWAR, Kommunikationschefin und Patientenfürsprecherin bei der National Fibromalygia Association

STICHWORTVERZEICHNIS

B

E

G

N

O

P

Q

R

S

T

X

Y

Z

WEITERE TITEL IM UNIMEDICA VERLAG

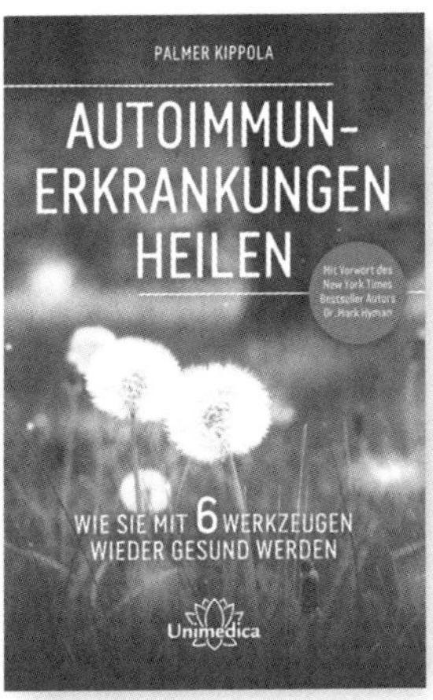

Palmer Kippola

AUTOIMMUNERKRANKUNGEN HEILEN

Wie Sie mit 6 Werkzeugen wieder gesund werden. Mit Vorwort des New York Times Besteller Autors Dr. Mark Hyman

416 SEITEN, GEB., € 23,80

Palmer Kippola hat es sich zur Aufgabe gemacht, Autoimmunerkrankungen aus unserem Leben zu verbannen. Als bei ihr im Alter von 19 Jahren Multiple Sklerose diagnostiziert wurde, begann sie eine beeindruckende Heilungsreise, durch die sie all ihre Krankheitssymptome auflösen konnte. Das in diesem Prozess entstandene Wissen teilt sie in diesem praktischen Ratgeber, damit auch Sie sich von Ihren Beschwerden befreien können. Untermauert werden ihre bahnbrechenden Erkenntnisse dabei von führenden medizinischen Experten und Therapeuten, beispielsweise von Spezialisten für Immunologie und Funktionelle Medizin (FM). Mit Palmer Kippolas Hilfe identifizieren Sie die 6 zentralen Werkzeuge, mit denen Sie Autoimmunerkrankungen wie Multiple Sklerose, Morbus Basedow, Reizdarmsyndrom oder Hashimoto an der Wurzel packen können. Finden Sie heraus, welche Nahrungsmittel Autoimmunreaktionen triggern und welche Art der Ernährung Sie gesund macht. Erfahren Sie, wie die Darmgesundheit zum Schlüssel zur Genesung wird. Verstehen Sie die Auswirkungen von häufigen, aber oft nicht diagnostizierten Infektionen und entdecken Sie natürliche Wege zur Optimierung von Immunität. Bekommen Sie Einblicke, wie Hormonungleichgewichte die Heilung beeinträchtigen und was Sie dagegen tun können.

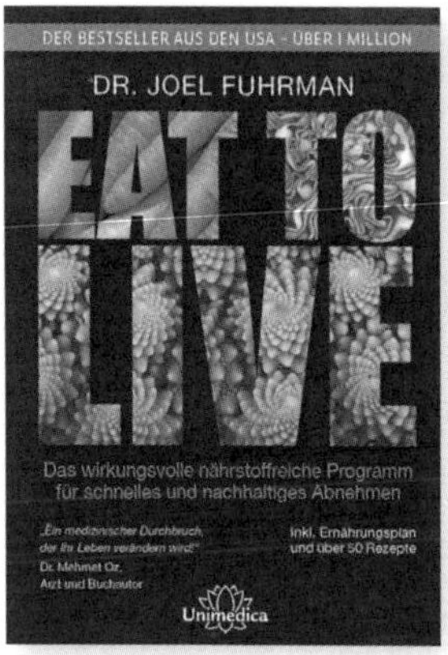

Dr. Joel Fuhrman

EAT TO LIVE

Das wirkungsvolle, nährstoffreiche Programm für schnelles und nachhaltiges Abnehmen

432 SEITEN, GEB., € 24,80

EAT TO LIVE ist das Grundlagenwerk für gesunde Ernährung. Der amerikanische Erfolgsautor und Arzt Dr. Fuhrman stellt damit ein mächtiges Werkzeug zur Verfügung, um dauerhaft Gewicht zu verlieren und die Gesundheit wiederzuerlangen. In den USA ist es ein Dauerbrenner, über 1 Million verkaufte Bücher sprechen für sich. Joel Fuhrman zeigt, wie allein mit der richtigen Ernährung Bluthochdruck, Diabetes, Autoimmunkrankheiten, Migräne, Asthma und Allergien dauerhaft geheilt werden können. Mit seinem 6-Wochenplan kann man Heißhungerattacken und Verlangen nach Junkfood hinter sich lassen.

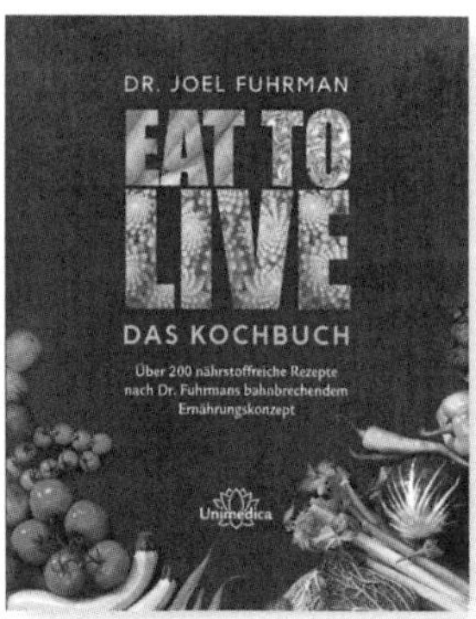

Dr. Joel Fuhrman

EAT TO LIVE - DAS KOCHBUCH

Über 200 nährstoffreiche Rezepte nach Dr. Fuhrmans bahnbrechendem Ernährungskonzept

448 SEITEN, GEB., € 34,-

Mit diesem Buch ist eine gesunde Ernährung und ein fantastisches Lebensgefühl nun einfacher als je zuvor. Der weltweit renommierte Arzt Joel Fuhrman konnte bei über zehntausend Patienten mit seiner nährstoffreichen, vorwiegend pflanzlichen Ernährung eine Vielzahl von chronischen Krankheiten wie Bluthochdruck, Diabetes, Allergien, Asthma und Autoimmunkrankheiten heilen. Neben einer Vielzahl innovativer Menüs für alle Anlässe enthält das Kochbuch die neuesten ernährungswissenschaftlichen Erkenntnisse, wertvolle Ratschläge zu den hochwertigsten Zutaten, Tipps für die Küchenausstattung, den Einkauf, Zubereitungsweisen, Würzmittel sowie inspirierende Erfahrungsberichte.

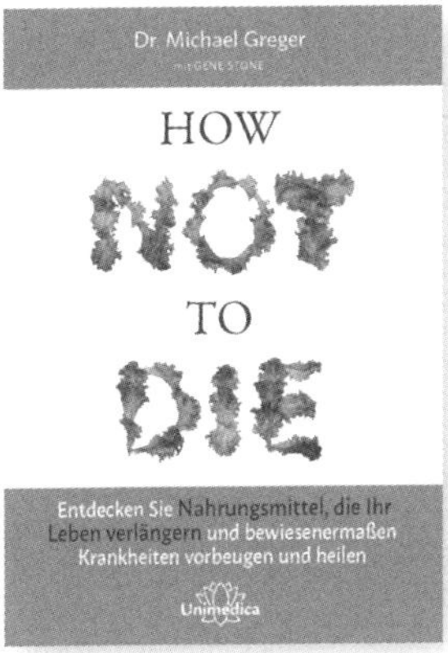

Dr. Michael Greger / Gene Stone

HOW NOT TO DIE

Entdecken Sie Nahrungsmittel, die Ihr Leben verlängern und bewiesenermaßen Krankheiten vorbeugen und heilen

512 SEITEN, GEB., € 24,80

Die meisten aller frühzeitigen Todesfälle ließen sich verhindern – und zwar, so überraschend es klingen mag, durch einfache Änderungen der eigenen Lebens- und Ernährungsweise. Dr. Michael Greger, international renommierter Arzt, Ernährungswissenschaftler und Gründer des Online-Informationsportals Nutritionfacts.org, lüftet in seinem weltweit außergewöhnlich erfolgreichen Bestseller das am besten gehütete Geheimnis der Medizin: Wenn die Grundbedingungen stimmen, kann sich der menschliche Körper selbst heilen.

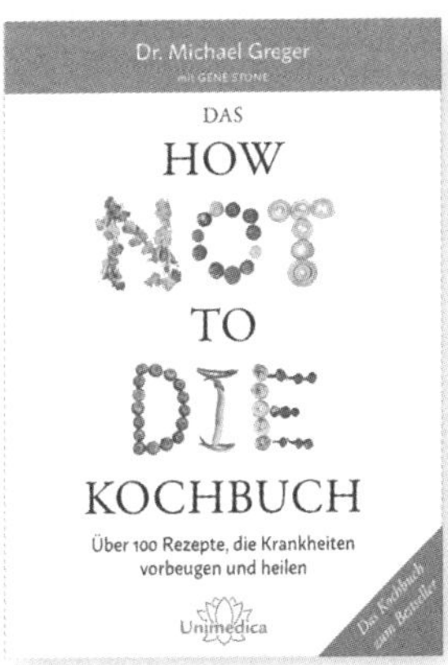

Dr. Michael Greger / Gene Stone

DAS HOW NOT TO DIE KOCHBUCH

Über 100 Rezepte, die Krankheiten vorbeugen und heilen

272 SEITEN, GEB., € 29,-

Der Ernährungsguru, Arzt und begeisterte Wissenschaftsfreak Dr. Michael Greger hat dem Drängen Tausender Fans nachgegeben und ein Begleitkochbuch zu seinem internationalen Bestseller How Not To Die verfasst. Dieses ungeduldig erwartete Kochbuch enthält über 100 Rezepte für köstliche pflanzenbasierte Gerichte, die so gesund sind, dass sie Leben retten. Einführend erläutert Dr. Greger die Gründe für seine ernährungswissenschaftliche Mission, geht auf die 15 häufigsten Todesursachen der westlichen Welt ein und verrät die beste Strategie, um diesen zu entkommen: eine vollwertige, pflanzenbasierte Ernährung. In diesem Buch finden Sie Rezepte für sämtliche Tageszeiten und Anlässe.